核医学医师规范化培训指导用书
核素显像临床应用实例系列丛书

Radionuclide Imaging Used in Pediatric and Digestive Diseases

儿科与消化系统疾病核素显像临床应用

丛书主编 王 茜 王雪梅
丛书主审 王 铁
分册主编 杨吉刚 王 茜
分册副主编 李 眉 杨 芳

北京大学医学出版社

ERKE YU XIAOHUA XITONG JIBING HESU XIANXIANG LINCHUANG YINGYONG

图书在版编目（CIP）数据

儿科与消化系统疾病核素显像临床应用 / 杨吉刚，王茜主编 . —北京：北京大学医学出版社，2023.12
ISBN 978-7-5659-2888-8

Ⅰ. ①儿… Ⅱ. ①杨… ②王… Ⅲ. ①小儿疾病－消化系统疾病－核医学－影像诊断 Ⅳ. ① R725.704

中国国家版本馆 CIP 数据核字（2023）第 239615 号

儿科与消化系统疾病核素显像临床应用

主　　编：杨吉刚　王　茜
出版发行：北京大学医学出版社
地　　址：（100191）北京市海淀区学院路 38 号　北京大学医学部院内
电　　话：发行部 010-82802230；图书邮购 010-82802495
网　　址：http://www.pumpress.com.cn
E-mail：booksale@bjmu.edu.cn
印　　刷：北京信彩瑞禾印刷厂
经　　销：新华书店
策划编辑：高　瑾
责任编辑：畅晓燕　　**责任校对：**靳新强　　**责任印制：**李　啸
开　　本：889 mm×1194 mm　1/16　　**印张：**10.5　　**字数：**320 千字
版　　次：2023 年 12 月第 1 版　2023 年 12 月第 1 次印刷
书　　号：ISBN 978-7-5659-2888-8
定　　价：86.00 元

编者名单

丛书主编 王 茜 王雪梅

丛书主审 王 铁

主　　编 杨吉刚 王 茜

副 主 编 李 眉 杨 芳

编　　者（按姓氏笔画排序）

王 芳 华中科技大学同济医学院附属武汉儿童医院
王 茜 北京大学人民医院
王 昱 首都医科大学附属北京友谊医院
王 铁 首都医科大学附属北京朝阳医院
王 巍 首都医科大学附属北京友谊医院
王雪梅 内蒙古医科大学附属医院
　　　中国科学技术大学附属第一医院
方 磊 华中科技大学同济医学院附属武汉儿童医院
冯 瑾 北京积水潭医院
刘 俊 首都医科大学附属北京友谊医院
刘 洁 首都医科大学附属北京友谊医院
刘志谋 首都医科大学附属北京友谊医院
许燕峰 首都医科大学附属北京友谊医院
孙丽昕 首都医科大学附属北京友谊医院
李 眉 首都医科大学附属北京同仁医院
李河北 北京大学人民医院
杨 旭 首都医科大学附属北京友谊医院
杨 芳 北京积水潭医院
杨吉刚 首都医科大学附属北京友谊医院
杨园园 首都医科大学附属北京友谊医院
吴 哈 复旦大学附属儿科医院
吴 敏 华中科技大学同济医学院附属武汉儿童医院
张 娟 首都医科大学附属北京同仁医院
张连娜 北京积水潭医院
张抒欣 首都医科大学附属北京友谊医院
张毓艺 北京积水潭医院
邵剑波 华中科技大学同济医学院附属武汉儿童医院
赵晓斐 复旦大学附属儿科医院
赵瑞芳 复旦大学附属儿科医院
高 平 北京大学人民医院
高 璇 北京积水潭医院
鲁 霞 首都医科大学附属北京友谊医院
阚 英 首都医科大学附属北京友谊医院

序

核医学影像是现代医学诊疗技术的重要组成部分。随着分子医学的快速发展，核素显像的临床应用也日益增加，并在精准化、个体化医疗中发挥着越来越重要的作用。与此同时，培养更多具有良好岗位胜任能力的核医学专业医师也成为我国医学教育迫切需要解决的问题。由于当今的核医学影像与临床各亚专业学科知识相互交叉、渗透，只有在核医学专业医师知晓相关疾病知识、临床医师了解核医学技术特点的情况下，核医学影像技术才能帮助临床解决更多的疑难问题。

主要针对核医学住院医师培训的微信公众号“核医学住院医规培”在北京医学会核医学分会、中国医学影像技术研究会及中国医师协会核医学医师分会等多个学术团体的支持下创办于 2016 年。该公众号以定期推送案例的方式对核素显像技术的操作、诊断与临床应用进行具体化培训，至今已推送来自全国 40 余家优秀教学医院和培训基地的近 300 个病例，既涵盖了传统核素示踪技术的临床应用，也涉及新设备、新技术的应用热点，形成了比较完整的教学病案体系，为核医学专业医师的毕业后教育提供了素材和教学范本。这些病例不仅受到广大核医学专业医师的喜爱，也吸引了其他专科医师的关注。为了方便核医学专业医师学习在不同系统疾病诊疗中应用核素显像，也便于临床医师了解核素显像在相关专业领域中的应用，我们对微信平台上发表的病例进行了整理、补充和归纳，并按照疾病系统分类为若干分册，以“核素显像临床应用实例系列丛书”的形式出版发行。

本套丛书的参编人员均为来自全国各大教学医院的医疗与教学一线工作者，所提供的临床真实病例在经过编写、加工和凝练后，变成了一份份临床资料完整、图像特征鲜明、知识点清晰的教学案例，成为住院医师专业学习的重要资源。本套丛书力求涵盖核素显像的各分支领域，并通过病例对核素显像所针对的不同临床问题进行逐一介绍，一些病例还展示了具有专业特色医疗单位开展的新技术。每个病例均包括患者病史及检查目的、核素显像检查、病例相关知识及解析，旨在进一步说明技术方法、影像特征、诊断要点及针对的临床问题等。希望本套丛书可同时作为核医学医师专业培训及其他专科医师了解相关核医学技术的参考，并进一步推进核医学技术的临床应用。

王　茜　王雪梅

前　言

《儿科与消化系统疾病核素显像临床应用》是“核素显像临床应用实例系列丛书”的分册之一。儿科核医学与消化系统核医学检查目前在国内的临床应用不甚理想，特别是儿科核医学部分，虽然其在临床多种疾病的诊疗过程中发挥着非常重要的作用，但因受到各种因素的影响，这些方法目前仅在少数医疗中心应用，并没有在临床充分开展。本分册通过病例展示，对儿科与消化系统疾病核医学技术的经典临床应用进行了详细描述，希望可为核医学医师开展相关检查项目提供参考，同时也为其他专业医师了解核医学技术的临床应用提供参考。

本分册分为两部分。第一部分内容涉及儿科疾病，其显像技术篇介绍了儿科核医学特点以及肝胆动态显像、肝血池显像、肝胶体显像、胃食管反流显像、胃排空显像、异位胃黏膜显像、胃肠道出血显像、唾液腺显像、唾液吸入显像、肾动态显像、肾静态显像、脑血流灌注显像等多种核素显像技术原理及方法；临床应用篇则通过实际病例（病例 1 ～ 34）进一步说明各种核素显像技术在儿科疾病诊疗中的应用。第二部分内容涉及消化系统疾病，主要通过临床病例说明核素显像技术在消化系统疾病诊断中的应用，包括对胆道功能障碍性疾病（病例 35 ～ 38）及胃排空功能（病例 39）的评估、门静脉压力测定（病例 40）、唾液腺功能测定（病例 41）以及其他涉及消化系统疾病诊断的核素显像方法（病例 42 ～ 45），从中不难看出放射性示踪技术在解决临床疑难问题中所发挥的独特作用。

本书中的病例均为临床真实病例，可帮助年轻医师学习相关临床知识，拓宽知识面，了解如何运用核医学技术帮助临床解决实际问题，并在学习中提升解决疑难疾病的思维和能力。本书在编写过程中，各位编委经过了多次修改，但在内容、编排以及文字处理上可能仍有不妥之处，恳请广大读者给予批评指正，以便在修订时得以完善。

杨吉刚　王　茜

目　录

第一部分　儿科疾病

显像技术篇

一、儿科核医学特点……2
二、肝胆动态显像……3
三、肝血池显像……5
四、肝胶体显像……5
五、胃食管反流显像……6
六、胃排空显像……7
七、异位胃黏膜显像……9
八、胃肠道出血显像……10
九、唾液腺显像……11
十、唾液吸入显像……12
十一、肾动态显像……13
十二、肾静态显像……15
十三、脑血流灌注显像……16
十四、心肌灌注显像……17
十五、儿科 PET/CT 显像……18

临床应用篇

病例 1　异位胃黏膜显像诊断 Meckel 憩室……22
病例 2　异位胃黏膜显像诊断小肠重复畸形……25
病例 3　肝胆动态显像诊断胆道闭锁……27
病例 4　肝胆动态显像评估进行性家族性肝内胆汁淤积症手术治疗效果……30
病例 5　唾液吸入显像诊断吸入性肺炎……33
病例 6　唾液吸入显像诊断儿童获得性气管食管瘘……36
病例 7　肝胆动态显像用于支气管胆管瘘的诊断……38
病例 8　肺通气 / 灌注显像诊断遗传性出血性毛细血管扩张症……42
病例 9　^{99m}Tc-MAA 肺灌注显像诊断肺动静脉畸形……44
病例 10　肾动态显像用于机械性或非机械性梗阻性肾积水的诊断与治疗评估……48
病例 11　肾静态显像诊断肾盂肾炎……51
病例 12　肾静态显像判断肾盂肾炎治疗疗效……54
病例 13　脑血流灌注显像用于癫痫定位诊断……58
病例 14　脑血流灌注显像用于判断儿童脑死亡……61
病例 15　脑血流灌注显像诊断小儿肝性脑病……64
病例 16　骨显像诊断小儿嗜酸细胞肉芽肿……67

病例 17　骨显像诊断半肢骨骺发育不良……71
病例 18　骨显像对成骨不全的骨代谢及骨折部位的显示……74
病例 19　骨显像诊断多中心骨肉瘤……77
病例 20　骨显像在足踝痛的临床应用……79
病例 21　骨显像在先天性梅毒骨受累中的应用……83
病例 22　三时相骨显像对小儿股骨头骨骺滑脱的血运评估……85
病例 23　McCune-Albright 综合征骨显像表现……88
病例 24　核素显像诊断儿童异位甲状腺……91
病例 25　^{123}I-MIBG 显像诊断儿童副神经节瘤……93
病例 26　^{123}I-MIBG 显像诊断神经母细胞瘤……96
病例 27　^{18}F-FDG PET/CT 检出非霍奇金淋巴瘤……98
病例 28　^{18}F-FDG PET/CT 检出 Burkitt 淋巴瘤……102
病例 29　^{18}F-FDG PET-CT 检出横纹肌肉瘤……104
病例 30　^{18}F-FDG PET/CT 用于评估儿童肝移植后淋巴组织增生性疾病及治疗疗效……108
病例 31　^{18}F-FDG PET/CT 与骨显像用于肿瘤分期诊断……111
病例 32　^{18}F-FDG PET/CT 诊断朗格汉斯细胞组织细胞增生症……114
病例 33　^{18}F-FDG PET/CT 诊断幼年特发性关节炎……116
病例 34　^{18}F-FDG PET/CT 诊断慢性复发性多灶性骨髓炎……119

第二部分　消化系统疾病

显像技术篇

一、肝胆显像……124
二、腹腔显像……124
三、胃排空显像……125
四、消化道出血显像……125
五、异位胃黏膜显像……125
六、唾液腺显像……125

临床应用篇

病例 35　肝胆动态显像用于判断胆囊排空功能……126
病例 36　肝胆动态显像诊断胆漏……129
病例 37　肝胆动态显像评估多米诺肝移植术后移植肝与原肝功能平衡情况……132
病例 38　肝胆动态显像诊断 Rotor 综合征……135
病例 39　胃排空显像诊断胃轻瘫综合征……137
病例 40　心 / 肝血流比显像测定门静脉高压……139
病例 41　唾液腺显像诊断干燥综合征……141
病例 42　肺灌注显像诊断肝肺综合征……145
病例 43　腹腔显像诊断胸腹瘘……147
病例 44　腹腔显像诊断腹腔阴囊及会阴部漏……150
病例 45　^{99m}Tc-HSA 显像诊断蛋白丢失性肠病……153

第一部分

儿科疾病

显像技术篇

一、儿科核医学特点

1. 检查要求

每种儿科核医学检查项目要在尽量短时间、使用低剂量显像剂获得高质量的诊断信息。检查前根据不同检查项目，做好检查前相应准备工作。为了避免检查伪影出现，应该取下影响检查的金属物品。尿布、衣物、皮肤等若沾染放射性药物应该在检查前更换或清洗，清除干净后再进行显像检查。如初始显像可疑有上述物品的放射性污染，则应该取下这些物品后或清洗可疑部位后，进行延迟显像、不同体位显像，或必要时行断层显像。

2. 检查与预约的特殊之处

儿科核医学包括新生儿、婴幼儿、学前期、学龄期、青春期各个阶段的核医学诊疗。不同体重、不同病种、疾病不同分期常常需要个体化的显像剂量、检查方法。为了获得高质量的诊断信息，儿科核医学从检查前准备到检查结束（即检查前、检查期间的配合）常常比成人检查需要更多的时间和耐心。有时也需要家属、2 个或者 2 个以上核医学技师、麻醉科医师、临床医护人员的密切协助才能获得理想诊断信息。儿科核医学检查顺利完成，除了需要相应的显像设备外，还要考虑患儿和父母的情感需求。儿科核医学医师和技师与患者和家属交流很重要，预约检查时医务人员应该将检查信息告诉患者和家属，检查前准备、检查所需时间应该事先告诉临床医师、患者和家属。根据不同年龄特点，用其易于理解的语言解释清楚，减少患者、家属和临床医师的焦虑，获得满意的检查结果。消除患者、家属和临床医师对“核”的担忧，解释清楚核医学检查仅用微量放射性核素，核医学检查安全、无创。

一些年龄较小的儿童，离开了家属会出现焦虑和害怕，所以检查期间家属应该在检查机房陪伴患儿检查，如果进行单光子发射计算机断层成像（SPECT）/ 计算机断层成像（CT）检查，在 CT 检查时家属需要穿戴相应的防护衣，以便能够顺利、安全地完成检查。在不影响检查的情况下，检查期间患儿可以玩他们喜欢的玩具、看喜欢的录像、听音乐等。

3. 检查时对环境的要求

为了获得高质量检查信息，正确的体位非常重要。因为核医学多数需要动态采集、全身检查，常常需要 0.5 h、1 h 或者更长时间，显像检查部位在检查期间要求保持体位不变。用胶带、布垫、沙袋、布毯等将检查部位与检查床固定，使显像部位在检查期间处于理想的显像位置，并保持不动，以便获得最佳显像图像。安静、弱光、父母关照的环境下，部分患儿容易入睡，能够保持检查体位不变。还可以将玩具、海报、儿童书籍等患儿喜爱的东西提供给他们，让他们能够逐渐接受、配合完成核医学检查。检查期间让患儿看电视或者他们喜欢的 DVD 录像带，可以很好地分散注意力，使患儿放松，利于顺利地完成检查。DVD 播放器放在可移动的推车上，可以方便移动。

4. 检查时的镇静方法

绝大多数儿科核医学通过同家属和医务人员沟通交流、播放录像资料、辅助固定等措施，能够顺利完成检查。少部分儿科患者不能保证在检查期间保持体位不动，进行核医学检查前，需要镇静才能顺利完成。3 岁以下行全身骨扫描或者 SPECT 检查常需要考虑镇静。镇静目的是保证患儿检查安全、更能合作顺利完成检查、减少检查体位移动，获得理想的影像。镇静前需要签订麻醉同意书，按照麻醉要求提前做好禁食等准备工作。医师确认需要检查期间镇静者，预约时需要交代镇静的注意事项。在患者到达核医学科前，需要事先做好镇静准备。在核医学科进行核素显像期间，麻醉医师和护士现场监护患者的各项生命体征，直到患者完全清醒。

5. 放射性药物的应用

儿科核医学所用放射性药物非常微量，对人体无害、无毒副作用、无过敏反应，也不会引起血流动力学和渗透压改变。至今尚无儿科核医学诊断用放射性药物副作用的报道。儿科核医学检查用放射性药物的剂量，应该是能够满足检查所需的最小剂量。儿科核医学检查放射性药物的应用，需要考虑体重、体表吸收剂量、检查类型、光子类型、检查时间等因素。剂量过高或者过低都不能够获得理想检查图像，剂量过高还可造成不必要的辐射。儿科核医学检查显像剂用量，通常根据体重或者体表面积在成人用量基础上进行校正计算。最小化剂量也需要考虑动态或者静态显像类型，通常动态显像所用剂量比静态显像大。儿科核医学剂量应用指南和推荐剂量详见下文。

儿科核医学检查放射性药物的应用途径包括静脉注射、口服、吸入、皮下、皮内、灌注和鞘内用药等，其中静脉注射是最常用的给药途径。动态显像常需要"弹丸"式静脉注射，放射性药物体积在 0.2 ～ 0.5 ml。新生儿、婴儿放射性药物体积在 0.1 ～ 0.2 ml。建立可靠的静脉通道是儿科核医学检查静脉注射给药的关键，因为患儿和父母不能忍受多次的静脉穿刺。为了保证动态显像"弹丸"式静脉注射质量，常常在来核医学科检查前，事先放置静脉留置针。做好消毒准备后，将盛有放射性药物的屏蔽注射器和盛有 10 ml 生理盐水的注射器连接到三通阀。因静脉"弹丸"式注射要求放射性药物快速注射、生理盐水快速冲洗，放置静脉留置针，多选择近端大静脉，如肘静脉。

儿科核医学静态显像，需要静脉注射显像剂，为了保障注射质量，也通常先放置静脉留置针，用三通管接静脉留置针，先推注少量生理盐水，再推注放射性药物，放射性药物推注完成后再推注生理盐水清洗静脉留置针通道。部分儿科核医学检查需要进行导尿，减少膀胱放射性干扰，也可避免膀胱充盈引起患儿不舒服而活动。

二、肝胆动态显像

1. 显像原理

目前用于肝胆动态显像的放射性药物主要有两大类：^{99m}Tc 标记的乙酰苯胺亚氨二醋酸类化合物（^{99m}Tc-iminodiacetic acid，^{99m}Tc-IDA）和 ^{99m}Tc 标记的吡哆氨基酸类化合物（^{99m}Tc-pyridoxylidene amino acid，^{99m}Tc-PAA）。前者以 ^{99m}Tc 标记的二乙基乙酰苯胺亚氨二醋酸（^{99m}Tc-EHIDA）、二异丙基乙酰苯胺亚氨二醋酸（^{99m}Tc-DISIDA）和三甲基溴乙酰苯胺亚氨二醋酸（^{99m}Tc-mebrofenin）最为常见，后者以 ^{99m}Tc 标记的吡哆-5-甲基色氨酸（^{99m}Tc-PMT）最为常用。

肝细胞（多角细胞）自血液中选择性摄取放射性肝胆显像药物，并通过近似于处理胆红素的过程将其分泌入胆汁，继而经由胆道系统排泄到肠道。应用肝胆显像可以观察药物被肝摄取、分泌、排出到胆道和肠道的过程，取得一系列肝、胆动态影像，了解肝胆系统的形态，评价其功能。肝细胞功能正常是肝胆显像的前提，胆道通畅是放射性药物聚集于胆囊及出现在肠道内的条件。

2. 显像方法

（1）患者准备：检查前患者至少禁食 4 ～ 12 h。禁食时间过长或使用完全性静脉营养者可由于胆汁无法进入和充盈胆囊而造成胆囊不显影，从而引起假阳性。此类患者检查前 30 ～ 60 min 应缓慢（3 min 以上）静脉注射 Sincalide 0.01 ～ 0.02 μg/kg 或者服用脂餐后再注射显像剂，以最大限度地降低假阳性。

（2）使用剂量：一般按照 1.85 MBq（0.05 mCi）/kg，最小剂量是 9.25 MBq（0.25 mCi），最大剂量是 111 MBq（3 mCi）。

（3）采集方法：使用大视野、低能通用型准直器或高分辨准直器的 γ 照相机或 SPECT 进行动态连续采集。患者取仰卧位平卧于探头下，静脉注入放射性药物后即刻采集血流灌注相，并于 5 min、10 min、20 min、30 min、45 min、60 min 分别做动态显像或以每分钟一帧（或每 5 min 一帧）连续采集到 60 min。必要时需加做其他体位图像，如为观察胆囊可加采右侧位像或右前斜位像，高度怀疑急性胆囊炎、胆囊 60 min 未显影时应加摄 3 ～ 4 h 延迟相，也可使用吗啡介入试验；某些病变，如胆总管梗阻、胆管狭窄等须在 18 ～ 24 h 做延迟显像；诊断胆漏时，更需要多体位、多次延迟显像获得确诊。如果平面显像诊断不明确的患者，必要时行 SPECT/CT 断层显像，可明显提高诊断的准确率。

3. 正常影像

肝胆动态显像按显像顺序可分为血流灌注相、肝实质相、胆管排泄相和肠道排泄相四期。读片时应该注意观察各时相影像的动态变化，注意心前区放射性是否存在；肝影浓聚和消退的过程；胆系影像的形态，是否有胆管扩张；胆囊显影与否，以及胆囊显影时间；肠道出现放射性的时间等（图 1-1）。

血流灌注相（blood flow perfusion phase）：自静脉注射后即刻到 30 ～ 45 s，心、肺、肾、大血管、肝依次显影，与 ^{99m}Tc-红细胞（RBC）所做血流灌注相相仿。肝实质相（liver parenchyma phase）：注射后 1 ～ 3 min 肝已清晰显影，其影像逐渐增浓，15 ～ 20 min 达高峰。此期以肝细胞的摄取占优势，以后肝影逐渐变淡。胆管排泄相（bile duct excretion phase）：随着肝细胞将显像剂分泌入胆道，注射后 5 min 胆管内即可出现放射性。逐次显现左、右肝管、总肝管和胆囊管、胆囊影像。胆囊一般在 45 min 内已显影。胆系影像随肝影变淡而清晰，有时可见“胆道树”结构。肠道排泄相（intestine excretion phase）：指显像剂被排泄到肠道，一般不迟于 45 ～ 60 min。使用胆囊收缩素评价胆囊收缩功能，若以 0.2 ～ 0.3 μg/kg 肌注，注射后 15 min 胆囊排胆分数（gallbladder ejection fraction，GBEF）的正常值在 35% 以上。

4. 主要临床适应证

（1）胆道闭锁和新生儿肝炎的鉴别诊断。

（2）右上腹痛（急性胆囊炎、慢性胆囊炎）的辅助诊断与鉴别诊断。

（3）Kasai 术后观察胆道通畅情况。

（4）诊断胆总管囊肿等先天性胆道疾患。

（5）肝移植前后肝功能的监测。

（6）外伤或手术后胆漏的诊断和鉴别诊断。

（7）胆囊排胆分数（GBEF）测定。

（8）苯巴比妥介入肝胆动态显像鉴别诊断胆道闭锁和新生儿肝炎。

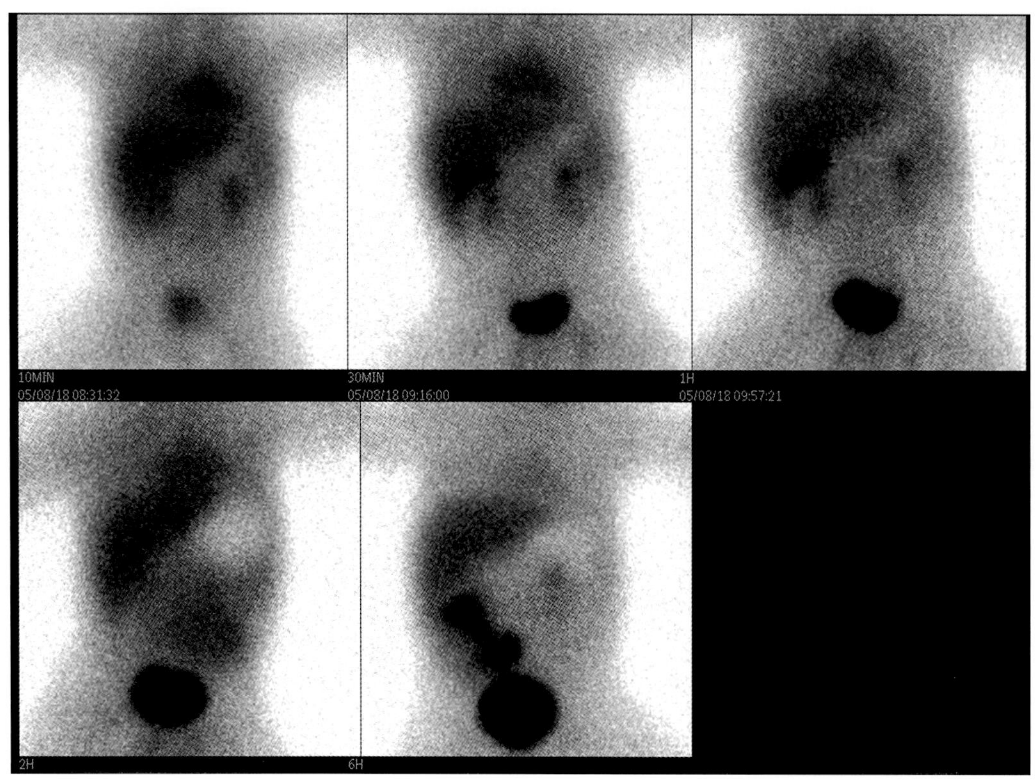

图 1-1 肝胆动态显像正常影像

三、肝血池显像

1. 显像原理

肝血池显像剂（^{99m}Tc-RBC）静脉注射后主要浓聚在肝血管腔和血窦中。标记的红细胞经过一定时间后，与血管瘤病灶血池中的未标记红细胞相交换并达到平衡。达到平衡的时间依病灶的大小而不同，在 30 ～ 120 min 之间。当达到完全平衡时，肝血管瘤内放射性计数远远高于周围正常肝组织并可近于心血池，因此利用 γ 照相机或 SPECT 可将此种差异显示出来，用于血管瘤的定位诊断。

2. 显像方法

（1）显像剂：用作肝血流和肝血池显像的显像剂有 ^{99m}Tc-人血清白蛋白（HSA）、^{99m}Tc-RBC、^{99m}Tc-DX。其中以 ^{99m}Tc 标记红细胞（^{99m}Tc-RBC）最为常用。^{99m}Tc-RBC 的标记方法较多，有体内标记法、半体外的改良标记法和体外标记法。体外标记法可获得 95% 以上的标记率，但标记过程复杂，对标记条件的要求较高，故目前国内应用较多的是体内标记法。但体内标记法的标记率不够理想，未结合的高锝酸根离子会被胃黏膜摄取分泌进入肠腔，或者经肾排入输尿管，形成假阳性，在图像分析时应注意鉴别。

（2）检查流程：患者无须进行特殊准备。使用 ^{99m}Tc-RBC，剂量是 740 ～ 1110 MBq（20 ～ 30 mCi），"弹丸"式静脉注射做血流灌注显像。分别采集肝血流灌注相、早期影像和注射后 1.5 ～ 2 h 延迟显像（血池显像），必要时加做 SPECT/CT 断层显像。肝血流灌注相：患者仰卧于 SPECT 探头下，采用最易检测局部病变的体位。使用低能高分辨平行孔准直器。自肘静脉以"弹丸"式注入显像剂后即刻开始连续摄片，每 2 ～ 3 s 一帧，取 9 ～ 16 帧为肝血流灌注相。肝血池相：用静态平面显像的方法，分别做前位、右侧位和后位等体位的显像，必要时（高度怀疑血管瘤而病变部位 30 min 未见放射性明显填充时）需延长显像至 1 ～ 5 h。对小的病变有必要加做断层显像，有助于检出较小的或多发的病变。

3. 正常影像

肝血流灌注相动脉期："弹丸"式静脉注射显像剂后，依次可见显像剂通过右心、肺及左心显影后 2 ～ 4 s 腹主动脉开始显影，继续 2 ～ 4 s 双肾和脾显影，而肝区不出现明显放射性。肝血流灌注相静脉期：双肾显影后 12 ～ 18 s，肝区放射性持续增加，并逐渐超过肾。此为门静脉灌注所致。肝血流灌注相平衡期：30 min 或更长时间后，^{99m}Tc-RBC 在循环血液中充分混合，达到平衡状态。通过静态显像可观察到心、肝、脾等血池影像。正常情况下肝区放射性分布均匀，强度一般低于心血池影和脾影。

4. 主要临床适应证

用于血供丰富（肝血管瘤和转移性肝肿瘤）和血流减少肝占位性病变的辅助诊断与鉴别诊断。

四、肝胶体显像

1. 显像原理

肝胶体显像是以颗粒大小适当的放射性胶体为显像剂，经静脉注射后，被肝内具有吞噬功能的库普弗细胞（Kupffer cell）所吞噬，且能在其间存留较长时间而不被迅速排出，通过核医学显像仪器获得肝或脾影像。大多数肝内病变（如肝癌、肝囊肿、肝脓肿、肝血管瘤等）与正常肝组织不同，不具有库普弗细胞。因此病变部位失去吞噬肝胶体显像剂的功能，显示为放射性分布缺损或减低。除了肝中的库普弗细胞外，单核巨噬细胞系统在脾、骨髓以及其他脏器也有分布。故胶体颗粒也将分布在这些器官，尤其是在脾中。所以放射性核素肝胶体显像也被称为肝脾显像。胶体颗粒在这些脏器中的分布特点取决于其直径大小。一般说来，颗粒直径偏小，在骨髓甚至肾的聚集增加；颗粒的直径偏大，在脾的聚集增加。正常情况下，显像剂注入量的 80% ～ 85% 被肝所清除，5% ～ 10% 存在于脾，其余存在于骨髓中。

2. 显像方法

目前常用的显像剂为 ^{99m}Tc-硫胶体和 ^{99m}Tc-植酸盐等。使用剂量：一般按照 1.85 MBq（0.05 mCi）/kg，最小剂量是 9.25 MBq（0.25 mCi），最大剂量是 111 MBq（3 mCi）。患者无须做特殊准备，静脉注射 ^{99m}Tc 标记的硫胶体或植酸盐等显像剂 74 ～ 185 MBq（2 ～ 5 mCi），15 ～ 20 min 后开始显像。肝功能不良患者适当增加剂量，并延长至 30 min 或更迟检查，以使肝摄取足够的显像剂。根据需要可做平面显像与 SPECT/CT 断层显像。

3. 正常影像

正常肝前位一般呈直角三角形，边缘完整、光滑，肝右缘和上缘呈清晰的弧形，肝影近心脏处可见心脏压迹。前位像左叶放射性明显低于右叶，主要是由于左叶肝被脊柱所掩盖，胃的挤压和遮盖也起部分作用。右叶下缘放射性分布略稀疏，可存在右肾之弧形压迹。脾影像在后前位较清晰。右侧位肝呈卵圆形、椭圆形、菱形或逗点状，变异较多，但正常影像边缘均光滑。其前下方有向内凹的胆囊窝，后下缘存在右肾所造成的压迹。后上方由于肝静脉和下腔静脉的压迫也可形成压迹。正常情况下肝内放射性分布基本均匀。由于肝右叶组织较左叶厚，右叶放射性分布高于左叶。左、右叶常见条索状放射性稀疏，由圆韧带及镰状韧带压迹所致。肝下缘影像较模糊，此与呼吸运动的影响及组织较薄有关。近肝门处常见一凹陷性压迹，与汇管区血管、胆总管结构有关，其附近有胆囊窝与之相连，不可误认为异常放射性缺损。放射性分布的均匀性，与肝区计数和显像仪器的质量等因素密切相关。计数不足可造成放射性分布不均匀。

肝胶体显像时，肝外放射性分布状态需注意所用显像剂的种类与肝外有无放射性聚集的关系。在肝功能正常情况下，使用 ^{99m}Tc-植酸盐时脾影像较淡，而使用 ^{99m}Tc-胶体时脾显影较清晰。若脾摄取放射性增加，脊柱（骨髓）明显显影，提示肝摄取降低，肝外摄取增加，往往是肝功能低下的表现。由于肝的形态多变，左右叶体积相差较大，以及肝门区集中较大的血管和胆管，后者的结构在肝内也甚丰富。这些因素可在断层显像中以无放射区的形式展示，分析时尤需认真辨别，以免误认为缺损性病灶。

4. 主要临床适应证

配合其他放射性核素检查作为阴性对照协助病变的定位和定性诊断，如联合 ^{99m}Tc-RBC 肝血池显像诊断肝血管瘤。

五、胃食管反流显像

1. 显像原理

胃食管反流是指食管下端括约肌不适当弛缓或经常处于松弛状态等功能障碍，引起胃内酸性内容物反流入食管。胃食管反流测定是口服不被食管和胃黏膜吸收的含显像剂的酸性试验餐后，对食管下段及胃进行连续显像，观察食管下段有无显像剂出现。根据食管下段是否出现显像剂浓聚影即可判断有无胃食管反流及反流程度。将 ^{99m}Tc-硫胶体（^{99m}Tc-SC）或 ^{99m}Tc-二乙三胺五乙酸（^{99m}Tc-DTPA）加入牛奶或配方奶中，然后将该混合物引入胃内，可口服、可通过胃管、也可通过胃造瘘管引入胃内。对上腹部和胸部进行 60 min 动态采集，如有胃食管反流则食管内出现放射性。进食后 1 h 和 4 h 再采集两张前位和后位像。部分患者还有必要采集一张 24 h 延迟相图像。这些延迟显像的主要目的是发现肺内是否有放射性出现，如果有放射性出现则提示有肺吸入。这种静态图像能更灵敏地发现肺内微小的吸入，这种微小的吸入在动态显像上不容易被发现，也就是说这些延迟显像的主要目的是提高肺吸入的诊断能力。

2. 显像方法

年龄稍大的患儿应禁食至少 4 h。检查前 48 h 内未进行钡餐检查。年龄小的患儿则可用放射性标记的牛奶或配方奶来代替应该食用的食物。显像剂：^{99m}Tc-SC 或 ^{99m}Tc-DTPA。^{99m}Tc-SC 是进行该显像比较理想的显像剂，因为其不被胃肠道或呼吸道黏膜所吸收，并且在胃内酸性环境下仍然保持稳定。如果显像剂能被胃肠道或呼吸道黏膜所吸收，则导致本底水平增高，同时降低了该检查诊断胃食管反流和肺吸入的敏感性。使用剂量：0.55 MBq/kg（15 μCi/kg），最小剂量是 7.4 MBq（200 μCi），最大剂量是 37 MBq（1 mCi）。^{99m}Tc-SC 或 ^{99m}Tc-DTPA 加入患儿的牛奶或配方奶中（正常量的 1/3 ～ 1/2）。牛奶正常量按照 20 ml/kg 计算，在 10 min 之内将放射性药物和牛奶的混合物饮用结束。这些混合物可直接饮入，或通过鼻胃管或胃造瘘管引入胃内。剩余的没有放射性的牛奶让患儿全部喝完，这一点很重要，这些剩余牛奶可将显像前残留在口咽和食管内的放射性药物带入胃内。牛奶的体积与患儿的年龄和体重有直接关系。在大部分患儿，检查所使用的牛奶与日常所饮用的牛奶体积是相似的。记录开始喂奶和喂奶结束的时间。喂完奶之后患儿仰卧在检查床上，对患儿进行固定以免患儿在检查过程中移动。患儿胃和胸部放置在探头视野内，后位动态采集，矩阵 128×128，5 秒 / 帧，共采集 60 min，共 720 帧。动态采集结束后，采集一个局部的前位和后位图像，共采集 3 ～ 4 min，采集范围不包括胃区。喂奶结束后 2 ～ 4 h 再采集一张静态图像，必要时喂奶结束后 24 h 再采集一张延迟相图像。如果试验餐是通过鼻胃管给予患儿，则应在注入显像剂的同时开始动态采集，1 秒 / 帧，采集 10 min，共 600 帧。通过鼻胃管给予患儿试验餐时必须确认鼻胃管在胃内。检查前给试验餐时，如果患儿不愿意口服这些试验餐，则应通过鼻胃管给试验餐。下鼻胃管后应行 X 线检查确认鼻胃管放置的位置，X 线检查结束后方可开始显像的整个过程。

采集过程中的一些注意事项：在整个过程中应避免由于喂养、呕吐或反胃等导致的污染，肺野内这些污染伪影可被误认为肺吸入。如显像开始之前口腔或食管内有残留显像剂可能降低胃食管反流的诊断能力，再食入足够量无放射性的牛奶一般可将残留在口腔和食管内的显像剂冲入胃内。另外也可行前位采集，前位采集也有一定的优势，如患儿离探头可以更近一点。而后位采集时胃食管反流到食管内的放射性会被脊柱和检查床衰减。但是婴儿和年龄较小的儿童经常会对前位采集的探头感到害怕，不容易安静地躺在检查床上。而后位采集时，探头在检查床下面，显像过程中患儿上方有开放的空间能方便地和家长、医生进行交流。这样患儿检查过程中更放松且能观看头顶的电视。因此我们认为后位采集更为理想。另外 60 min 的动态采集非常重要，如果动态采集的时间是 30 min，25% 的胃食管反流会被漏诊。在诊断胃食管反流方面，仰卧位采集比俯卧位、左侧位、右后斜位 30° 采集更为敏感。

3. 正常影像

正常儿童食管内不见显像剂浓聚影。儿童双肺或气道内未见放射性出现。

4. 主要临床适应证

（1）胃食管反流的辅助诊断与半定量评估反流程度。

（2）辅助诊断有哮喘、慢性肺部疾病或吸入性肺炎患儿的胃食管反流。

（3）辅助评估有胃灼热、食管反流、胆汁性呕吐症状患者的胃食管反流。

六、胃排空显像

1. 显像原理

胃排空显像是在生理状态下准确了解胃排空功能较为理想且常用的方法。可提供胃的生理学与病理学资料，对判断病情与观察疗效有一定临床价值，该方法是一种无创性、重复性好、具有定量和符合生理特点的检查。胃排空显像可通过图像和半定量分析来评估胃排空功能。在临床上有几种不同的方法评估胃排空功能。这些方法的主要不同点是食物的种类、体积和显像方法的不同。检查方法的不同使检查结果之间的比较非常困难。

调节胃排空固体食物和液体食物的机制并不相同。与液体食物相比，固体食物测定的胃排空更可靠。成人胃排空显像时经常食用固体食物。在儿科患者中固体食物适用于年龄较大的儿童和青少年。婴儿胃排空显像的食物是牛奶或配方奶，这样可让这些患儿感觉很自然，同时体现了这项检查符合生理的特点。年龄稍大的儿童也使用牛奶或配方奶，因为与标准的固体食物相比，液体食物更容易被患儿所接受。胃排空显像时可同时行胃食管反流显像。

将不被胃黏膜吸收的放射性显像剂标记的食物摄入胃内，经胃的蠕动传送而有规律地将其从胃排入肠腔，用 γ 照相机或 SPECT 连续记录在此过程中胃的影像和胃区放射性计数下降的情况，计算出胃排空时间，以及反映胃的运动功能。

2. 显像方法

胃内固体食物的排空速度与液体食物不同，固体–液体混合食物与单纯一种食物的胃排空速度也不同，为适合不同类型食物检测的需要而建立了液体食物胃排空、固体食物胃排空以及固体–液体混合食物胃排空测定法。通常液体食物胃排空检查法对隐匿异常的检出敏感性不如固体食物胃排空检查法，如果仅做一种食物的胃排空测定，应采用固体食物胃排空检查。只要条件允许，建议采用固体–液体混合食物胃排空测定法。

（1）患者准备：隔夜禁食（至少 4 h 以上）。检查前 1 ～ 2 周内应停服影响胃动力的药物，药物包括麻醉镇痛药、抗胆碱药物、抗抑郁药、胃酸抑制剂、含铝抗酸剂、生长抑素和钙通道阻滞剂。胃排空显像前 48 h 内不行钡餐检查。食物的体积应根据患者年龄和体重来调整。

（2）给药方法：显像剂为 ^{99m}Tc-SC 或 ^{99m}Tc-DTPA。^{99m}Tc-SC 是进行该显像比较理想的显像剂，因为其在胃内酸性环境下仍然保持稳定。使用剂量 0.55 MBq/kg（15 μCi/kg），最小剂量是 7.4 MBq（200 μCi），最大剂量是 37 MBq（1 mCi）。患者在规定的时间内空腹服用试验餐，要求在 10 min 内吃完。添加放射性药物的牛奶喝完之后患者可再饮用一些无放射性的牛奶。最好口服，也可以通过鼻胃管、胃造瘘管将牛奶灌入。但是在灌完之后应迅速将鼻胃管拔出。

（3）图像采集：吃完食物之后患者仰卧在检查床上，胃区和胸部保持在探头视野中，开始连续动态采集,30 秒 / 帧，共采集 60 min，使用低能高分辨准直器后位采集。采集结束后再采集一张静态图像。如果排空延迟，可在 2 h 时再采集一张静态图像。4 h 时也可以采集一张胸部的静态图像，必要时 24 h 再采集一张。

（4）图像处理：采用感兴趣区技术勾画出胃的轮廓，计算出各时间点全胃内放射性计数，绘出时间–放射性曲线，可计算出各时间点的胃排空率，也可计算出半排时间、60 min 残留率。可通过以下公式进行一些计算。

$$GE_t(\%) = (C_{max} - C_t)/C_{max} \times 100\%$$

式中，GE_t 为时间 t 时的胃排空率；C_{max} 为胃区内最大计数率；C_t 为时间 t 时的计数率。

3. 正常影像

胃排空正常影像如图 1-2 所示。采用上述方法计算出各时间点的胃排空率，与正常值比较分析其胃运动情况。但是儿童胃排空显像最大问题是缺乏从大量对照组获得的正常值。由于伦理问题正常儿童不能作为对照组来进行此检查。由于检查程序和试验餐之间缺乏统一的标准，不同研究机构得到的数据也不能建立该检查的正常值。考虑到这些限制，每个医院应该建立自己的正常值范围。一些较少的正常值报告可以作为一个指导。一项研究中，给予正常儿童 50 ml 与 ^{111}In-微胶体混合的牛奶，胃排空的时间放射性曲线呈指数形式，半排时间是 87 min±29 min，1 h 时胃内残留率是 48% ～ 72%。另一项研究使用的试验餐是 ^{99m}Tc-硫胶体混合的牛奶或配方奶，年龄较小儿童 1 h 时胃内残留率是 36% ～ 68%；而年龄较大儿童 1 h 胃内残留率是 42% ～ 56%。如果试验餐是 ^{99m}Tc-硫胶体混合的葡萄糖，小于 2 岁儿童 1 h 胃内残留率是 27% ～ 81%，大于 2 岁儿童 1 h 胃内残留率是 11% ～ 47%。固体试验餐进行胃排空显像主要适用于年龄较大儿童、青少年和成人。确保放射性标志物牢固结合在试验餐内是非常重要的。最好的方法是用 ^{99m}Tc-硫胶体体内标记鸡肝，但该方法需要将显像剂注射到鸡体内，收集鸡肝，并将鸡肝煮熟。这种方法对于常规临床检查并不适用。一种简单可行的方法是 ^{99m}Tc-硫胶体与整个鸡蛋混合（82% 结合）或 ^{99m}Tc-硫胶体与蛋清混合（95% 结合）。放射性标记鸡蛋的试验餐方法简单，并可以在临床广泛应用。

4. 主要临床适应证

（1）胃排空功能的评估。

（2）胃排空障碍原因分析。

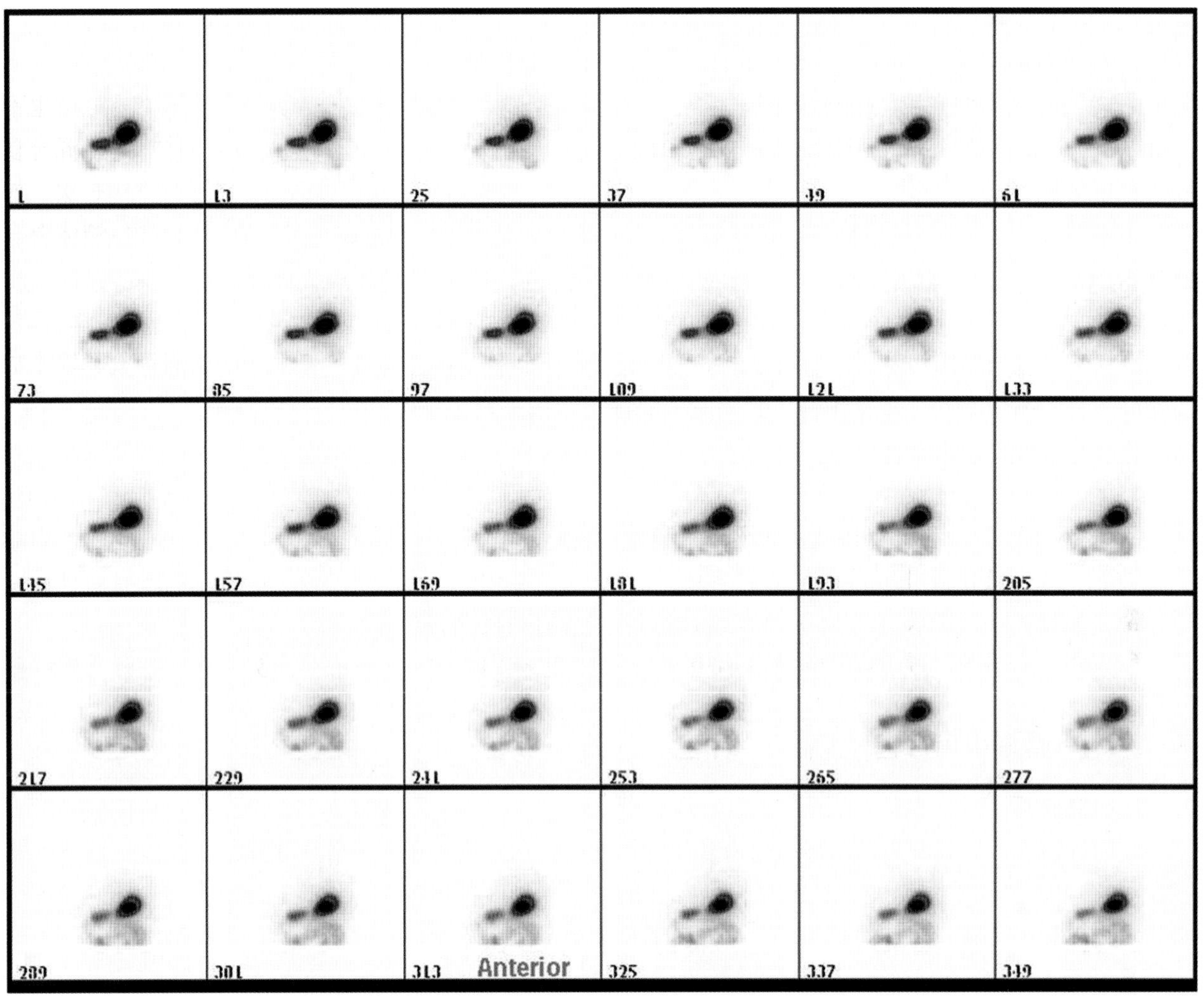

图 1-2 胃排空正常影像

七、异位胃黏膜显像

异位胃黏膜（ectopic gastric mucosa）主要好发于胃以外的消化道节段，包括 Barrett 食管（Barrett esophagus）、部分 Meckel 憩室（Meckel diverticulum）和小肠重复畸形（small intestinal duplication）。异位胃黏膜同样具有分泌胃酸和胃蛋白酶的功能，可引起邻近食管或肠黏膜产生炎症、溃疡和出血，本项检查的阳性结果具有病因诊断的意义。

1. 显像原理

正常胃黏膜具有快速摄取高锝酸盐的特性，异位的胃黏膜同样具有这种特性，故在静脉注射 $^{99m}TcO_4^-$ 后，异位胃黏膜可很快聚集 $^{99m}TcO_4^-$，形成放射性异常浓聚灶，通过 γ 照相机或 SPECT 显像可以在体外进行诊断和定位诊断。

2. 显像方法

检查当日禁食、禁水 4 h 以上，检查前应排空大小便。禁用高氯酸钾、水合氯醛等阻滞 $^{99m}TcO_4^-$ 吸收的药物，以及阿托品等有抑制作用的药物，或可刺激胃液分泌的药物。检查前 2 ～ 3 天内避免做肠系钡剂检查。由于很多药物和激素能够影响胃黏膜摄取 $^{99m}TcO_4^-$，如高氯酸盐能抑制胃黏膜摄取 $^{99m}TcO_4^-$ 2 ～ 4 倍，故建议使用高氯酸盐的患者当天不要行异位胃黏膜显像。

用新鲜 $^{99m}TcO_4^-$ 淋洗液作为显像剂，静脉注射，注射剂量 3.7 MBq（0.1 mCi）/kg，最大不超过 370 MBq（10 mCi），不宜口服。患者取仰卧位，探头视野范围：食管显像以剑突为中心，检查肠道病变时视野范围从剑突到耻骨联合。一般可用动态或间隔显像方式检查。动态显像每 5 min 一帧，持续到 30 min，然后在 60 min 时再采集一帧。也可以分别于 5 min、10 min、20 min、30 min、60 min 各采集一帧，每帧采集（3 ～ 5）×10^5 计数，总观察时间可为 60 ～ 120 min。食管显像可于病灶显示后，饮水 200 ～ 300 ml 后重复显像。膀胱周围有可疑病灶时，可于排尿后重复显像。

3. 正常影像

正常 $^{99m}TcO_4^-$ 显像可见胃黏膜摄取显像剂，且随着时间延长摄取量逐渐增加。在吸收显像剂的同时，部分 $^{99m}TcO_4^-$ 排入到胃内并转运入十二指肠和小肠（图 1-3），转运的速度因人而异。部分患者胃排空速度很快，十二指肠和小肠内的显像剂可能会干扰结果的判断，但这种情况很少见。正常时仅见胃显影，食管不显影，肠道可因胃黏膜细胞分泌的显像剂排泄而一过性显像，尤其是十二指肠球部较为明显，结肠脾区及肾有时可显影。晚期图像上，膀胱影渐浓（可嘱患者排尿后再做显像检查）。在胃与膀胱影之间，腹部无其他异常浓聚灶。

4. 主要临床适应证

（1）下消化道出血疑有 Meckel 憩室和小肠重复畸形。

（2）小儿下消化道出血病因筛查。

（3）肠梗阻或肠套叠疑与 Meckel 憩室或小肠重复畸形有关的鉴别诊断。

（4）反流性食管炎患者了解有无 Barrett 食管。

八、胃肠道出血显像

1. 显像原理

放射性核素用于诊断胃肠道出血已有多年的历史，目前应用较多的是血池显像剂及胶体显像剂，如 ^{99m}Tc-RBC 和 ^{99m}Tc-SC 等。正常情况下，静脉注射显像剂后腹部可见大血管及血容量丰富的器官显影，如肝、脾、腹主动脉、左右髂总动脉等，而胃肠壁血容量相对较低，一般不显影。当肠壁出现破损出血

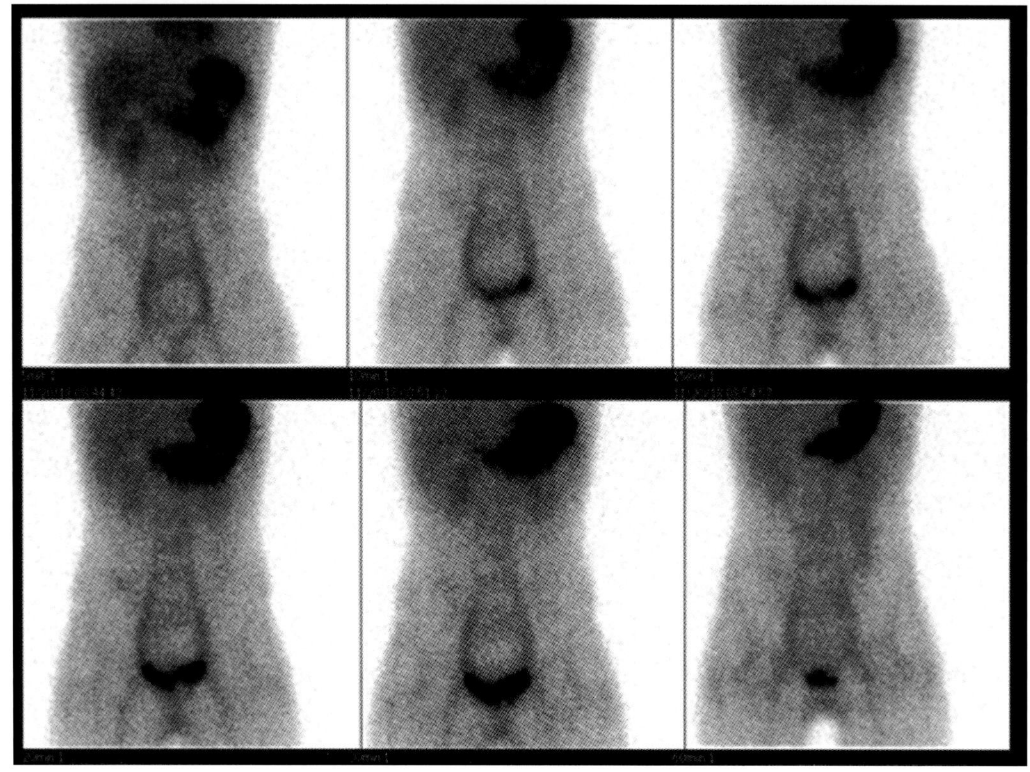

图 1-3　异位胃黏膜显像中正常影像

时，显像剂可随血液在出血部位不断渗出进入肠腔内，导致局部放射性显像剂异常浓聚，通过平面显像或 SPECT/CT 断层显像可在体外判断出血的部位和范围。

2. 显像方法

患者一般无特殊准备，在静脉注射显像剂前 0.5 h，空腹口服高氯酸钾 200 mg 以减少胃黏膜摄取和分泌 $^{99m}TcO_4^-$，避免其流入肠腔内干扰对出血灶的观察。目前用于胃肠道出血显像的显像剂有两大类：一类是 ^{99m}Tc-红细胞，静脉注射后在血液循环中存留时间较长，故可用于持续性或间歇性出血的诊断；另一类是 ^{99m}Tc-胶体，静脉注射后将迅速被肝、脾等的单核巨噬细胞所摄取，在血液循环中存留时间较短，因此，只能用于急性活动性消化道出血的诊断。故应根据患者的病情和临床资料选择适当的显像方法。^{99m}Tc-红细胞显像时患者取仰卧位，探头的视野包括剑突和耻骨联合之间的整个腹部，在静脉注射 ^{99m}Tc-红细胞 370 ～ 555 MBq（10 ～ 15 mCi）后立即以每帧 2 ～ 5 min 进行动态采集或每 5 ～ 10 min 采集一帧，连续采集 30 min，随后每 10 ～ 15 min 采集一帧。如果 60 min 时仍为阴性，可于 2 h、4 h 或 6 h 作延迟显像，以捕捉出血机会；若怀疑为慢性或间歇性出血，则应在 24 h 内多次显像。^{99m}Tc-胶体显像则采用静脉注射 ^{99m}Tc-胶体或 ^{99m}Tc-植酸钠 370 MBq（10 mCi）后即刻以每帧 2 s 的速度连续采集 30 ～ 60 帧，然后以每帧 1 ～ 2 min，共采集 16 ～ 20 帧。由于 ^{99m}Tc 标记的胶体或植酸钠可被单核巨噬细胞系统迅速自血液中清除，延迟显像到 60 min 即可。必要时可重复注射显像剂再显像。

3. 正常影像

正常情况下，静脉注射 ^{99m}Tc-RBC 后，腹部大血管（包括腹主动脉、左右髂总动脉）、肝、脾、肾等血池均显影，膀胱在尿液未排尽时也会清晰显影，而胃肠壁的含血量较低，仅相当于大血管的 50% 左右，故基本上不显影。应用 ^{99m}Tc-SC 或 ^{99m}Tc-植酸钠显像时，静脉注射后肝、脾显影清晰，骨盆和脊柱可轻度显影，而肾及腹部大血管均不显影。若胃肠壁有出血灶，则显像剂随血液溢出血管外，在局部形成异常浓聚灶，而未溢出血管外的显像剂很快被肝、脾等的单核巨噬细胞系统所清除，腹部的血液本底明显下降，更有利于出血灶的清晰显示。但因显像剂在血液中清除较快，对间歇性出血的诊断容易造成漏诊，故只适合下消化道急性活动性出血的诊断，即注射显像剂时正在出血的病灶才能被显示，而不能行延迟显像，不适用于间歇性出血的诊断。

4. 主要临床适应证

适用于已有消化道出血症状或怀疑有消化道出血的各类急性、慢性消化道出血的诊断与定位诊断，如肠黏膜炎症或溃疡性出血、胃肠道血管破裂性出血、异物刺伤或手术后出血、胃肠肿瘤出血、应激性黏膜溃疡出血、外伤性脏器破裂出血、胆道出血等。尤其是在以下情况更具有优势：①胃镜或肠镜无法到达出血部位；②临床上有持续出血症状，而在其他常规检查结果为阴性；③血管造影结果可疑或阴性；④急性大量出血使内镜视野模糊；⑤患者拒绝有创性或有痛苦的检查方法。

九、唾液腺显像

1. 显像原理

唾液腺显像是了解唾液腺摄取、分泌、排泄功能及有无占位性病变的常用方法。唾液腺小叶内导管上皮细胞具有从血液中摄取和分泌 $^{99m}TcO_4^-$ 离子的功能，静脉注射的 $^{99m}TcO_4^-$ 随血流到达唾液腺，被小叶细胞从周围毛细血管中摄取并积聚于腺体内，并在一定的刺激下分泌出来，随后逐渐分泌到口腔。因而在体外对唾液腺进行显像，可了解唾液腺的位置、大小、形态和功能情况，包括摄取功能、分泌功能和导管通畅情况。

2. 显像方法

检查前患者无须进行特殊准备，勿服用高氯酸钾。另外，因腮腺 X 线造影可影响唾液腺摄取高锝酸盐的能力，故应在造影之前或造影后数日再行唾液腺显像检查。静态显像：静脉注射 $^{99m}TcO_4^-$ 显像剂 185 ～ 370 MBq（5 ～ 10 mCi）后，于 5 min、10 min、20 min、40 min 后分别行前位和左、右侧位显像，视野中应包括整个唾液腺和部分甲状腺。然后舌下含服维生素 C 300 ～ 500 mg，促进唾液腺分泌后，嘱患者漱口清洗口腔，并于清洗口腔前后分别进行显像。动态显像：取前后位，“弹丸”式静脉注射显像剂后以 2 秒 / 帧采集 30 帧，以了解唾液腺的血流灌注情况，随后以 30 秒 / 帧连续采集 40 ～ 60 min。保持体位不动，嘱患者舌下含服维生素 C 300 ～ 500 mg，继续采集 5 min，观察唾液腺分泌排泄情况。分别画出各唾液腺的感兴趣区（region of interest，ROI），得到各自的时间–放射性曲线。

3. 正常影像

正常情况下，在注射显像剂后随着时间延长，唾液腺显影逐渐清晰，在 20 ～ 30 min 时，摄取达到高峰，以腮腺显影最清晰，颌下腺和舌下腺的影像相对较淡，随后影像缓慢减淡；约 40 min 时，口腔内的显像剂分布浓于腮腺。前后位显像时，腮腺影像呈卵圆形，上端稍宽，两侧对称，轮廓完整，显像剂分布均匀。颌下腺、舌下腺显影不清晰时，应改变显像条件才能显示两侧对称性的球形影像。侧位显像时，腮腺导管常与口腔的放射性影像相连。正常情况下，唾液腺和甲状腺摄取 $^{99m}TcO_4^-$ 的速率相同，故用甲状腺作为参照。注射 $^{99m}TcO_4^-$ 后 5 ～ 10 min，腮腺聚集的显像剂和甲状腺相似。酸刺激引起唾液的分泌量明显增加，导管通畅时分泌出的唾液很快被引流出来，腮腺影明显减淡，口腔内的放射性明显增加，借此可判断腮腺的分泌功能和导管有无堵塞。

4. 主要临床适应证

（1）唾液腺功能的判断，如干燥综合征的诊断、唾液腺手术后残留腺体或移植唾液腺功能的判断。

（2）占位性病变的诊断，如淋巴乳头状囊腺瘤的诊断等。

（3）异位唾液腺的诊断。

十、唾液吸入显像

1. 显像原理

放射性核素腮腺动态显像是用来发现是否有唾液吸入的核医学检查方法。检查过程如下：将一滴 ^{99m}Tc-硫胶体放在患儿口腔，该放射性显像剂与唾液混合并被吞咽下去。利用动态显像来观察显像剂经过食管被吞咽到胃内的过程。如果有吸入发生，则可见显像剂进入气管支气管树。

2. 显像方法

显像剂是 ^{99m}Tc-SC 或 ^{99m}Tc-DTPA，最理想的显像剂是 ^{99m}Tc-SC，剂量是 11.1 MBq（300 μCi），最大不超过 37 MBq（1 mCi）。检查之前患儿不需要特殊的准备，患儿仰卧在检查床上，胸部放置于探头中心位置。含有 11.1 MBq（300 μCi）的一小滴（100 μl）^{99m}Tc-硫胶体滴在患儿舌头后部。滴完之后显像即刻开始。使用设备为 γ 照相机或 SPECT，配置低能高分辨准直器，后位动态采集，30 秒 / 帧，共采集 60 min。动态采集结束后，采集前位和后位两张矩阵为 256×256 的胸部静态图像。如果采集结束后口腔内还可见较多放射性残留，则应在 120 min 时采集一张延迟相图像。采集过程中应避免衣服被放射性药物污染，因为这种污染如在采集范围内易被误认为吸入。

3. 正常影像

正常情况下滴入到口腔的放射性显像剂应该进入食管和胃内，而不应该进入气管内（图 1-4）。消化道之外的任何部位出现放射性均应被认为异常，前提是排除污染所致。分析图像时，主要是观察气管支气管树或肺实质内有无放射性出现。放射性显像剂如出现在近端或远端气道，则应使用动态显像来确定该放射性的来源。

4. 主要临床适应证

（1）反复发生肺炎，特别是有吸入高危因素（如神经功能失调、出生时头颈部有缺陷）的患儿，欲确定是否有反复的唾液吸入。

（2）吸入性肺炎患儿治疗疗效的监测。

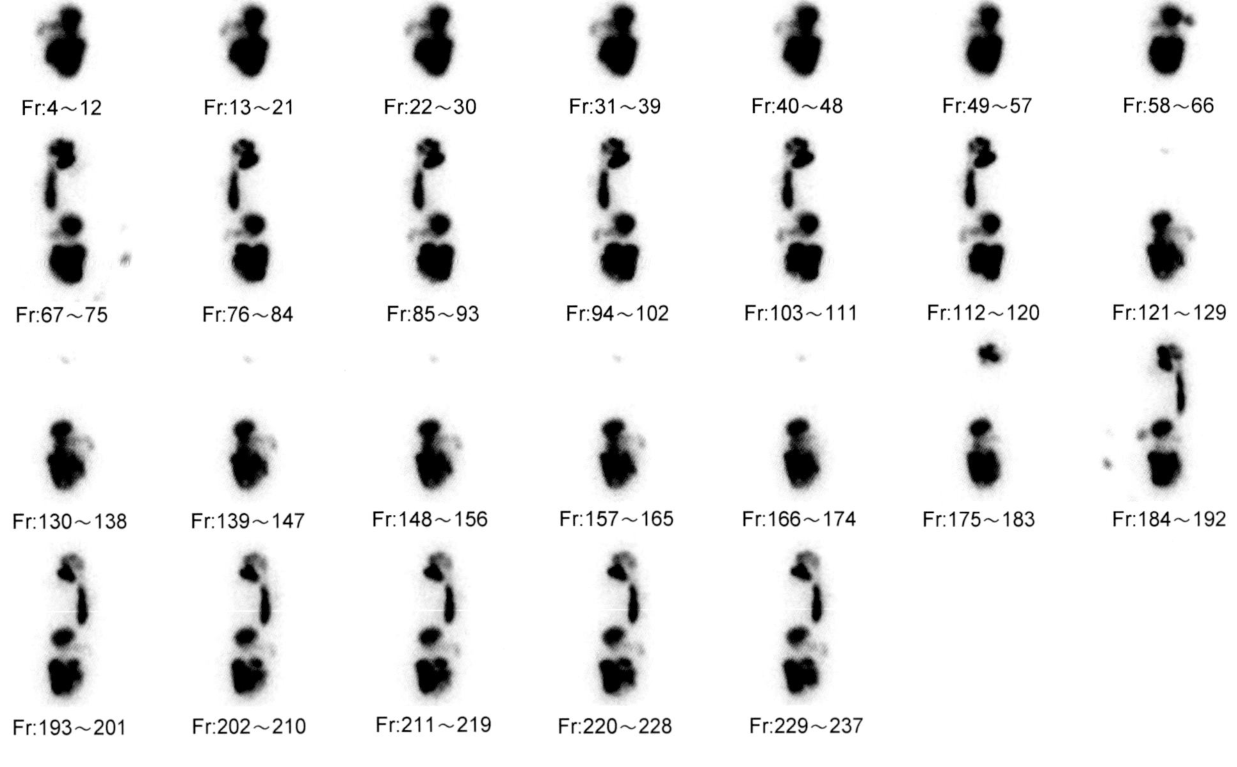

图 1-4 唾液吸入显像正常影像

十一、肾动态显像

1. 显像原理

静脉注射能被肾小球滤过或肾小管上皮细胞分泌且不被重吸收的经尿液迅速排出的快速通过型显像剂，用 SPECT/CT 快速动态采集双肾的放射性影像，可以依次观察到腹主动脉、肾动脉及肾血管床的灌注影像和显像剂浓聚在肾实质的影像，以及之后显像剂随尿液流经肾盏、肾盂和输尿管而到达膀胱的排泄过程。应用计算机感兴趣区技术对双肾影像进行处理，得到时间-放射性曲线及肾图。通过分析，可得到双肾血供、功能及尿路通畅等信息。

2. 显像方法

显像前准备：患儿检查前可以进食，显像前 30 ～ 60 min 饮水 300 ～ 500 ml，显像时需排空膀胱。当怀疑有尿路梗阻时或无法正常排尿，可置入导尿管。对于不能配合检查的患儿，可适当给予镇静剂。新生儿显像前应选用 23 ～ 25 号蝶形头皮针或短的静脉留置针建立静脉通道，并能稳定地固定在皮肤上。另外准备生理盐水（10 ～ 15 ml/kg），不但可以检查静脉通道的情况，还用于在显像过程中的充分水化以及防止显像剂的渗漏。在显像 24 h 前不能进行注射造影剂的相应检查（如增强 CT、静脉肾盂造影）。

显像方法：采用低能通用型准直器（显像剂为 ^{99m}Tc-DTPA 或 ^{99m}Tc-EC）或高能准直器（显像剂为 ^{131}I-OIH）。儿童采取坐位或仰卧位，探头采集后位影像，视野应包括双肾及膀胱。肾移植患者以移植肾为采集中心，并以前位探头进行采集。适当的固定装置可使体位固定，减少患者运动。肘静脉（年龄较大儿童）或头皮针、静脉留置针（新生儿）“弹丸”式注射显像剂，体积小于＜ 1 ml。注射同时进行连续动态采集，以 5 秒 / 帧速度采集 60 s 和 30 ～ 60 秒 / 帧速度采集 20 min，分别得到双肾的血流灌注和肾功能动态系列影像。

如果存在尿路梗阻，则应行利尿肾动态显像鉴别机械性梗阻或功能性梗阻。功能性梗阻的原因是肾盂张力降低，由于肾盂扩张影响，尿流动力学发生改变，尿流速度变慢，以致进入扩张肾盂内的显像剂滞留不易排出，肾动态显像表现为肾盂出现显像剂浓聚，一段时间内无法清除。这与机械性梗阻导致的肾盂内显像剂滞留不易区分。当注入利尿剂后，短时间大量尿液增加，使单纯性肾盂扩张而引起的滞留显像剂迅速排出，机械性梗阻却相反，不能排出滞留在肾盂的显像剂。故 B 超或静脉肾盂造影（intravenous pyelography，IVP）检查发现肾盂或肾盂输尿管积液时，借助利尿剂药物介入试验的肾动态显像，能有效鉴别机械性梗阻与非梗阻性尿路扩张，尿流量足够大时本方法的诊断准确率可达 90%。

3. 正常影像

肾动态显像正常影像如图 1-5 所示。双肾呈蚕豆状，中心平第 1 ～ 2 腰椎，两肾纵横呈“八”字形。肾影周边的放射性较高，中心和肾门处放射性较低，放射性分布基本均匀，两侧肾影基本对称。婴儿肾位置较低，其下极可低至髂嵴以下第 4 腰椎水平，2 岁以后始达髂嵴以上。断层显像可以显示横断位、冠状位与矢状位影像。

正常肾图曲线由 a、b、c 段组成，主要反映肾不同的生理功能。双肾的肾图曲线形态及高度应当基本一致。a 段（显像剂出现段）：静注显像剂 10 s 左右，肾图即刻出现曲线迅速上升段，其高度为肾周血管床（60%）、肾内血管床（10%）、肾实质（30%）计数的总和。其持续时间 20 ～ 30 s，故 a 段高度反映肾的血流灌注量。b 段（显像剂集聚段）：a 段后出现斜行上行曲线，曲线走行缓慢，通常在 2 ～ 4 min 达到高峰。主要因为肾小管上皮细胞摄取显像剂（80%）形成。此段曲线反映肾小管上皮细胞在血中摄取 ^{131}I-OIH 的速度和数量，主要与肾有效血浆流量和肾小管分泌功能有关。c 段（显像剂排泄段）：继 b 段过后出现曲线下降段，下降的快慢反映显像剂从肾盂、输尿管排出的速度。它与尿路的通畅情况及尿流量有关。在尿路通畅情况下，c 段下降的斜率与肾功能和肾血流量有关。曲线下降至峰值一半时间＜ 8 min。

4. 主要临床适应证

（1）双肾相对功能的判断。

（2）^{99m}Tc-DTPA 利尿肾动态显像用于尿路梗阻的辅助诊断与梗阻性质的判断。

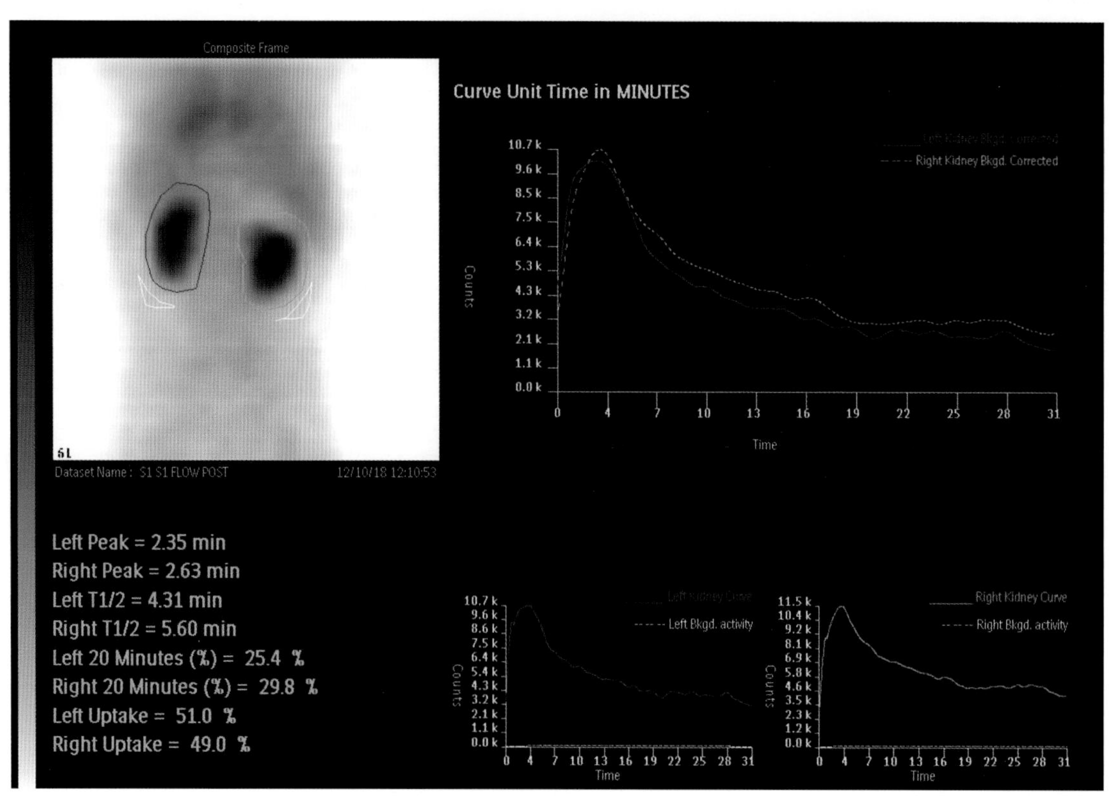

图 1-5 肾动态显像正常影像

（3）监测移植肾血流灌注和功能情况。

（4）肾外伤或肾手术后，尿漏的诊断与鉴别诊断。

（5）评估肾动脉病变及双肾血供情况，协助诊断肾血管性高血压。

（6）尿路梗阻手术后，手术疗效的评估与监测。

（7）卡托普利介入 ^{99m}Tc-DTPA 肾动态显像辅助诊断肾动态狭窄。

十二、肾静态显像

1. 显像原理

静脉注射能被肾近曲小管上皮细胞重吸收并与胞质内巯基结合的显像剂，该显像剂能较长时间滞留于皮质内，通过体外用 γ 照相机或 SPECT 能显示肾皮质影像，从而观察双肾的位置、形态、大小、功能状况和肾内占位性病变，称为肾静态显像或肾皮质显像。

2. 显像方法

^{99m}Tc-二巯基丁二酸（^{99m}Tc-DMSA）和 ^{99m}Tc-葡庚糖酸钙（^{99m}Tc-GH）是两种皮质肾小管结合型显像剂，在肾内停留时间较长。^{99m}Tc-DMSA 显像剂 40% 以上与肾小管细胞结合。成人剂量为 74 ～ 185 MBq，儿童剂量为 1.85 MBq/kg（最小为 22.2 MBq）。^{99m}Tc-GH 显像剂 80% 被肾小球滤过，20% 被近曲小管重吸收并结合滞留在肾皮质中。成人剂量为 370 ～ 740 MBq，儿童剂量为 7.4 MBq/kg（最小为 74 MBq，最大为 370 MBq）。显像准备：一般无特殊准备。不合作者（如儿童、意识障碍者）给予适量的镇静剂，以确保显像过程中保持体位不变。注射显像剂后 1 ～ 3 h 进行显像，必要时可行 3 ～ 6 h 甚至 24 h 延迟显像。显像前排空膀胱。体位：常规取仰卧位，有时也可取坐位，探头视野覆盖腹腔及盆腔。平面显像：后位、前位、左后斜位、右后斜位，必要时行左侧位和右侧位显像。平面显像如不能清晰显示病灶，应加做 SPECT/CT 断层显像。采集条件：探头配置低能通用型准直器，平面采集（3 ～ 5）×10^5 计数，或配置针孔准直器，平面采集 1×10^5 计数；断层显像时，探头配置低能高分辨准直器，能峰为 140 keV，窗宽 20%，矩阵 64×64 或 128×128，360° 椭圆旋转，3° ～ 6° / 帧，20 ～ 40 秒 / 帧。

3. 正常影像

肾静态显像正常影像如图 1-6 所示。双肾呈蚕豆状，中心平第 1 ～ 2 腰椎，两肾纵横呈“八”字形。

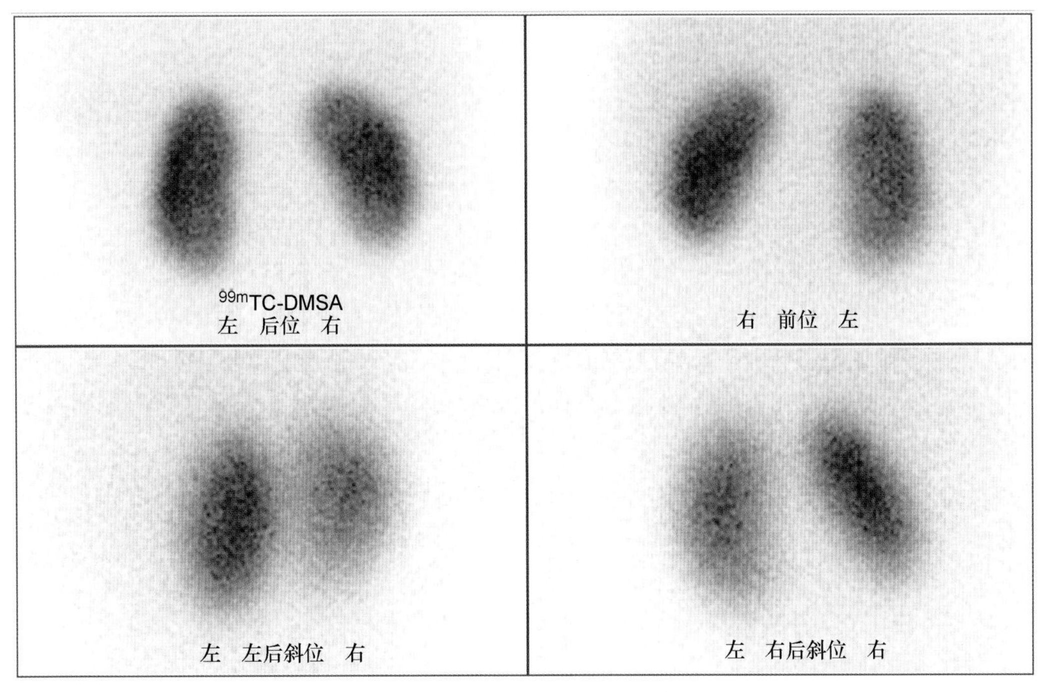

图 1-6 肾静态显像正常影像

肾影周边的放射性较高，中心和肾门处放射性较低，放射性分布基本均匀，两侧肾影基本对称。婴儿肾位置较低，其下极可低至髂嵴以下第 4 腰椎水平，2 岁以后始达髂嵴以上。断层显像可以显示横断位、冠状位与矢状位断层影像。

4. 主要临床适应证

（1）肾位置、形态异常的诊断。

（2）肾盂肾炎、肾瘢痕形成的诊断、鉴别诊断、疗效监测等。

（3）肾占位性病变的辅助诊断。

十三、脑血流灌注显像

1. 显像原理

静脉注入分子量小、不带电荷且脂溶性高的脑显像剂，这些显像剂能通过正常血脑屏障进入脑细胞，随后在水解酶或酯解酶作用下转变为水溶性物质或经还原型谷胱甘肽作用分解成带电荷的次级产物，不能反扩散出脑细胞，从而滞留在脑组织内。显像剂进入脑细胞的量与局部脑血流量（regional cerebral blood flow，rCBF）成正比，通过观察脑内各部位放射性分布的多少，就可以判断 rCBF 的情况。

2. 显像方法

（1）显像剂

① ^{99m}Tc-双半胱乙酯（^{99m}Tc-ECD）和 ^{99m}Tc-六甲基丙烯胺肟（^{99m}Tc-HMPAO）：^{99m}Tc 的药物物理特性适合于 SPECT 显像，获取方便，价格便宜。^{99m}Tc-ECD 的主要特点是体外稳定性好，体内清除较快，脑 / 非脑组织比值较高，图像质量好，但脑内分布随时间有轻微变化。^{99m}Tc-HMPAO 的主要特点是脑内分布相对稳定，但体外稳定性差，必须在标记后 30 min 内注入体内。国内使用 ^{99m}Tc-ECD 较为普遍。

② ^{123}I-苯丙胺（安非他明）（^{123}I-IMP）：脑细胞摄取率高，其进入脑组织量与局部脑血流量线性关系好。此外，肺摄取的 ^{123}I-IMP 不断释放入血使脑组织再摄取，出现所谓“再分布”现象。其在体内的代谢特点有利于进行局部脑血流量的定量分析，并可反映受损脑组织的存活能力。但 ^{123}I 系加速器生产，价格昂贵，国内应用较少。

③ ^{133}Xe：是一种脂溶性惰性气体，以弥散的方式自由出入血脑屏障。优点是能够进行局部脑血流量的绝对定量，缺点是脑内滞留时间短，普通 SPECT 难以获得高质量图像，对设备性能要求苛刻。

④ ^{15}O-H_2O：半衰期仅 2 min，须回旋加速器在线生产，可在短期内对同一患者进行反复检查。脑组织摄取量与局部脑血流量呈线性关系，是目前公认的进行 rCBF 定量测定的“金标准”。

⑤ ^{13}N-NH_3 · H_2O：须加速器生产，半衰期 10 min，静脉注入后血浆清除率快，人脑对显像剂摄取迅速，且在脑内滞留时间较长，为性能 / 价格比（性价比）较高的正电子发射断层成像（PET）用脑血流显像剂，图像质量明显优于 SPECT。

（2）显像方法：注射显像剂前 30 min 至 1 h 嘱受检者空腹口服高氯酸钾 400 mg，以封闭甲状腺、脉络丛和鼻黏膜，减少 $^{99m}TcO_4^-$ 的吸收和分泌。视听封闭：嘱受检者闭目戴黑色眼罩，用耳塞塞住外耳道，5 min 后由静脉注射显像剂。注射显像剂后 30 min 左右开始扫描，扫描期间把检查房内的灯光调暗，保持室内安静。使用 ^{99m}Tc 标记化合物时，探头配置低能高分辨平行孔准直器：能峰 140 keV，窗宽 20%；采集矩阵 128×128，探头旋转 360°，每 6° 采集一帧，共采集 60 帧，每帧采集 20 ～ 30 s。

3. 正常影像

正常人局部脑血流灌注显像一般用横断面、冠状面和矢状面图像显示。大脑左右两侧半球放射性分布基本对称，皮质各叶、基底神经节、丘脑、脑干及小脑皮质等灰质结构放射性分布较浓聚，其中小脑、基底节及枕叶视觉皮质因局部血流量多而更为明显。脑白质因主要是神经纤维以及脑室系统，放射性分布明显稀疏。熟悉并掌握正常图像是分析理解异常图像的基础。此外，还应了解仪器的性能、显像剂质量、数据采集与重建参数等，上述因素均直接影响显像结果，分析结果时应考虑这些因素。应用

SPECT 定量研究，正常大脑灰质组织血流量约为每分钟 50 ml/100 g，白质血流量明显低于灰质，小脑血流量最高。正常情况下，生理性刺激或负荷后，在相应支配区的脑皮质血流量明显增加，一般可较基础状态增加 25% 左右。

4. 主要临床适应证

（1）癫痫灶的定位诊断。

（2）脑血管病的辅助诊断。

（3）脑死亡的辅助诊断。

十四、心肌灌注显像

1. 显像原理

正常心肌细胞具有摄取某些正一价阳离子的特性，其摄取量与局部心肌的血流量和心肌细胞膜的完整性密切相关。静脉注入单价阳离子系放射性显像剂，在体外通过 SPECT 或 PET/CT 显像，通过观察心肌内的放射性分布，可判断心肌是否缺血及缺血的部位、范围、程度。显像剂常用 ^{201}Tl 和 ^{99m}Tc 标记化合物。

（1）^{201}Tl：^{201}Tl 的生物学特性与 K^+相似，通过 Na^+-K^+-ATP 酶主动转运入细胞。^{201}Tl 由加速器生产，物理半衰期 73 h，主要伽马射线能量 60 ～ 80 keV。静脉注射 ^{201}Tl 后可被心肌细胞迅速摄取，摄取量和清除速率与局部心肌冠状动脉血流量成正比。^{201}Tl 在心肌内的分布有其自身的特点：正常心肌于运动高峰时摄取 ^{201}Tl 最多，这出现于注射显像剂后 5～10 min，为初始分布，此后，^{201}Tl 逐渐从心肌洗脱，放射性活度逐渐降低；而缺血的心肌，由于局部血流减少，摄取 ^{201}Tl 亦少，故早期显像呈局部放射性分布稀疏或缺损，但由于 ^{201}Tl 从缺血心肌的洗脱速度明显低于正常心肌，因而在显像后期，在注射显像剂后 3 ～ 4 h，缺血心肌的放射性活度接近于正常心肌。这种现象即"再分布（redistribution）"，它是心肌缺血的特征性表现。

（2）^{99m}Tc 标记化合物：这是目前应用最广泛的显像剂。^{99m}Tc 物理性能优良，适合 SPECT 显像，且该类化合物在辐射安全性、可操作性和成本效益方面均优于 ^{201}Tl。目前，已形成商品的有 ^{99m}Tc-MIBI、^{99m}Tc-teboroxime、^{99m}Tc-tetrofosmin 等，其中临床应用最广的是 ^{99m}Tc-MIBI。目前，在我国，绝大多数医院都应用 ^{99m}Tc-MIBI，部分医院使用 ^{99m}Tc-tetrofosmin。^{99m}Tc-MIBI 在心肌内的分布与冠状动脉的血流量成正比，主要蓄积在有活力的心肌细胞内。^{99m}Tc-MIBI 经心肌摄取后，主要与细胞线粒体的阴离子蛋白结合紧密，在心肌内有较长的半排期，约为 5 h，在血液中清除非常迅速，经肝胆排泄，无明显的再分布，心肌 / 本底比值高。^{99m}Tc-MIBI 心肌显像时，可以给予较大剂量，且它在心肌的滞留时间长，因而可以获得统计学涨落较小的断层图像。但由于其没有"再分布"，所以，^{99m}Tc-MIBI 估计心肌缺血时，需要分别行运动和静息两次检查。需要注意的是，^{99m}Tc 标记化合物在儿科患者中使用的主要特点是肝清除慢，使用扩血管药物如双嘧达莫或腺苷后会提高显像剂在肝内的累积数量，因此，儿科患者注射药物后等待时间较长，需要 60 ～ 90 min。

2. 显像方法

（1）检查前准备：由于患者年龄较小，且对射线较敏感，导致部分患儿及家长对该类放射性核素检查的安全性提出质疑。核医学科工作人员应耐心解释，打消其对放射性危害的顾虑，使其放松心情、消除压力。这一步骤非常有利于患儿和家长对检查的配合。患儿准备：空腹 4 h 及以上，以避免进餐引起的内脏及胃肠道的血流量增加、而心肌的血流量相对减少；禁用任何含咖啡因类食物、饮料及药物；停用 β 受体阻滞剂 48 h 以上；固定好留置针，部位不限，可以是手背、手臂及足背；穿着要舒适、宽大、容易脱掉。核医学科工作人员务必向患儿和家长强调，检查中一定不要移动，以免造成影像质量低下，甚至检查失败。整个检查过程允许家长陪同，可携带零食及饮水以备注射药物后、检查完成后用。

（2）药物剂量：目前，尚未建立关于儿科放射性核素检查药物剂量的相关标准，然而，也有研究报告其在各年龄组的安全性。^{99m}Tc-MIBI 是理想的放射性药物，其产生的辐射剂量比 ^{201}Tl 小，对于保护患儿的生殖系统更为有利。为平衡检查效益-辐射损伤，应抱着尽量以最小剂量达到相对佳的显像效果的原则。对青少年患者，^{99m}Tc-MIBI 可予成人剂量最低限值的 1/2 ～ 2/3，一般为 10 ～ 12 mCi，也可按 0.2 mCi/kg，最大剂量不超过 12 mCi；对于幼儿及儿童，剂量还应酌情减少，但最小剂量不低于 2 mCi。

（3）显像方案：包括一日法和两日法。

①一日法：可为静态-负荷心肌显像或负荷-静态心肌显像。静态-负荷心肌显像：静息状态下经静脉注射 ^{99m}Tc-MIBI；注射后 30 min 喝 100 ～ 150 ml 全脂牛奶或吃一个鸡蛋，以油煎鸡蛋为好；注射后 90 min 行静态心肌显像；嘱患儿在给药后 3 ～ 4 h 返回行运动试验，于运动试验终止前 1 min 静脉注射 ^{99m}Tc-MIBI；注射后 30 min 仍进食，同前；在第二次注射后 60 ～ 90 min 行负荷心肌显像。负荷-静态心肌显像：患儿行运动试验，运动试验终止前 1 min 静脉注射 ^{99m}Tc-MIBI；注射后 30 min 进食；注射后 90 min 行负荷心肌显像；3 ～ 4 h 后，于静息状态下，静脉注射 ^{99m}Tc-MIBI；注射后 30 min 进食；第二次注射后 60 ～ 90 min 行静态心肌显像。

②两日法：先行负荷试验，负荷试验后 1 ～ 2 天行静态显像。若负荷试验心肌显像正常，可不做静态显像。由于患儿的耐受力相对较差，所以，目前多选择两日法。负荷心肌显像：患儿行运动试验，运动试验终止前 1 min 静脉注射 ^{99m}Tc-MIBI；注射后 30 min 进食；注射后 90 min 行负荷心肌显像。静态心肌显像：静息状态下，经静脉注射 ^{99m}Tc-MIBI；注射后 30 min 进食；注射后 90 min 行静态心肌显像。

3. 正常影像

心脏各轴向的形态不同。由于断层显像不存在影像重叠，所以心肌各节段均可清晰显示。短轴断层影像：不同切面的影像表现不同。心尖部分，未通过心腔的断面显示为一个均匀一致的放射性分布圆点；通过心腔的断面及中段心肌影呈环形放射性分布，中央空白区为心腔，上部心肌壁影为前壁，下部为下壁及后壁，右侧为前、后间隔，左侧为前、后侧壁；近心底部分的层面，由于间隔的基底部为膜部，呈放射性分布缺损区，故影像呈现反“C”字形。垂直长轴断层影像：横位呈马蹄形，上部为前壁，下部为下壁或后壁。心室壁内的放射性分布均匀。水平长轴断层影像：呈直立的马蹄形，心尖朝上，右侧为间隔壁，左侧为前壁。心肌壁内的放射性分布均匀。

4. 主要临床适应证

（1）用于川崎病的辅助诊断。

（2）用于心肌病的辅助诊断。

（3）用于心肌炎的辅助诊断。

（4）心脏移植术后心脏是否存活，以及心脏功能的监测。

十五、儿科 PET/CT 显像

^{18}F-氟代脱氧葡萄糖（^{18}F-FDG）PET/CT 也可用于多种儿童恶性肿瘤的诊断、分期、疗效评估等，包括霍奇金淋巴瘤、非霍奇金淋巴瘤、恶性软组织肿瘤和骨肉瘤、头颈部肿瘤、朗格汉斯细胞组织细胞增生症、神经母细胞瘤。目前儿童进行 ^{18}F-FDG PET/CT 扫描时，建议行非诊断 CT 用于衰减校正 CT。对于儿童淋巴瘤患者，建议行躯干 PET/CT，但行躯干扫描时应从颅底到腹股沟。但是对于肉瘤患者，因肉瘤的转移可发生在四肢，因此 PET/CT 扫描时应该包括四肢。

1. 患儿的准备

注射 ^{18}F-FDG 扫描前至少应禁食 4 h。注射 ^{18}F-FDG 后 1 h 内，患者应保持禁食。因为这段时间进食，胰岛素的分泌可能会导致骨骼肌和心脏摄取 ^{18}F-FDG，从而影响 ^{18}F-FDG PET/CT 图像的解读。在 ^{18}F-FDG 注射之前，应该停止肠外营养以及含葡萄糖的静脉溶液的滴注。如果需要给予静脉水化，则优选等渗生理盐水溶液。在检查前 24 h 也应避免剧烈运动，以减少骨骼肌 ^{18}F-FDG 摄取。儿童糖尿病患者在准备 ^{18}F-FDG PET/CT 检查时需要特殊说明，在检查预约时，要与家属沟通好，这样可避免检查失败或出现不能解释的 ^{18}F-FDG PET/CT 图像。糖尿病患者（无论是 1 型还是 2 型）可能由于缺乏胰岛素产生（1 型）或胰岛素抵抗（2 型）而导致葡萄糖水平高于正常。理想情况下，糖尿病患者应安排在清晨检查。即使在禁食时，1 型糖尿病患者也需要外源性胰岛素来维持基础胰岛素水平。前一天晚上睡前建议使用长效胰岛素（NPH），应足以维持适当的胰岛素水平直至检查完成。在 ^{18}F-FDG 注射之前必须检查血糖水平，如血糖水平高于 200 mg/dl，则可能不应进行 PET/CT 检查。PET/CT 检查前或检查期间，均不应使用短效胰岛素，因胰岛素可能引起 ^{18}F-FDG 的肌肉摄取。由于许多 1 型糖尿病患者使用胰岛素泵，在调整胰岛素泵的使用剂量之前，一定要和临床医生和家属进行充分的沟通和说明。2 型糖尿病在儿童的发生率较低，但近年来其发病率逐年增加。二甲双胍用于 2 型糖尿病的治疗，但二甲双胍可引起结肠、肝和肌肉 ^{18}F-FDG 摄取增加。理想情况下，二甲双胍在 ^{18}F-FDG PET/CT 检查前至少停用 2 ～ 3 天。

对于需要镇静的患者，在 ^{18}F-FDG PET/CT 检查之前需要与临床医生进行充分的沟通，根据临床医生的指导使用镇静剂。如果是使用镇静剂的患者，则应在检查之前和检查期间进行静脉水化，同时镇静可能使膀胱过度充盈 ^{18}F-FDG，这将影响盆腔肿瘤的诊断，可能影响检查结果。如果有必要，可以在扫描开始前插导尿管。但是对于中性粒细胞减少的患者，插入导尿管可能使膀胱炎的发生率提高，是否插入导尿管需要与临床医生进行充分的沟通。

2. ^{18}F-FDG PET/CT 检查

^{18}F-FDG PET/CT 检查的衰减校正 CT 部分通常在 PET 采集之前获得。在所有情况下，用于衰减校正的 CT，无论是低剂量还是诊断质量，都应该采用相同的患者定位和用于 PET 采集的相同安静呼吸来获得。这对于胸部和上腹部的病变尤其重要，其中呼吸模式的较大差异（如吸气末与平静呼吸）可导致错误配准伪影。对于 CT 和 PET 采集，镇静患者将具有类似的安静呼吸模式，并且通常可以毫无困难地、准确地生成匹配的图像。在 PET/CT 扫描时，我们不会要求插管患者行屏气扫描。

^{18}F-FDG 的注射剂量建议为：3.7 ～ 5.2 MBq/kg（0.10 ～ 0.14 mCi/kg），这样每一次检查的有效剂量为 5.2 ～ 7.4 mSv。也可以使用更低的剂量，但如果剂量低，则要求相对长的扫描时间。注射 ^{18}F-FDG 之前，患儿应处在相对温暖（大约 24℃）的候诊间至少 30 min，这样可以减少棕色脂肪的 ^{18}F-FDG 摄取。使用 β 受体阻滞剂，如普萘洛尔、低剂量苯二氮䓬类药物（地西泮）或短效阿片类药物，可减少棕色脂肪摄取的发生率。注射 ^{18}F-FDG 后，患儿还应尽量减少肌肉活动以减少肌肉的 ^{18}F-FDG 摄取，尽管在临床工作中，患儿哭闹、使用安抚奶嘴引起 ^{18}F-FDG 的摄取等无法避免，但这些情况很容易被识别。注射 ^{18}F-FDG 后 60 min 建议开始 PET/CT 扫描，但对脑肿瘤的患者，可于注射显像剂后 30 min 开始扫描。

3. 正常影像

在儿科核医学中需要熟悉儿童 ^{18}F-FDG 的正常分布，以准确解释 ^{18}F-FDG PET/CT 图像。在儿童中，约 1/3 患者的 ^{18}F-FDG PET/CT 影像会出现棕色脂肪的 ^{18}F-FDG 摄取（图 1-7），虽然棕色脂肪摄取 ^{18}F-FDG 的发生与季节有一定的关系，但可见于一年的每个季节。

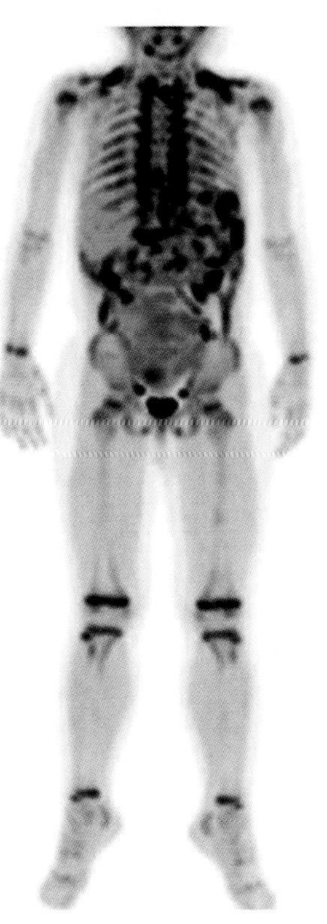

图 1-7 棕色脂肪摄取

正常脑对于 ^{18}F-FDG 的摄取较高，在成人和年龄较大的儿童中，高达 6% 的 ^{18}F-FDG 被脑摄取，提示脑的能量底物主要是葡萄糖，但婴儿脑摄取 ^{18}F-FDG 的程度低于年龄偏大的儿童。在年龄稍大的儿童中脑皮质和基底节摄取 ^{18}F-FDG 最明显，神经元的激活可使 ^{18}F-FDG 的摄取增加，如视觉或听觉受到刺激后，相应的皮质摄取 ^{18}F-FDG 会增加。因此注射显像剂后，患儿应待在昏暗、安静、温暖的环境中。由于脑皮质摄取 ^{18}F-FDG 较高，因此 ^{18}F-FDG PET/CT 较难鉴别肿瘤与正常脑皮质摄取 ^{18}F-FDG。头皮下或颅底的病理性 ^{18}F-FDG 摄取也可能受到正常脑皮质对 ^{18}F-FDG 高摄取的影响。

淋巴组织摄取 ^{18}F-FDG 依赖于淋巴组织的位置、患儿的年龄以及同时存在的可能刺激淋巴组织摄取 ^{18}F-FDG 的因素。正常情况下，咽淋巴环可见 ^{18}F-FDG 的摄取，包括腭扁桃体和腺样体，并且上述部位摄取 ^{18}F-FDG 有时非常明显。上呼吸道感染引起腭扁桃体和腺样体 ^{18}F-FDG 摄取明显增加，有时很难与严重疾病鉴别。一个总的原则是，生理性的摄取一般是对称性分布，而严重疾病如淋巴瘤，病灶的 ^{18}F-FDG 摄取增加一般是不对称的。

正常情况下，头颈部的唾液腺和咽部肌肉中可见轻度、对称分布的 ^{18}F-FDG 摄取。在剧烈或反复咀嚼后可看到舌头或咀嚼肌肉的 ^{18}F-FDG 摄取，例如，在注射 ^{18}F-FDG 之后咀嚼口香糖的患儿。在婴儿，哺乳可使口腔肌肉的 ^{18}F-FDG 摄取增加。注射 ^{18}F-FDG 之后，反复地说话、哭闹可以使喉部肌肉出现轻度到显著的 ^{18}F-FDG 摄取。与成人一样，不对称的喉部摄取更多是由于疾病引起，它可能由于 ^{18}F-FDG 摄取增高的疾病侵犯或单侧声带麻痹所致。

儿童患者心肌摄取 ^{18}F-FDG 可有较大的变异，即使是按照非常严格的禁食方案，心肌也可有明显的 ^{18}F-FDG 摄取。成人患者可以通过高脂肪、低碳水化合物的摄入来减少心肌的 ^{18}F-FDG 摄取，但这种方案仅仅对邻近心脏的病变有一定的价值，并且在儿童中使用的经验较少。

儿童造血和免疫系统，包括胸腺、骨髓和脾，可有不同程度的 ^{18}F-FDG 摄取，认识上述器官的 ^{18}F-FDG 分布，对于鉴别诊断病理性摄取和生理性摄取非常重要。弥漫性的胸腺 ^{18}F-FDG 摄取提示为年龄相关的生理性摄取，很少提示疾病。典型的 ^{18}F-FDG 摄取呈反“V”式分布，同机 CT 可以确认 ^{18}F-FDG 摄取是在胸腺（图 1-8）。化疗结束后 4 ～ 6 个月可以观察到类似的胸腺 ^{18}F-FDG 摄取，称为胸

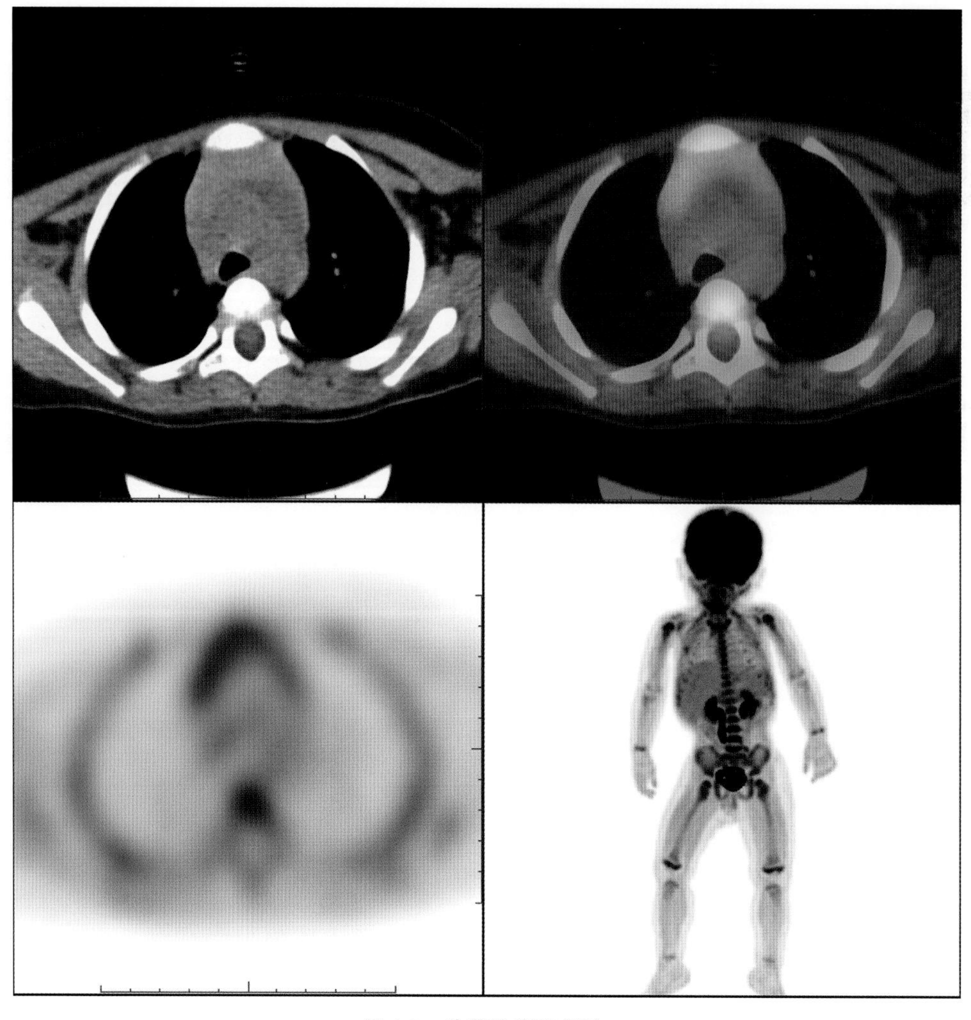

图 1-8 胸腺生理性摄取

腺反应性摄取。^{18}F-FDG 的弥漫性骨髓摄取可见于肿瘤治疗后引起的反应性摄取，包括化疗引起的生理性反应性摄取和使用集落刺激因子后骨髓的反应性摄取。有些情况下，^{18}F-FDG 的弥漫性骨髓摄取也可见于与治疗无关的反应性摄取，如对贫血或全身炎症过程的反应。在部分霍奇金淋巴瘤患者，骨髓中也可见弥漫性 ^{18}F-FDG 摄取，这种情况很少提示疾病累及骨髓，可能提示细胞因子介导的骨髓反应性 ^{18}F-FDG 摄取。相反，在儿科肿瘤患者中，骨髓中局灶性 ^{18}F-FDG 摄取很少是与治疗相关的骨髓反应性摄取，多数情况下提示疾病的骨髓受累。骨髓浸润性疾病治疗后，随访 ^{18}F-FDG PET 在既往受累部位仍可见轻微的 ^{18}F-FDG 摄取。在放射治疗后的视野也可见骨髓轻微 ^{18}F-FDG 摄取。

在胃肠道也可见 ^{18}F-FDG 的生理性摄取。胃食管连接处可见 ^{18}F-FDG 的局灶性摄取。沿食管壁的弥漫性或局灶性 ^{18}F-FDG 摄取多提示为炎症性病变。在肿瘤患者接受放疗或化疗后，可能出现放疗或化疗继发的黏膜炎，从而引起 ^{18}F-FDG 的弥漫性或局灶性摄取。^{18}F-FDG 在食管的摄取也可见于一些化学性炎症如胃食管反流。在胃，胃壁的 ^{18}F-FDG 摄取可以是生理性的，但也可以提示肿瘤或炎症过程，这时同机 CT 对于最终诊断非常有用。在小肠和大肠，^{18}F-FDG 分布的模式可能有助于区分生理性和病理性摄取。典型的生理性 ^{18}F-FDG 摄取可以是多灶性和广泛的。生理性肠道摄取可能在黏膜、肌肉或管腔内容物中。局灶性、节段性或广泛弥漫性肠道 ^{18}F-FDG 摄取更可能提示炎症过程。^{18}F-FDG 的局灶性、单一性摄取应引起临床的高度重视，特别应进一步检查除外肿瘤。

（杨吉刚）

临床应用篇

病例 1 异位胃黏膜显像诊断 Meckel 憩室

病史及检查目的

患儿，男，5 岁，因便血 3 年、加重 2 周就诊。体格检查：面色苍白，贫血貌，心、肺听诊无异常，腹平软，无压痛，肝脾不大。辅助检查：血红蛋白 79 g/L，红细胞计数 2.8×10^{12}/L。腹部超声未见明显异常。胃镜检查示慢性浅表性胃炎，肠镜检查未见明显异常。为明确便血原因，遂行异位胃黏膜显像。

胃黏膜显像

检查方法及影像所见：患儿禁食 6 h，静脉注射显像剂 $^{99m}TcO_4^-$ 111 MBq（3 mCi）。分别在给药后 5 min、10 min、15 min、20 min、30 min 及 1 h 行前、后位腹部间断采集静态图像（病例图 1-1）。于 5 min 可见胃黏膜显影，同时下腹正中偏左侧可见一点状放射性浓聚，该浓聚灶于 30 min 影像中持续存在（红箭头所示），但在 60 min 影像中该浓聚灶移位于下腹右侧（蓝箭头所示）。

检查意见：下腹部显像剂分布影考虑为异位胃黏膜（Meckel 憩室）。

临床随访结果

患儿随后行手术治疗。术中于回肠末端发现一 Meckel 憩室，予以切除。患儿术后未再出现便血现象。

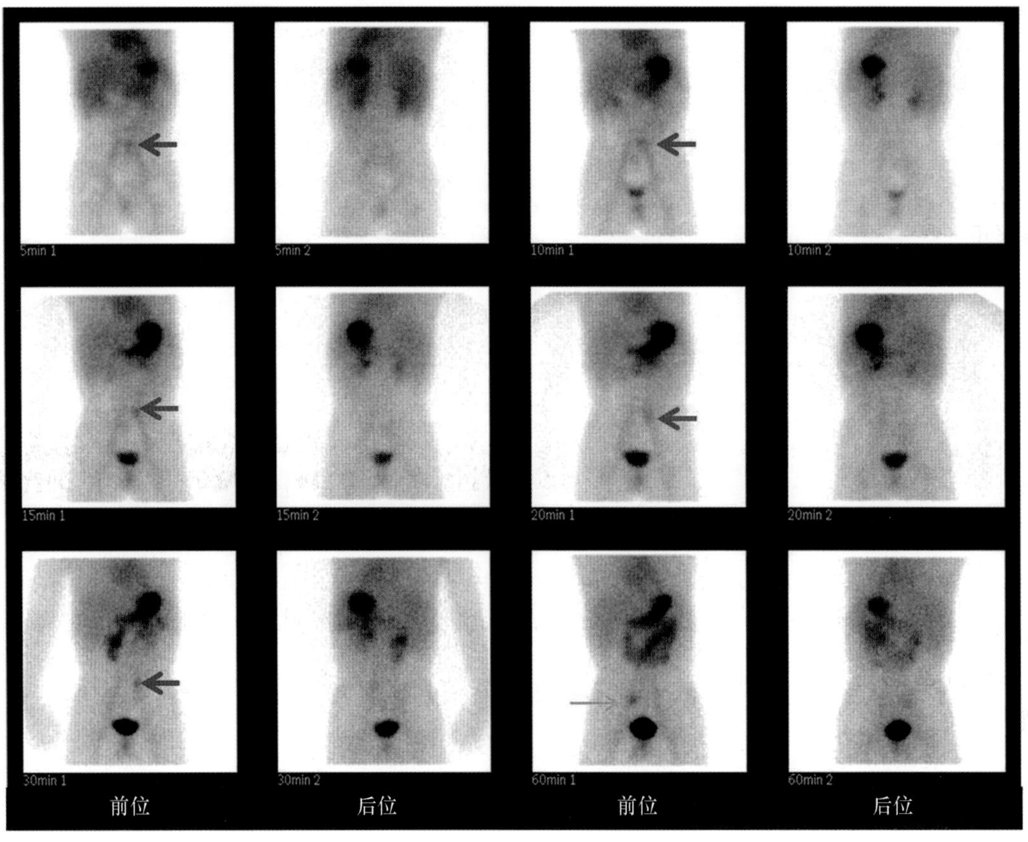

病例图 1-1 患儿 $^{99m}TcO_4^-$ 异位胃黏膜显像

病例相关知识及解析

Meckel 憩室（Meckel diverticulum，MD）是一种最常见的先天性消化道畸形，为胚胎早期卵黄管退化不全所致的残留物，通常发生在离回盲瓣 20 ～ 100 cm 的回肠系膜对缘，长 2 ～ 5 cm，为一种持续存在的脐肠系膜管。MD 发生率为 1% ～ 3%，好发于男性，年龄分布大多在婴幼儿期。MD 患者可终生无症状，部分患者往往因慢性腹痛、间歇性便血及黑便、肠梗阻等并发症就诊，严重者也可危及生命[1]。一旦诊断，均应早期手术切除憩室，才能彻底根治。

儿科消化道出血的原因主要是由 MD 和小肠重复畸形引起，据报道约 80% 的 MD 有异位胃黏膜覆盖，胃黏膜分泌的胃酸可在局部形成溃疡，导致反复出血，MD 的出血率可高达 60%。现代影像技术（如纤维内镜和 X 线血管造影等）诊断由于受到设备和技术条件的限制，加上患儿难以配合，使异位胃黏膜的诊断比较困难。$^{99m}TcO_4^-$ 异位胃黏膜显像对由于异位胃黏膜引起的小儿下消化道出血具有很高的诊断价值，该方法简单、无创、准确性高[2]。

正常胃黏膜具有快速摄取高锝酸盐（$^{99m}TcO_4^-$）的特性，异位的胃黏膜同样具有这种特性，故在静脉注射 $^{99m}TcO_4^-$ 后异位胃黏膜可很快聚集 $^{99m}TcO_4^-$ 形成放射性浓聚灶，通过 SPECT 显像可以在体外进行诊断及定位。为避免钡剂对病变检出的影响，检查前 3 天禁行消化道钡剂检查；检查前 24 h 内禁用高氯酸钾、水合氯醛等阻滞 $^{99m}TcO_4^-$ 吸收的药物，以及阿托品等有抑制作用的药物或可刺激胃液分泌的药物；检查当天患儿禁食、禁水 4 h 以上，年龄小或不配合的患儿适当使用镇静剂以保持体位不变，显像前应排空大小便。正常异位胃黏膜显像中可见心脏、肝、脾、胃、双肾显像剂分布，膀胱及肠道在显像剂排泄时见显影。除上述部位显影外，腹部尤其是在小肠区出现范围较小的异常浓聚区，与胃同时显影，且随时间渐增强，并排除胃液下排或者泌尿系统局部排泄不畅所致局部异常放射性滞留影，应诊断为异位胃黏膜显像阳性。

在影像诊断中应注意排除一些特殊情况造成的假阳性或假阴性结果。可导致假阳性结果的原因包括：①黏膜下血管畸形（浓聚核素的原理可能是局部血流的滞留改变，使其早期核素显像剂的分布不均引起）；②其他肠道病变（如克罗恩病、肠套叠和肠道炎性疾病等）；③肾或输尿管内的放射性滞留（可加做侧位显像、排尿后延迟显像加以鉴别）；④小儿尿液和粪便对体表的污染（加做侧位显像可以鉴别）；⑤正常胃黏膜摄取的高锝酸盐随胃液流入肠腔（此种情况注意早期相是否显影，并可于检查前 2 天开始口服西咪替丁，抑制胃液分泌和胃蠕动，减少假阳性发生，且西咪替丁不会抑制高锝酸盐的摄取，不会影响检查敏感性）。可导致假阴性结果的原因包括：①憩室内无异位胃黏膜或异位胃黏膜太少；②病变黏膜水肿严重，影响异位胃黏膜摄取 $^{99m}TcO_4^-$；③患儿合并较大量出血及肠道分泌物稀释了放射性药物；④病变靠近膀胱而被充盈的膀胱影遮盖；⑤药物（如水合氯醛、阿托品等）会抑制胃黏膜对 $^{99m}TcO_4^-$ 的摄取（如患儿能够配合，则尽量不使用镇静的方法）；⑥其他检查的影响（如近期接受其他放射性核素检查，特别是体内法标记红细胞检测出血部位显像及近期的钡餐检查等可影响 $^{99m}TcO_4^-$ 的摄取）。所以 $^{99m}TcO_4^-$ 异位胃黏膜显像最好安排在消化道出血停止后，并严格按有关要求做好准备。高度怀疑该病而第一次显像阴性者，可重复显像，并于注射 $^{99m}TcO_4^-$ 前 20 min 皮下注射五肽胃泌素，以增强胃黏膜摄取高锝酸盐，从而提高诊断阳性率。此外，必要时行局部 SPECT/CT 断层显像，可以增加解剖学信息，可以减少假阴性发生。

异位胃黏膜显像中 Meckel 憩室的典型表现为腹部脐周（以右下腹多见）与胃影同步显影的异常放射性浓聚影，位置相对固定，且随时间延长异常放射性浓聚影逐渐增浓或无明显变化。然而，一些患者可能出现浓聚灶位置移动的情况。本例患者浓聚点 10 ～ 30 min 位于下腹正中偏左，而 60 min 移动至下腹正中偏右侧，这种病灶移位考虑为肠管蠕动所致。有关肠管蠕动导致的病灶移位以往已有临床报道[3]。在间断动态采集过程中还可能见到浓聚影逐渐扩大并伴随着形态的变化（病例图 1-2），考虑与病灶存在内分泌物的排出或者出血等情况相关。当病灶观察困难时，可通过加做 SPECT/CT 帮助诊断[4]（病例图 1-3）。

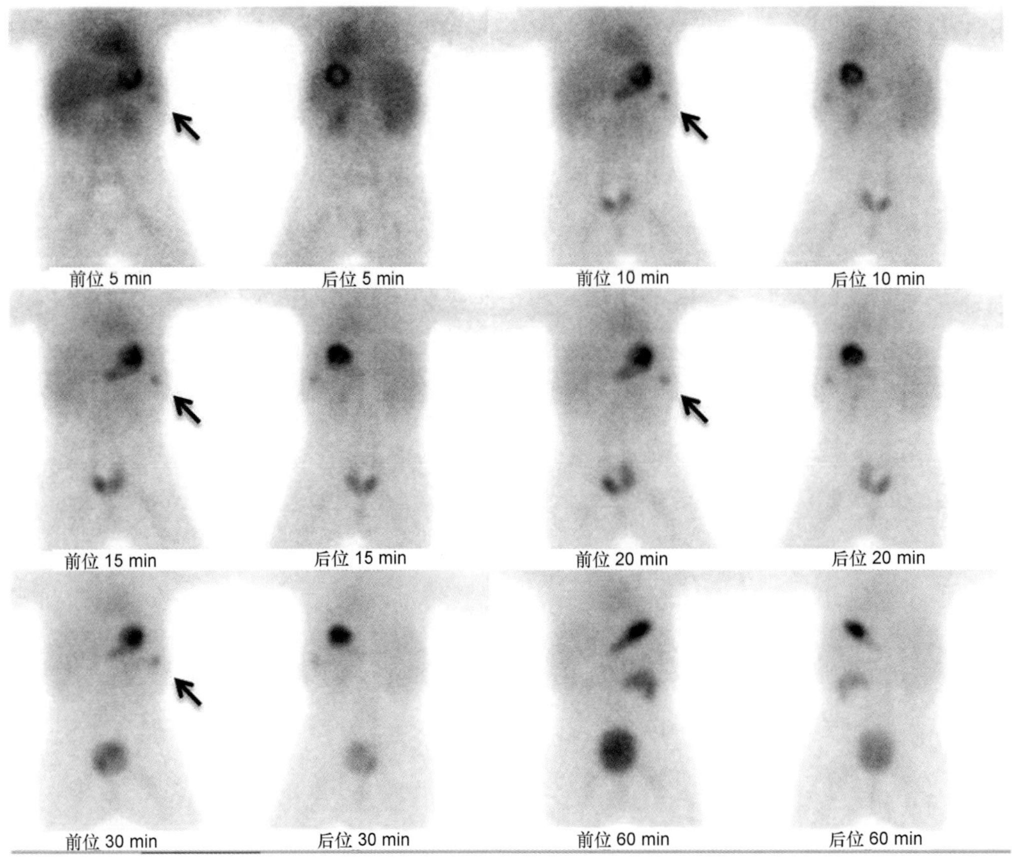

病例图 1-2 Meckel 憩室在 15 ~ 30 min 表现左上腹放射性浓聚点，60 min 表现团片状放射性浓聚区

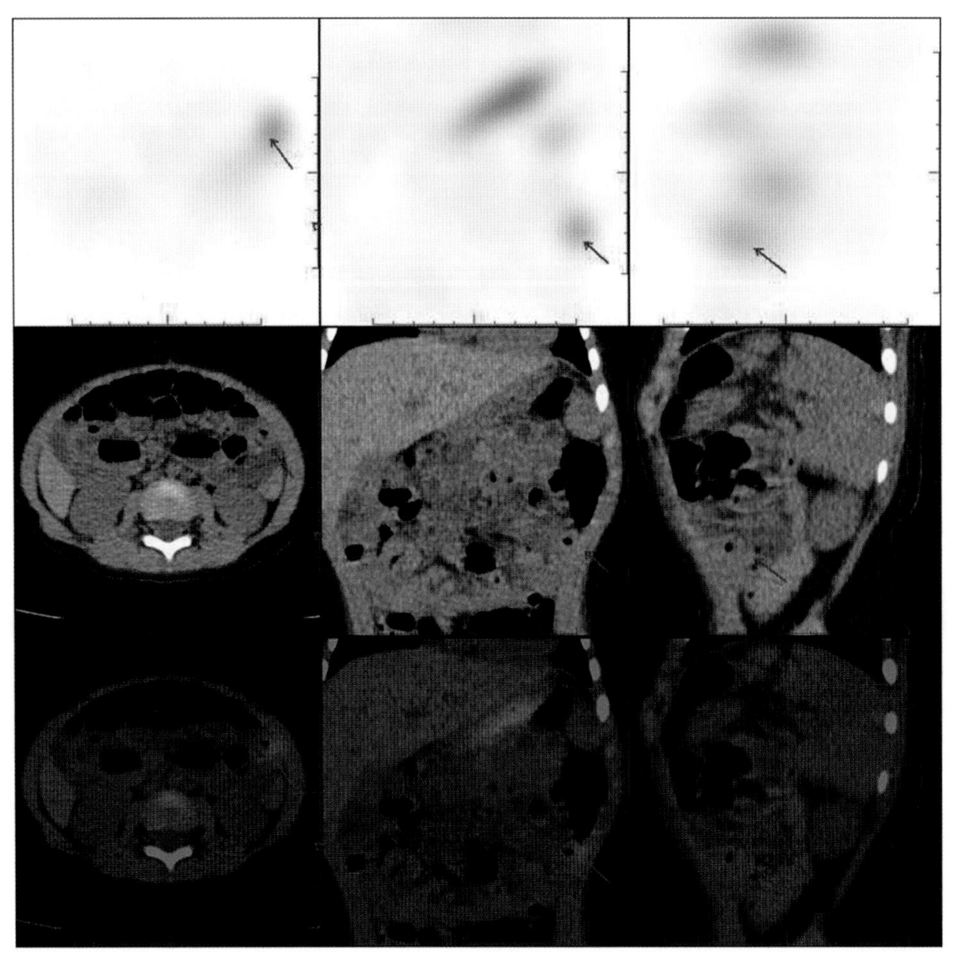

病例图 1-3 Meckel 憩室的 SPECT/CT 断层显像

总之，儿童消化道出血的病因比较复杂，$^{99m}TcO_4^-$异位胃黏膜显像是首选的无创性检查方法，可用于定位诊断及病因诊断，并具有较高的敏感性及特异性。

参考文献

[1] Yang JG，Yin CH，Li CL，et al. Meckel's diverticulum and intestinal duplication detected by Tc-99m pertechnetate scintigraphy. Clin Nucl Med，2010，35（4）：275-276.

[2] Kotha VK，Khandelwal A，Saboo SS，et al. Radiologist's perspective for the Meckel's diverticulum and its complications. Br J Radiol，2014，87（1037）：20130743.

[3] Clark JK，Paz DA，Ghahremani GG. Imaging of Meckel's diverticulum in adults：pictorial essay. Clin Imaging，2014，38（5）：557-564.

[4] Yang JG，Ma DQ，Hao RR，et al. Detection of double Meckel diverticulum by Meckel scan. Clin Nucl Med，2008，33（10）：729-730.

（杨园园　杨吉刚）

病例 2　异位胃黏膜显像诊断小肠重复畸形

病史及检查目的

患儿，女，5 岁，主因黑便、腹痛 2 天入院。入院后查体腹部未扪及包块；行腹部 B 超检查，肝、胆、胰、脾、肾等主要脏器未见异常；行胃镜、肠镜检查，结果示胃与结直肠均无异常发现。临床怀疑患儿当前症状可能与“异位胃黏膜”相关。为进一步明确病因，行异位胃黏膜显像（病例图 2-1）。

异位胃黏膜显像

检查方法：患儿检查当日禁食水，静脉注射显像剂 $^{99m}TcO_4^-$（200 ~ 300 μCi/kg）后，分别于 5 min、10 min、15 min、20 min、30 min、60 min 进行腹部前位平面采集，显像范围以脐为中心包括整个腹部。

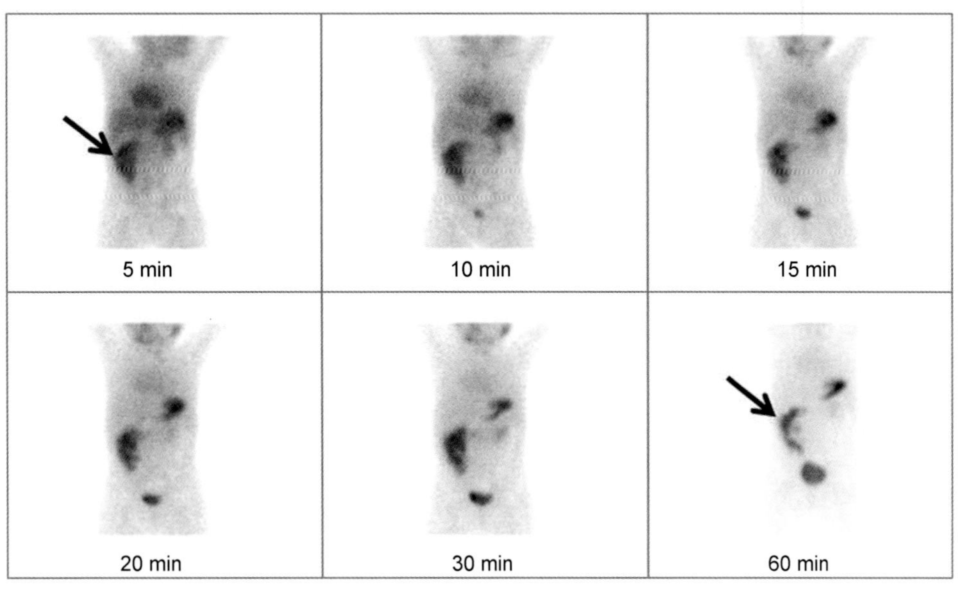

病例图 2-1　患儿异位胃黏膜平面显像

检查所见：于 5 min 图像中见右中腹部条索肠袢状显像剂浓聚区，与胃黏膜同步显影，且随时间延长持续存在，位置无明显变化，60 min 时仍清晰可见（病例图 2-1 箭头）。

检查意见：腹部异常显像剂浓聚区考虑小肠异位胃黏膜摄取显像剂，建议内镜或外科探查进一步明确诊断。

最终临床诊断

患儿行手术治疗，术中在距回盲部 30 cm 处见回肠壁系膜缘有一段重复的肠管，长达 10 cm，术后诊断为小肠重复畸形。

病例相关知识及解析

临床上可引起消化道出血的原因较多，异位胃黏膜是常见原因之一，其中又以小肠重复畸形和 Meckel 憩室较为常见。小肠重复畸形又称肠源性囊肿或肠内囊肿，是少见的先天性消化道畸形，指在小肠的近系膜侧出现的一种圆形或管状结构的空腔器官，与其毗邻的小肠有相同的组织结构，其血液供应亦非常密切，可发生于小肠任何部位，但以回肠最为多见。不同病因可引起不同形状与部位的畸形，根据畸形的形态和位置可分为囊肿型、管型和憩室型 3 种。囊肿型又可分为肠内型和肠外型。多与正常肠管不通，但也有些管状重复畸形可与肠管相通。此病常发生于小儿，偶尔发生于成人，绝大部分在婴儿期出现症状，多数因肠梗阻、消化道出血、腹部囊性肿物、肠穿孔腹膜炎等并发症而就诊，手术是根治小肠重复畸形的唯一方法，但能在术前作出正确诊断者不多[1]。

小肠重复畸形并发出血的原因主要是异位胃黏膜组织的存在，小肠重复畸形壁层中含有分化完全的消化道各层结构，其中黏膜层 20% ～ 25% 有异位胃黏膜，异位胃黏膜可分泌胃酸和胃蛋白酶，而异位胃黏膜缺乏有效的黏膜-黏液保护屏障，导致重复肠管黏膜可在局部形成溃疡而导致出血。以便血为主诉的小肠重复畸形患者绝大多数可通过核素显像技术得到诊断。由于 $^{99m}TcO_4^-$ 对胃黏膜壁细胞具有特殊亲和力，能被胃黏膜选择性地摄取，因此当重复畸形肠管内存在异位胃黏膜时，$^{99m}TcO_4^-$ 显像可发现异常显像剂浓聚区，提示病变所在部位。

$^{99m}TcO_4^-$ 异位胃黏膜显像具有一定时间特性以及和胃黏膜基本同步显影的规律，小肠重复畸形和 Meckel 憩室因其形态结构的不同，可使显像出现不同形态，或出现相同形态、不同改变[2]。小肠重复畸形显像多呈条索肠袢和团块状，浓聚区 $>$ 4 cm，且常伴水肿、炎性反应，摄取的核素难以排出，故放射性浓聚位置固定，60 min 影像可有减淡但不消失。Meckel 憩室影像中，多呈现范围较小（多数 $<$ 2 cm）而单一的圆形或类圆形异常浓聚区，位置固定，放射性稍低于胃部，且随时间延长渐增强。

$^{99m}TcO_4^-$ 异位胃黏膜显像对小肠重复畸形的诊断价值很大，但有时会出现假阳性及假阴性。某些炎性反应、克罗恩病、血运丰富的肿瘤、血管瘤等可使显像剂滞留而出现放射性摄取增高，造成假阳性。此外，部分假阳性表现与检查前准备、检查中对位、图像处理分析及规范性诊断等环节有关，可以人为进行控制或进行处理后鉴别，如检查前严格禁食禁水，避免引起胃肠蠕动过快及排泄增强；小便后避免身体、衣裤被污染；阅片时注意识别肾的非特异性摄取或尿路引流欠通畅或梗阻引起的输尿管显影。而异位胃黏膜量较少不足以显影、异位胃黏膜部位血供减少和黏膜坏死、膀胱充盈过度遮挡异常浓聚区、局部出血或分泌液多冲淡了显像剂等则可造成假阴性。对于不配合检查的儿童给予水合氯醛服用，受药物影响，患儿的胃液排泌会受到抑制，也可能导致假阴性发生，应予注意[3]。

本例患儿以黑便、腹痛 2 天入院，为急性病程，临床怀疑消化道出血，但常规腹部 B 超检查，包括内镜检查均未明确病因。不明原因消化道出血是进行腹部异位胃黏膜显像的一个重要适应证；本例 $^{99m}TcO_4^-$ 异位胃黏膜平面显像中，5 ～ 60 min 显示右中腹部局限性异常放射性浓聚，与胃黏膜基本同步显影，位置固定，形状呈条索状，似肠袢，与 Meckel 憩室呈现局灶性而单一的类圆形异常浓聚区有明显的不同，因此，根据影像表现符合小肠重复畸形；后经手术证实。本例所示的小肠重复畸形的核素显像较具特征性。

核素显像诊断消化道重复畸形的方法简便易行，影像特征明显，患者通常无须进行特殊准备，对Meckel 憩室和小肠重复畸形可快速作出病因诊断，较常规的影像学检查方法有一定优势，可为后期手术治疗提供可靠的依据。

参考文献

[1] 罗建坤 . 小儿肠重复畸形的特点及临床诊断治疗 . 医药前沿，2012，2（9）：28-29.

[2] 苏彩云 . 异位胃黏膜显像诊断小儿小肠重复畸形并出血的临床意义 . 中外医学研究，2017，9（15）：67-69.

[3] 高明太，刘纯，李乐，等 . 放射性核素显像诊断儿童小肠重复畸形并出血 . 实用儿科临床杂志，2008，23（7）：553-554.

（杨园园　刘洁）

病例 3　肝胆动态显像诊断胆道闭锁

病史及检查目的

患儿，女，2.5 个月，主因“间歇性、进行性皮肤巩膜黄染 2 个月”就诊。患儿生后 5 天开始出现皮肤巩膜黄染，1 周后黄染减轻，10 天后又进行性加重，大便由黄色转灰白色，尿色黄。查体示皮肤巩膜明显黄染，心肺正常，肝肋下 5 cm，脾肋下 2 cm，质中等偏硬。实验室检查：血常规示 WBC 9.45×10^{9}/L，RBC 3.33×10^{12}/L。血生化示谷丙转氨酶 52 U/L，胆汁酸 154.7 μmol/L，总胆红素 404.9 μmol/L，直接胆红素 198 μmol/L。腹部 B 超未见明确胆囊显影。临床怀疑新生儿胆道闭锁，现为明确诊断行 ^{99m}Tc-依替菲宁（EHIDA）肝胆动态显像（病例图 3-1）。

肝胆动态显像

检查方法及影像所见：静脉注射 ^{99m}Tc-EHIDA 5 mCi，10 min 起行间断前位平面图像采集。10 min 肝即显影，显像剂分布均匀，同时双肾及膀胱显影，以后膀胱影逐渐增强。24 h 肝影仍较清晰，且胆囊、肠道一直未出现显像剂分布。

检查意见：婴儿肝胆显像 24 h 内显像剂未能到达肠道，首先考虑胆道闭锁。

最终临床诊断

患者随后行肝门肠吻合术（Kasai 手术），术中胆道探查和造影及术后病理诊断为胆道闭锁。

病例相关知识及解析

婴儿胆汁淤积最常见的病因是婴儿胆道闭锁（biliary atresia，BA）和婴儿肝炎综合征（infant hepatitis syndrome，IHS）。其中，BA 为婴儿期少见的一种畸形，以肝内和肝外胆管进行性炎症和纤维性梗阻为特征，导致胆汁淤积及进行性的肝纤维化和肝硬化，需尽早手术治疗，手术的最佳时间为 40 ～ 60 天，超过 12 周胆汁性肝硬化难以逆转。未接受手术者，存活时间一般不超过 1 年。而 IHS 仅需内科对症治疗，故对 BA 和 IHS 的早期鉴别诊断十分重要。但 BA 和 IHS 患儿的临床表现、生化特点

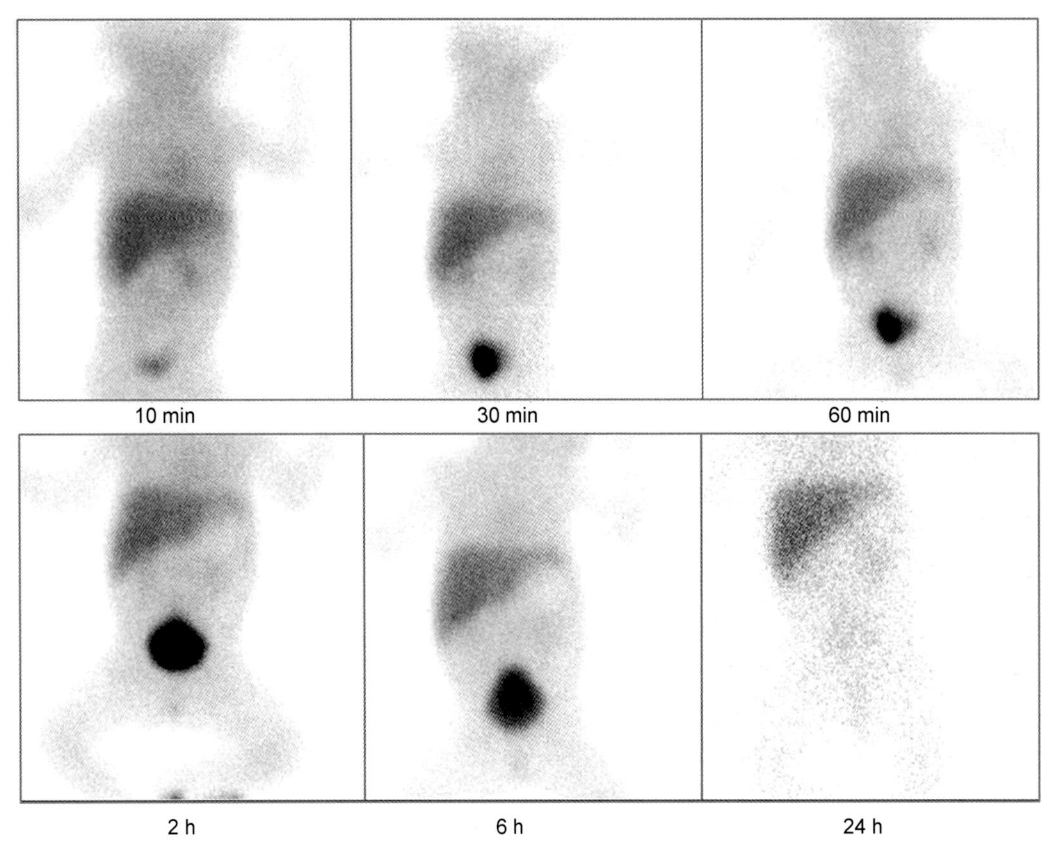

病例图 3-1 患儿 ^{99m}Tc-EHIDA 肝胆动态显像

等有许多相似之处，鉴别困难。肝穿刺活组织检查仍为目前诊断 BA 的“金标准”，其灵敏性、特异性及准确性均高达 95%。通过胆道造影及引流也可达到较高的准确性。但上述有创检查在患儿中的应用受限，无创的影像学检查手段日益为临床所重视。

放射性核素肝胆动态显像作为一种具有肝胆系统特异性的显像手段，其原理是：显像剂在静脉注射后被肝的多角细胞摄取，通过近似于处理胆红素的过程，被迅速分泌到毛细胆管，在胆汁内高度浓聚，然后经肝胆管、胆囊和胆总管排至肠道，而且不被肠黏膜所吸收，动态观察显像剂在肝的摄取以及在肝、胆道、胆囊和肠腔内的排出情况，了解胆道系统的形态和功能。临床上常用的显像剂是 ^{99m}Tc-EHIDA，是一种被 ^{99m}Tc 标记的乙酰苯胺亚氨二醋酸类化合物（^{99m}Tc-IDA），具有肝摄取率高、血液清除快、经肾排出少、受血清胆红素水平影响少的特点。肝胆动态显像在临床上有广泛应用：①诊断急、慢性胆囊炎；②鉴别诊断肝内外胆道梗阻和肝内胆汁淤积；③鉴别诊断先天性胆道闭锁和新生儿肝炎；④诊断胆总管囊肿等先天性胆道异常；⑤肝胆系统手术（如肝移植、胆道-肠道吻合术等手术）后的疗效观察和随访，以及胆汁漏的诊断；⑥协助诊断肝细胞癌；⑦异位胆囊的确定；⑧了解肝胆功能；⑨诊断十二指肠-胃胆汁反流。

^{99m}Tc-EHIDA 肝胆多时相平面显像因其比较高的灵敏性及无创性，被首选作为 BA 和 IHS 的早期鉴别方法。若 24 h 延迟显像肠道内出现放射性分布，则可诊断为 IHS；反之，若胆囊和肠道内无放射性分布，则怀疑 BA 可能。但 ^{99m}Tc-EHIDA 肝胆动态显像诊断 BA 的特异性稍差，这是因为婴儿肝炎引起胆管水肿、胆汁阻塞使胆道不通以及血中高胆红素与 EHIDA 相互竞争等原因所致肠道内无放射性出现，或者因患儿肝功能差，肝摄取显像剂能力下降，平面显像胆道及肠道内放射性分布浅淡或不明显，导致假阳性（病例图 3-2）。为了降低这种假阳性率，提高 ^{99m}Tc-EHIDA 肝胆动态显像的鉴别诊断价值，目

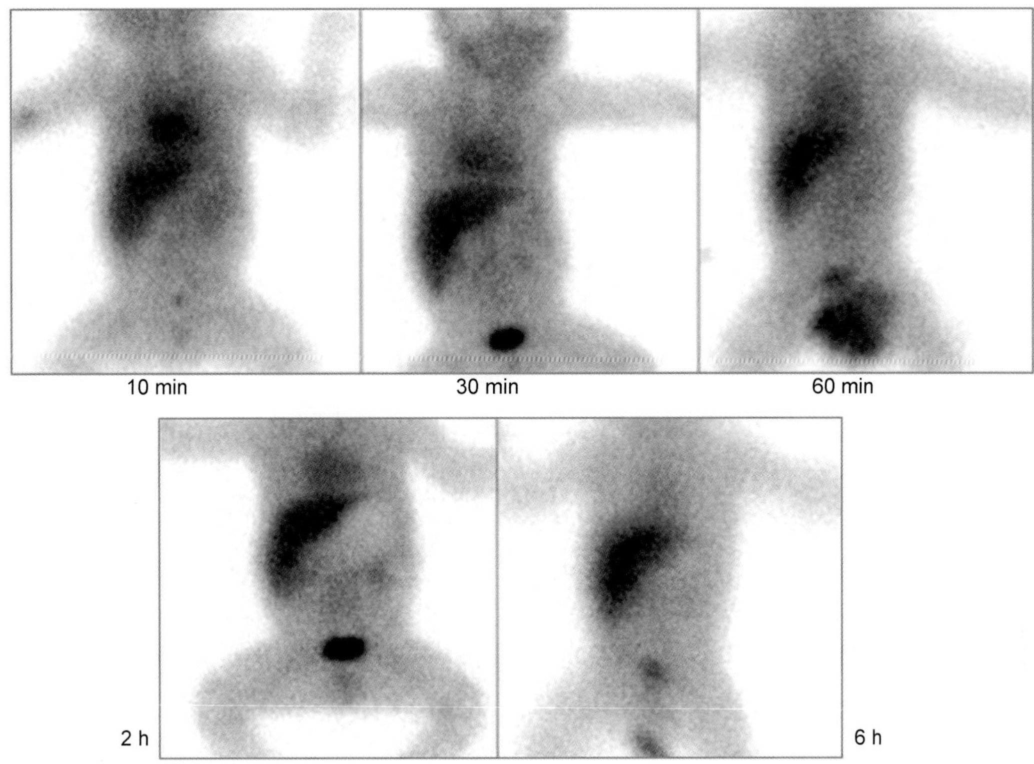

病例图 3-2 患儿，男，3 个月，平面显像胆囊及肠道内显像剂分布不明确，无法排除胆道闭锁

前，已有苯巴比妥钠介入试验（口服肝酶诱导剂苯巴比妥进行胆汁促排，1 周后再复查肝胆动态显像）及显像前运用利胆药物预处理等方面的尝试。但前者会明显增加患儿住院周期，易延误手术时机；后者也不会使显像的假阳性率明显下降。临床实践中，一般通过 24 h 延迟显像来降低显像的假阳性率，这被视作肝胆动态显像的关键流程。此外，其他一些情况也可以造成 ^{99m}Tc-EHIDA 肝胆多时相平面显像的误判：①显像前准备欠佳，患儿显像时下腹部尿液影像常会干扰肠道显像剂分布的判断，导致假阴性；②将患儿肢体注射点或增大的肝影像误判为肠道显像剂分布，导致假阴性；③患儿禁食时间过长或使用完全静脉营养，含有显像剂的胆汁无法进入充盈的胆囊而造成胆囊不显影，导致假阳性[1]。

在 ^{99m}Tc-EHIDA 肝胆多时相平面显像的基础上联合 SPECT/CT 断层显像能为诊断提供一定的帮助。SPECT/CT 断层显像通过对横断位、矢状位、冠状位 3 个断面图像进行分析，并且增加了 CT 的解剖学信息，可以很好地对平面显像难以鉴别的体表（尿布、尿液、注射点等）影像及体内显像剂分布区（肝、肾、膀胱）重叠影像加以区分，使假阴性率减低。特别是右肾，很多时候右肾的少量显像剂滞留不能在平面显像上与肠道内的显像剂滞留相鉴别，而显像剂是否在肠道内是排除或诊断 BA 的关键。更重要的是，断层显像可以更明确地显示胆囊和肠道内微量的显像剂分布，使诊断 BA 的假阳性率及不确定性降低（病例图 3-3），从而避免误诊，使患儿避免不必要的手术。推荐肝胆动态显像诊断 BA 的检查流程为注射显像剂后 10 min、30 min 和 1 h、2 h、6 h 行平面显像，显像过程中如胆囊或肠道内出现放射性，则检查结束，如胆囊或肠道内未见放射性出现，则行 6 h 断层显像[2]。

总之，^{99m}Tc-EHIDA 肝胆动态显像是一种无创、安全、有效的检查方法，对于 BA 的诊断有较高价值。^{99m}Tc-EHIDA 肝胆多时相平面显像联合 SPECT/CT 断层显像能进一步提高鉴别诊断婴儿胆汁淤积的效能。

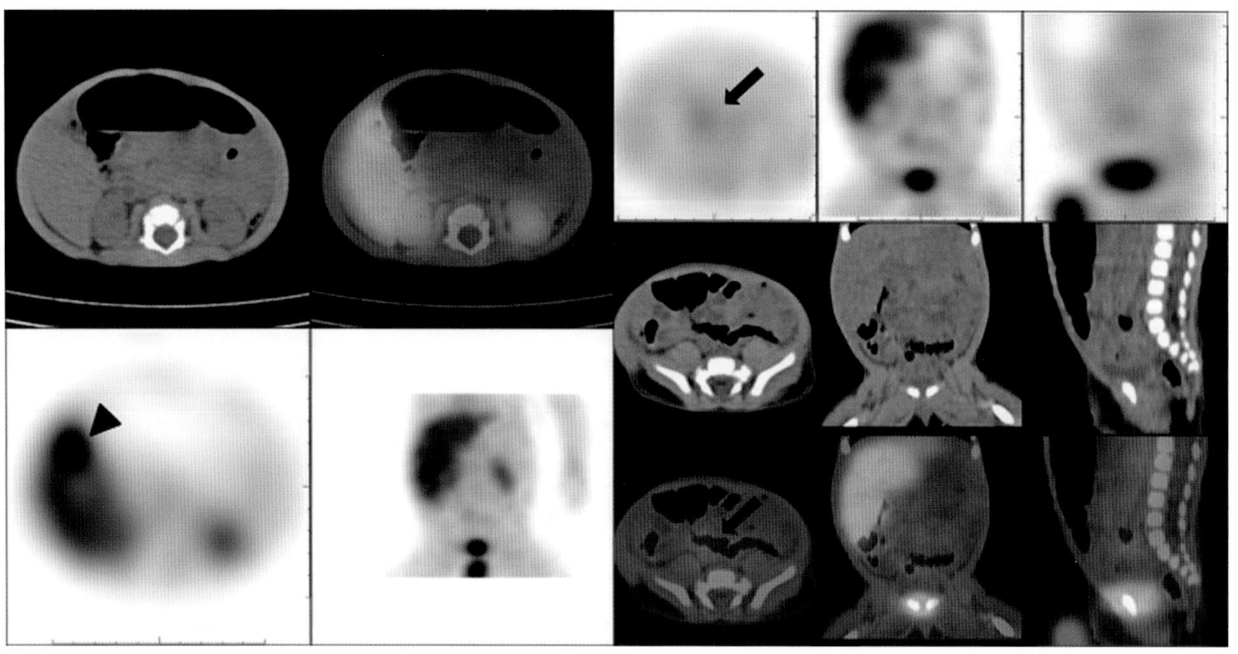

病例图 3-3 与病例图 3-2 为同一患儿，6 h 断层显像胆囊可见显影（三角箭头），肠道内可见少许显像剂分布（长箭头），可排除胆道闭锁

参考文献

［1］郑文璐，陈跃，黄占文等．^{99m}Tc-EHIDA 肝胆平面显像联合 SPECT 显像对婴儿胆道闭锁和新生儿肝炎的鉴别诊断价值．中华核医学与分子影像杂志，2016，36（4）：296-299.

［2］杨吉刚，马大庆，李春林，等．^{99m}Tc-依替菲宁注射液肝胆平面和断层显像在胆道闭锁诊断中的价值．实用儿科临床杂志，2009，24（19）：1504-1505.

（刘志谋 刘洁）

病例 4 肝胆动态显像评估进行性家族性肝内胆汁淤积症手术治疗效果

病史及检查目的

患者，男，19 岁，确诊进行性家族性肝内胆汁淤积症、肝硬化、门脉高压，于半年前行胆囊结肠 Roux-Y 吻合术。术后症状好转。为评估胆汁分流情况，行 ^{99m}Tc-EHIDA 肝胆动态显像。

肝胆动态显像

检查方法：静脉注射 ^{99m}Tc-EHIDA 5 mCi，分别于注射后 10 min、30 min、1 h、2 h、3 h、4 h、6 h 采集腹部前、后位平面像（病例图 4-1）。在 4 h 图像上并分别对肝、肠道勾画感兴趣区，计算 4 h 胆汁分流率。4 h 时行腹部 SPECT/CT 扫描（病例图 4-2）。

检查所见：10 min 肝影清晰，放射性分布均匀，同时可见脾、双肾及膀胱显影；30 min 时胆囊可见显影，胆囊影增大，结肠内见少许放射性分布；随时间延长，结肠内放射性分布增多，肝显影浅淡。6 h 肝影较浓，结肠内放射性分布增多，小肠内见少许放射性分布。半定量分析，4 h 分流率：（胆囊＋结肠）/（胆囊＋腹部肠道）＝ 74.1%。

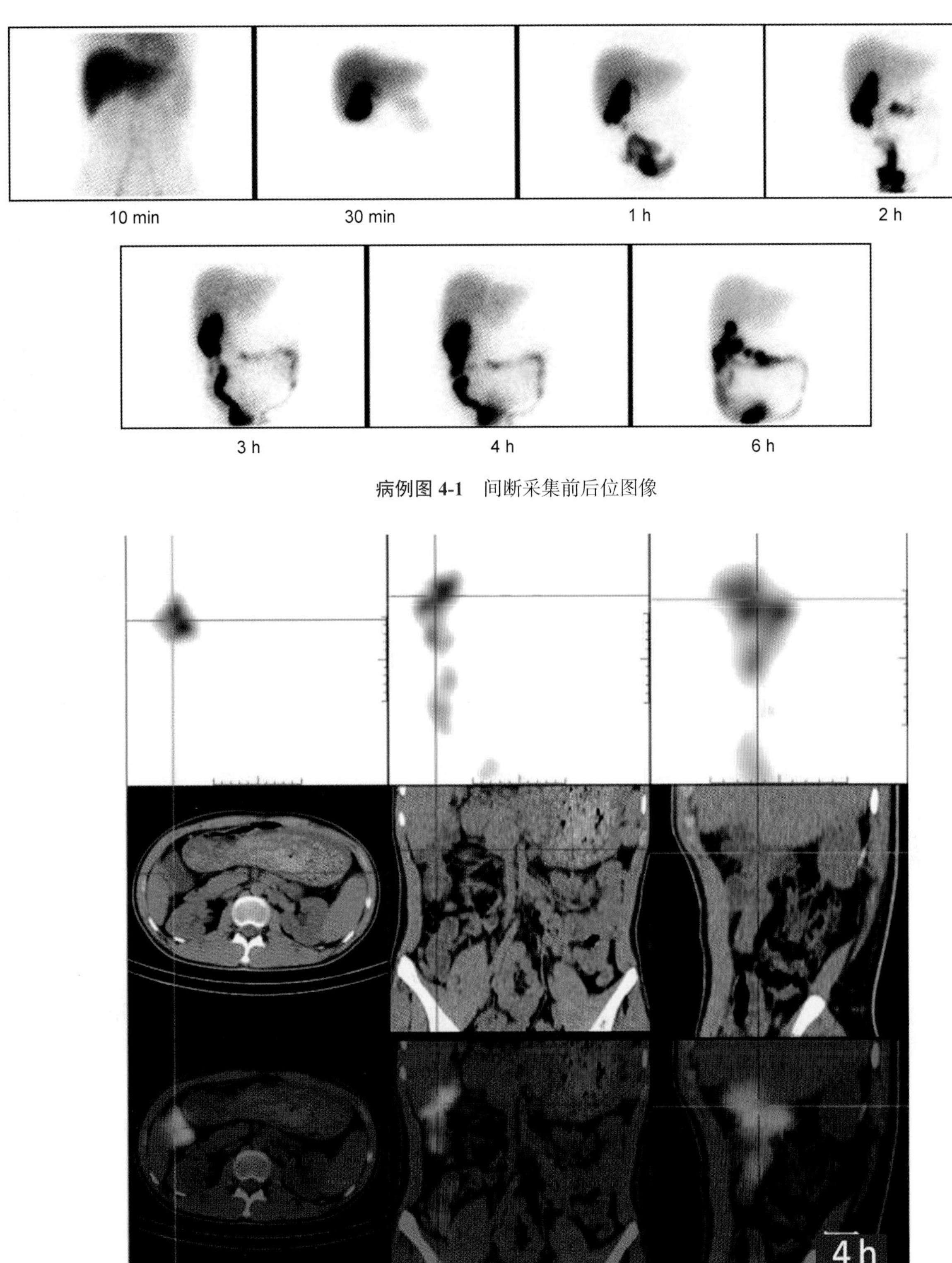

病例图 4-1 间断采集前后位图像

病例图 4-2 腹部 SPECT/CT 融合图像

检查意见：胆囊结肠 Roux-Y 吻合术后胆汁分流良好（结肠内放射性分布比例较高，小肠内放射性分布比例较低）；吻合口近段通畅，远段排泄稍延缓，建议动态观察。

病例相关知识及解析

进行性家族性肝内胆汁淤积症（progressive familial intrahepatic cholestasis，PFIC）是一种罕见的异

质性常染色体隐性遗传病，主要表现为肝内胆汁淤积，随病情进展可发展为胆汁淤积性肝硬化。该病多在新生儿期发病，到儿童期或者青春期可因严重的肝硬化、肝衰竭而死亡。目前的主要治疗方法有内科的药物治疗和外科手术治疗。内科常用治疗药物有熊去氧胆酸等[1]，外科治疗方法则包括空肠间置部分胆汁外分流术、胆囊结肠 Roux-Y 吻合术、肝移植等[2-3]。对内科药物治疗而言，虽然早期治疗有效，但部分患儿会出现难治性瘙痒和肝硬化，并最终需要进行肝移植；肝移植可有效地纠正 PFIC 患儿胆汁酸代谢异常，但由于供体、免疫抑制剂使用等问题，其应用受到限制。目前国内较多使用的治疗方法为胆囊结肠 Roux-Y 吻合术，这种手术方式为：于近结肠脾曲处离断结肠，距断端以远适当部位处，于肠系膜对侧横行切开降结肠的 1/2 管腔，近端结肠行端侧吻合，远端肠管与胆囊吻合（病例图 4-3），从而分流部分胆汁直接进入结肠，达到减少肝肠循环前负荷的目的[4]。

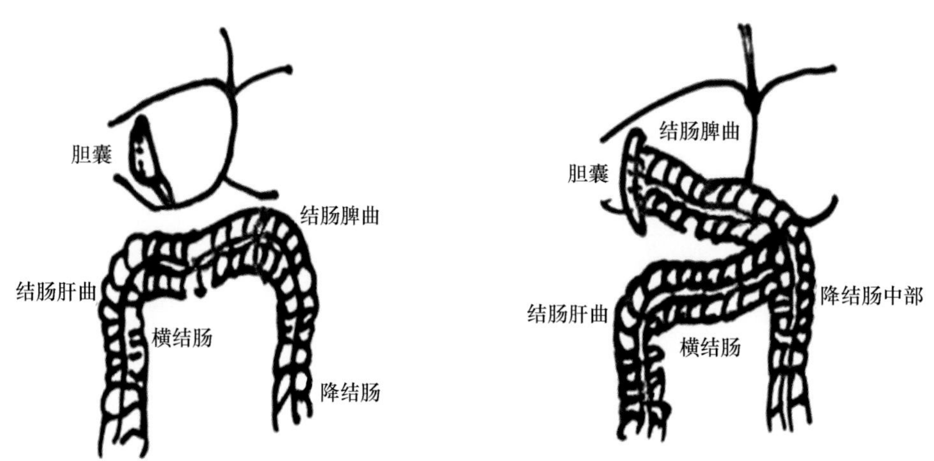

病例图 4-3　胆囊结肠 Roux-Y 吻合术示意图

对于 PFIC 患者行胆囊结肠 Roux-Y 吻合术治疗后，可采用肝胆动态显像对治疗效果进行评价。^{99m}Tc-EHIDA 可以在血液中被肝细胞摄取，通过近似胆红素的代谢过程分泌入胆汁，再经过胆道系统排入肠道，是很好的在活体内观察胆汁代谢的示踪剂[5]。在进行性家族性肝内胆汁淤积症术后的患者中，肝胆动态显像可以对胆汁分流率进行评估。当胆汁分流较少时提示手术效果差，无法缓解患者的症状；当胆汁分流较多时，依赖胆汁辅助消化的脂肪、维生素等会受到影响；因此，半定量分析计算胆汁分流率对临床具有重要意义。本例患者的肝胆动态显像结果示，结肠及小肠内均见放射性分布，通过勾画感兴趣区进一步得到准确的胆汁分流率，提示本患者手术治疗效果良好。

肝胆动态显像是活体内观察胆汁分流率的特异性显像方法，显像方法相对简便，计算方法简单，便于操作，患者通常不需要特殊准备，可对患者胆汁分流率做出较为准确的判断，是其他影像学方法无法替代的，具有明显的优势，可为后期患者的进一步治疗提供可靠依据。

参考文献

[1] 李龙，张金山，张军，等．胆囊结肠吻合治疗进行性家族性肝内胆汁淤积症的探讨．中华小儿外科杂志，2011，32（10）：741-745.

[2] Whitington PF，Whitington GL. Partial external diversion of bile for the treatment of intractable pruritus associated with intrahepatic cholestasis. Gastroenterology，1988，95（1）：130-136.

[3] Halaweish I，Chwals WJ. Long-term outcome after partial external biliary diversion for progressive familial intrahepatic cholestasis. J Pediatr Surg，2010，45（5）：934-937.

[4] 刘垚．Roux-en-Y 胆囊结肠胆汁分流对肝胆系统的影响．北京：北京协和医学院，2013.

[5] Thomsen MK, Lange A, Frokiaer J. The role of hepatobiliary scintigraphy in neonates with persistant jaundice. Ugeskr Laeger, 2005, 167 (39): 3675-3678.

（刘俊　王巍　杨吉刚）

病例 5　唾液吸入显像诊断吸入性肺炎

病史及检查目的

患儿，男，1 岁，孕 32 周出生，自出生后反复肺炎，易呛奶、呛咳，持续右上肺肺不张。支气管镜检查示气管支气管内膜炎症；右上支气管黏稠分泌物增加，黏膜糜烂，通气不良。上消化道造影示水平横胃，余上消化道造影未见明显异常。目前临床诊断为肺炎，为进一步了解是否存在气管食管瘘或吸入性肺炎，遂行唾液吸入显像。

唾液吸入显像

检查方法及影像所见： 将 $^{99m}TcO_4^-$ 液体 1 ml 滴入患儿舌根部，并每 10 min 滴入生理盐水，即刻行 SPECT 断层显像，并在 1 h 时进行前后位及侧位平面显像。SPECT 断层显像早期口腔可见显像剂浓聚影，随时间延长，食管下段两侧可见条状显像剂摄取增高影。1 h 平面显像示气管及右主支气管可见显影，右肺见片状显像剂摄取增高影，左肺见少许显像剂摄取增高影。口腔、食管及胃内可见大量显像剂浓聚影（病例图 5-1 和病例图 5-2）。

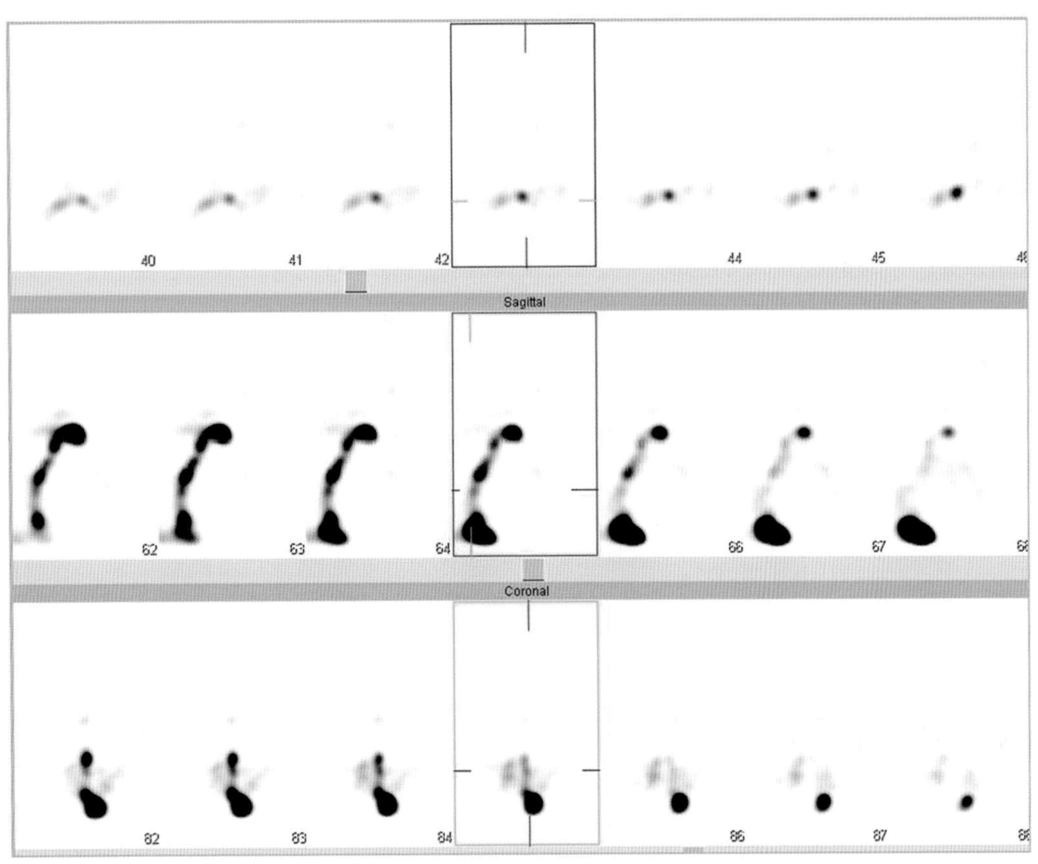

病例图 5-1　^{99m}Tc 唾液吸入显像 SPECT 动态早期图像

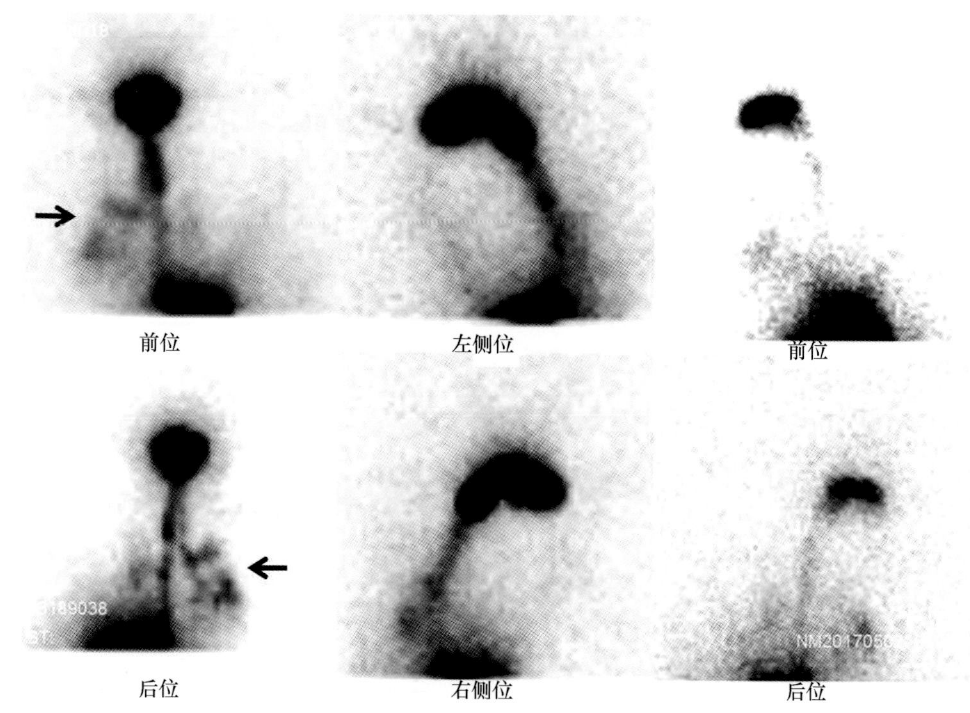

病例图 5-2 ^{99m}Tc 唾液吸入显像 1 h 后静态前后位、侧位图像

检查意见：气管、右侧主支气管及双肺显影，首先考虑唾液吸入性肺炎，右侧为著。

最终临床诊断

随访该患儿情况，临床医生综合支气管镜检查、CT 检查及唾液吸入显像，均不支持气管支气管瘘。结合患儿 32 周生产史，出生后易呛咳病史及唾液显像气管、右主支气管、双肺显影等信息，最终考虑为唾液吸入引起的吸入性肺炎，与吞咽功能尚未完全发育相关的可能大。

病例相关知识及解析

吸入性肺炎（aspiration pneumonia，AP）是儿童常见肺部疾病，是指胃内容物、口腔分泌物及其他液体和固体进入呼吸系统（包括喉、气管、支气管、肺组织）后引起的化学性肺炎或合并细菌性肺炎，反复吸入可引起慢性咳嗽、哮喘、间质性肺炎、支气管扩张、慢性阻塞性肺疾病，甚至呼吸衰竭。

引起吸入性肺炎最常见的机制是吞咽机制的功能障碍，吞咽功能发育开始于胎儿阶段，一直持续到 2 岁，是逐渐发展的一个过程。一般分为解剖性异常和功能性异常。解剖性异常包括气管食管瘘、唇腭裂、小颌畸形等，功能性异常包括神经功能异常、神经肌肉失协调等。过去的研究中，唾液吸入显像的阳性率高低不同，一般为 16% ～ 56%。因出生时头、颈受损及相似因素导致的唾液吸入显像阳性率大概为 26%。另外有研究表明，无神经障碍和发育缺陷的小儿，唾液吸入阳性率与年龄相关，以 2 岁为分界，小于 1 岁的为 39%，1 ～ 2 岁为 16%，大于 2 岁为 0%[1]。

诊断吸入性肺炎的常见传统显像方式包括钡餐吞咽检查、上消化道造影等，但是这些检查的诊断率较低。核医学显像方式包括胃食管反流显像及唾液吸入显像，但是胃食管反流显像的相关研究较少，提示胃食管反流物不是引起小儿吸入性肺炎的常见机制。

1989 年 Heyman 提出利用唾液吸入显像，检测婴儿被动吸入的唾液，最终结果发现支气管树中出现显像剂[2]。随后其他研究证实唾液吸入显像对口腔分泌物肺吸入的诊断，具有简便且高灵敏度等优势，同时唾液吸入显像的辐射剂量低，全身辐射剂量仅 0.05 mSv，明显低于吞咽钡餐显像。

唾液吸入显像作为唯一一种能够评估唾液吸入的显像方式，其显像剂可吸入近端气道或远端气道。沉积在近端气道中的显像剂会被黏膜纤毛上皮快速清除，而远端气道由于睫状上皮细胞较少，显像剂停留时间更长。通过评估清除吸入分泌物的能力，唾液腺吸入显像除了能够判断是否有唾液吸入情况，还可分析评估气道保护机制的功能完整性。

Yang 等[3]研究发现通过唾液吸入显像可发现 22.1% 的患儿有唾液吸入至肺，提示此类患儿的反复肺部疾病与唾液吸入有关。且胃食管反流显像阳性的 2 名患儿的唾液吸入显像也呈阳性表现，提示在诊断肺吸入方面，唾液吸入显像的价值大于胃食管反流。因此如欲明确是否有肺吸入存在，则应首先行唾液吸入显像。

临床医生对此例患儿引起吸入性肺炎的诊断有以下两种：一是气管食管瘘，二是口腔分泌物的吸入。上述两种情况除能引起吸入性肺炎外，在唾液吸入显像中均可出现食管、胃以外的呼吸系统显像，因此如何鉴别诊断是核医学医生的关键。气管食管瘘是一种解剖异常，放射性核素通过瘘口进入气管、支气管及肺内，而该患儿支气管镜未发现瘘口，CT 也并未发现解剖的异常，而且如果存在气管食管瘘，通常是瘘口以下气管、支气管显影，而唾液吸入是气管、支气管全程显影。因此通过病史及显像特点，此例最终诊断为因唾液吸入导致的吸入性肺炎。

唾液吸入显像方法：显像剂为 ^{99m}Tc-硫胶体（^{99m}Tc-SC）或 ^{99m}Tc-二乙三胺五乙酸（^{99m}Tc-DTPA），检查前患儿不需特殊准备，不需要水合氯醛进行镇静，仰卧位于检查床上，口腔和胸部放置于低能高分辨探头中心位置。将含有 18.5 ～ 37 MBq 的 ^{99m}Tc-SC 或 ^{99m}Tc-DTPA（0.5 ～ 1 ml）滴于患儿舌根部，一般不能超过 1 滴（100 μl），滴完后即刻动态显像。

一般常规采用平面显像，采集条件为 30 秒 / 帧，共 120 帧，共采集 60 min；动态扫描结束后，再进行一个局部前后位的静态扫描。若采集开始后 10 min 食管内仍未出现放射性，则向口腔内滴 1 ～ 2 ml 生理盐水。

由于大多数吸入性肺炎的患儿唾液吸入量很少，平面动态显像容易漏诊；为了提高诊断的敏感性和准确性，我们使用改良的扫描方法，所使用的显像剂与平面动态显像一样，扫描条件是：30 秒 / 帧，每 6° 一帧，共采集 30 帧，在第 1、10、20 帧时分别将 1/3 的显像剂滴入口腔内，如果食管内仍未出现放射性，则向口腔内滴 1 ～ 2 ml 生理盐水。为了不增加患儿的辐照剂量，一般情况下不建议行 CT 扫描。断层扫描结束后 1 h 左右，建议加做一个局部的前后位静态扫描。

正常情况下，滴入到口腔的显像剂应进入食管和胃内，不应进入气管内。除污染所致外，消化管外任何部位出现显像剂摄取均为异常。观察显像图中气管支气管树或肺内有无显像剂分布。如主支气管和双肺野不显影或不出现放射性，提示无肺吸入；如主支气管或双肺野显影或出现放射性，则诊断为肺吸入。

参考文献

[1] Bar-Sever Z. Scintigraphic evaluation of gastroesophageal reflux and pulmonary aspiration in children. Semin Nucl Med，2017，47（3）：275-285.

[2] Heyman S. The radionuclide salivagram for detecting the pulmonary aspiration of saliva in an infant. Pediatr Radiol，1989，19（3）：208-209.

[3] Yang J，Codreanu I，Servaes S，et al. Radionuclide salivagram and gastroesophageal reflux scintigraphy in pediatric patients：targeting different types of pulmonary aspiration. Clin Nucl Med，2015，40（7）：559-563.

（孙丽昕）

病例 6 唾液吸入显像诊断儿童获得性气管食管瘘

病史及检查目的

患儿，女，2 岁，玩耍时误吸入异物后持续咳嗽，行支气管镜检查，发现气管壁上圆片状异物粘连，镜下取出异物。之后患儿出现饮水呛咳，伴发热，抗炎治疗效果不佳，临床疑诊气管食管瘘。行上消化道钡剂造影检查，检查过程中因患儿出现呛咳，X 线片见钡剂布满双肺，无法定位瘘管位置，随后行核医学唾液吸入显像以辅助诊断。

唾液吸入显像

检查方法：患儿仰卧于检查床上，将 3 mCi ^{99m}Tc-DTPA 分 3 次滴入口中，并随即滴入约 2 ml 生理盐水帮助吞咽。滴入过程中患儿无明显呛咳。将患者胸部置于探头中心位置，以 20 秒 / 帧的速度连续动态采集前后位图像 30 min，并于 1.5 h、3 h 分别采集前、后位胸部静态平面图像（病例图 6-1）。当发现肺内或支气管内出现显像剂聚集后，行局部 SPECT/CT 断层显像（病例图 6-2）。

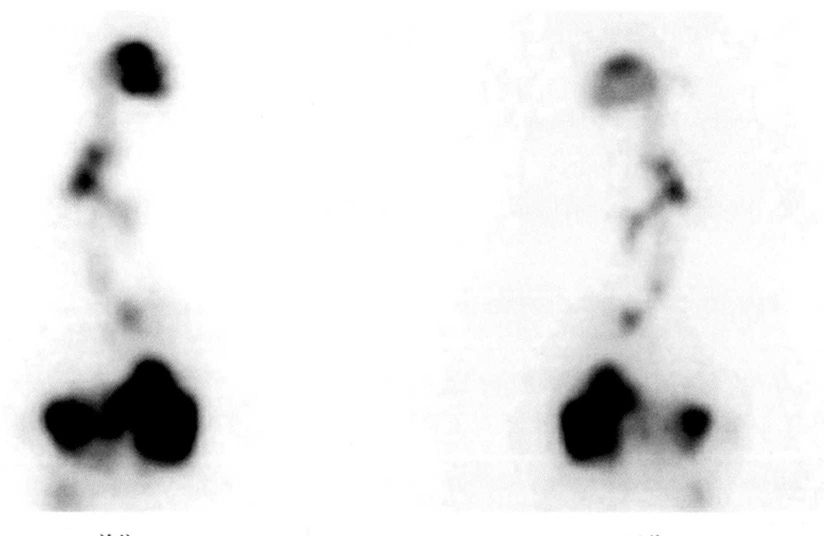

病例图 6-1 唾液吸入显像前后位平面显像

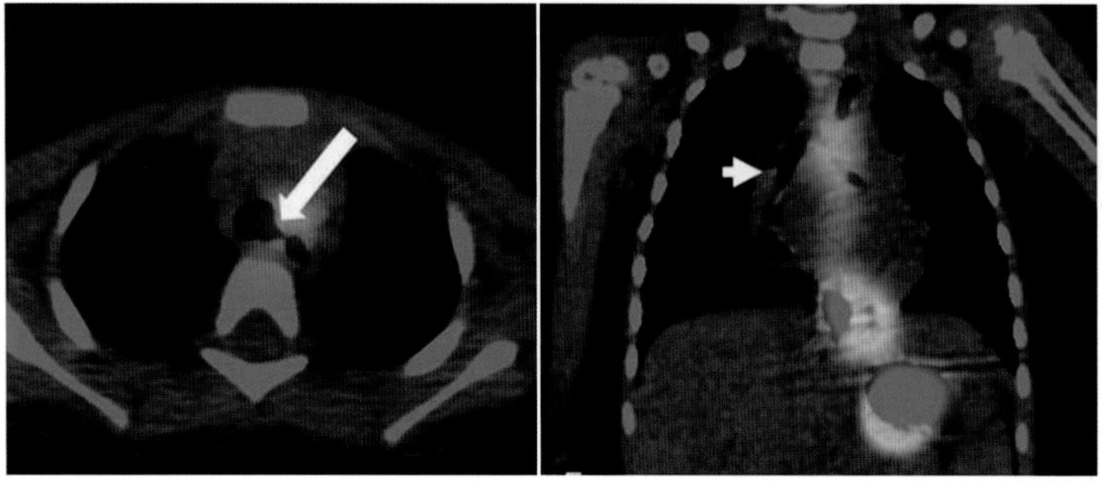

病例图 6-2 唾液吸入显像 SPECT/CT 融合图像

检查所见：动态显像示，口咽部首先见较多显像剂摄取，随着吞咽动作，声门区、食管、胃内见显像剂分布逐渐增高；食管旁见分支状异常显像剂摄取，SPECT/CT 显像中浓聚影定位于第 3 胸椎以下气管及双侧支气管内（病例图 6-2 长箭头所示），右肺门周围肺组织亦可见显像剂摄取增高（病例图 6-2 短箭头所示）。

检查意见：胸 3 椎体水平气管食管瘘形成可能。

最终临床诊断

患儿随后行支气管镜检查，镜下发现瘘口形成，遂行内镜下修补术。术后患儿呛咳症状明显改善，气管食管瘘诊断成立。

病例相关知识及解析

气管食管瘘是指发生于食管与气管之间的异常连接，是一种临床少见疾病，分为先天性和获得性，但以后者居多。先天性气管食管瘘主要见于婴幼儿，多合并食管闭锁；获得性气管食管瘘可见于儿童及成人，病因包括肿瘤性（肺、食管恶性肿瘤）、感染性（肺脓肿、肺结核）、医源性（气管切开或插管、食管镜手术）、外伤性（胸部外伤）、食管憩室炎继发穿孔、异物吸入或吞入等。在儿童患者中异物吸入或吞入引发的气管食管瘘较常见[1]。气管食管瘘患儿一般有明显的症状，先天性气管食管瘘患儿在出生后不久就出现口吐白沫，每次吃奶后呛咳、气促，反复发绀。较大患儿表现为饮水或进食时剧烈咳嗽，可伴咳痰、发热、胸骨后疼痛、反复肺部感染等。

由于气管食管瘘会导致严重甚至是致死性的肺部并发症，早期诊断及治疗是非常必要的。目前诊断气管食管瘘最准确的方法是通过纤维支气管镜证实瘘的存在及其位置、程度，但这类侵入性的检查在儿科患者中的应用需要慎重。因此，在怀疑气管食管瘘时，常需要应用非侵入性的检查手段来明确是否存在瘘管。食管造影和 CT 检查目前被广泛应用，但存在一定限制。瘘管位置偏高、瘘口较细小时，钡剂随吞咽通过速度较快，食管造影可出现假阴性。并且，食管造影需要患儿较高程度的合作，幼儿很难配合。此外，若存在气管食管瘘，造影剂会不可避免地误吸入肺内，对预后不利。CT 检查也可用于观察瘘管位置，同时可以显示肺部炎症情况。但部分患儿可能因黏液或分泌物堵塞瘘口或者瘘口较细小导致无法清晰显示，且检查时需要屏气，幼儿无法配合，图像常存在运动伪影，影响诊断效能。

核医学唾液吸入显像利用放射性核素示踪原理，显示唾液分布情况。在口中滴入显像剂（^{99m}Tc-DTPA、^{99m}Tc-硫胶体等）后，显像剂随着患者的自然吞咽进入消化道，正常情况下可见口、口咽、食管、胃及肠道显影（病例图 6-3），任何除消化道之外的其他部位出现显像剂分布均可认为是异常的，提示消化道与周围结构存在功能或解剖上的异常相通。特别是食管影旁出现分支状的显像剂分布时，高度提示显像剂进入了下呼吸道。

值得注意的是，唾液吸入显像阴性不一定说明没有气管食管瘘存在，优化采集方式可能提高检出率。常规的平面显像行前后位采集，受食管影的遮挡，可能观察不到气管显影，此时可加扫侧位，观察食管后方是否有异常的条状显像剂分布，而加扫侧位像并不增加患儿的辐照剂量。若进入气道的显像剂较少，可增加显像时间，或行断层扫描，特别是动态断层扫描，可显示较小的异常显像剂分布区，提高检查的敏感性。此外，若行 SPECT/CT 扫描，同机的低剂量 CT 提供了解剖信息，可判断瘘管位置、形态、周围组织情况以及肺内炎症。同时，通过观察开始出现显像剂分布的气道的位置，可与误吸相鉴别。唾液吸入显像同样可用于修补术后判断是否完全封堵瘘管。与钡剂食管造影检查相比，唾液吸入显像更符合生理状况，检查方法简单，不需患儿太多的合作，而且显像剂剂量小、体积小，无刺激性，患儿不易排斥。

目前关于核医学检查在气管食管瘘诊断中的应用报道很少，仅偶有学者报道相关病例。由于应用较少，诊断气管食管瘘所需最少漏出量目前尚无数据，临床可通过增加 SPECT 扫描时间、进行断层扫描

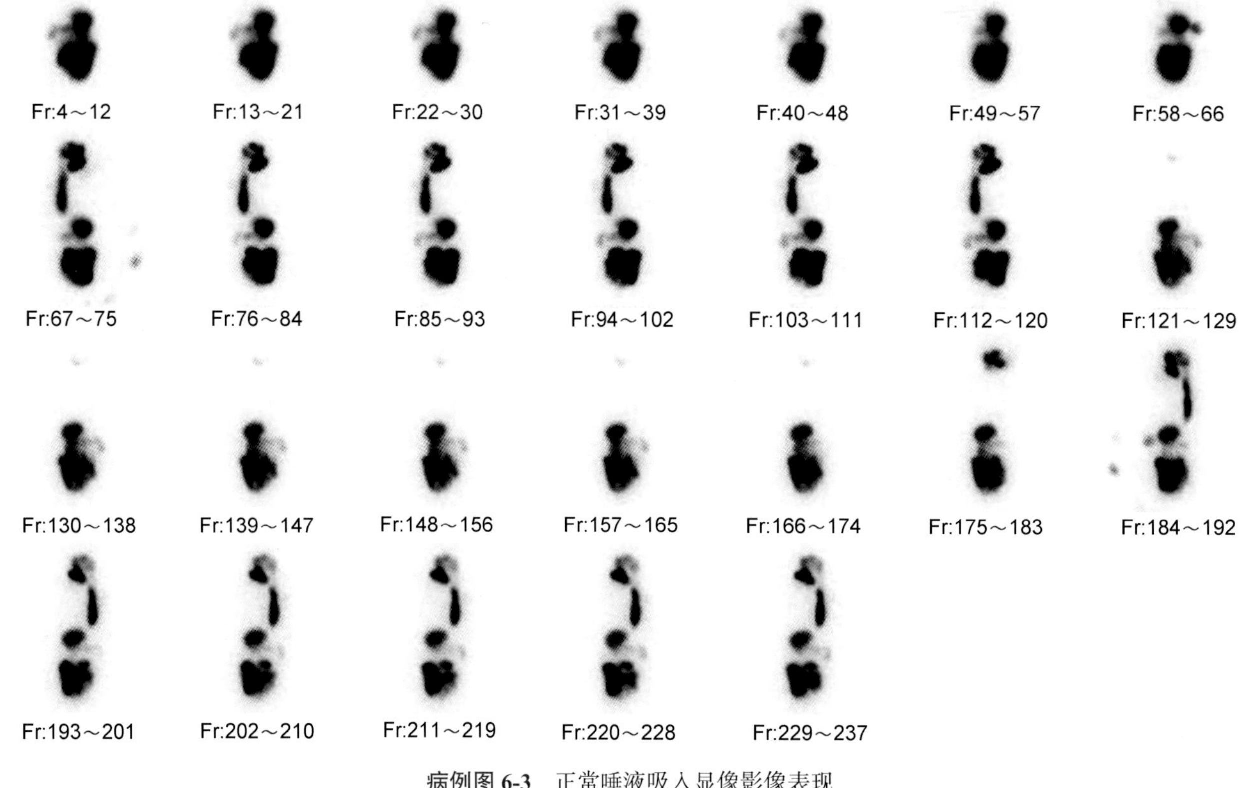

病例图 6-3 正常唾液吸入显像影像表现

等方式提高敏感性。

气管食管瘘是一种严重威胁患儿健康的疾病，常伴肺部并发症，早期诊断、干预至关重要，核医学唾液吸入显像目前应用少，但不失为一种灵敏、无创、简便的方法，适用于气管食管瘘的早期诊断、鉴别诊断以及手术疗效评估。

参考文献

[1] Reed MF，Mathisen DJ. Tracheoesophageal fistula. Chest Surg Clin N Am，2003，13（2）：271-289.

（张抒欣 王巍）

病例 7 肝胆动态显像用于支气管胆管瘘的诊断

病史及检查目的

患儿，男，3 岁，咳嗽、哭闹伴呕吐 3 年，曾诊断为“肺炎”，但抗感染治疗症状无好转。胸部 CT 检查示右肺广泛实变，部分支气管扩张；右侧中间段支气管内侧壁见异常开口，向下见含气管腔，沿脊柱右前方下行，远端显示不清，肝内见气体影；行支气管镜检查示右主支气管内侧壁异常开口。临床疑诊支气管胆管瘘。为进一步明确患者是否存在支气管胆管瘘，并找出瘘口确切位置，遂行肝胆动态显像。

肝胆动态显像

检查方法及影像所见：静脉注射 ^{99m}Tc-EHIDA 5 mCi，分别于 10 min、20 min、30 min 及 1 h 行肝胆前、后位平面图像采集，当气管内出现显像剂浓聚后，行局部 SPECT/CT 显像。结果见 10 min 肝影清晰，显像剂分布均匀，同时双肾显影；20 min 胆囊可见显影；于 20 min 起可见肝左叶及气管内异常显像剂分布，至 1 h，气管及其分支、肺内可见异常显像剂分布（病例图 7-1 长细箭头示肝内异常显像剂分布，短粗箭头示气管、支气管及肺内异常显像剂分布）。局部 SPECT/CT 示：右中间段支气管内侧见异常开口，并沿食管前方、左心房后方向下走行，至第二肝门区进入肝实质内，并与左胆管相通，左侧肝内胆管明显扩张，积气（病例图 7-2 长细箭头为肝内异常显像剂分布，短粗箭头显示气管、支气管及肺内异常显像剂分布）。

检查意见：右中间段支气管内侧异常开口，并与肝左叶胆管相通，考虑胆管支气管瘘。

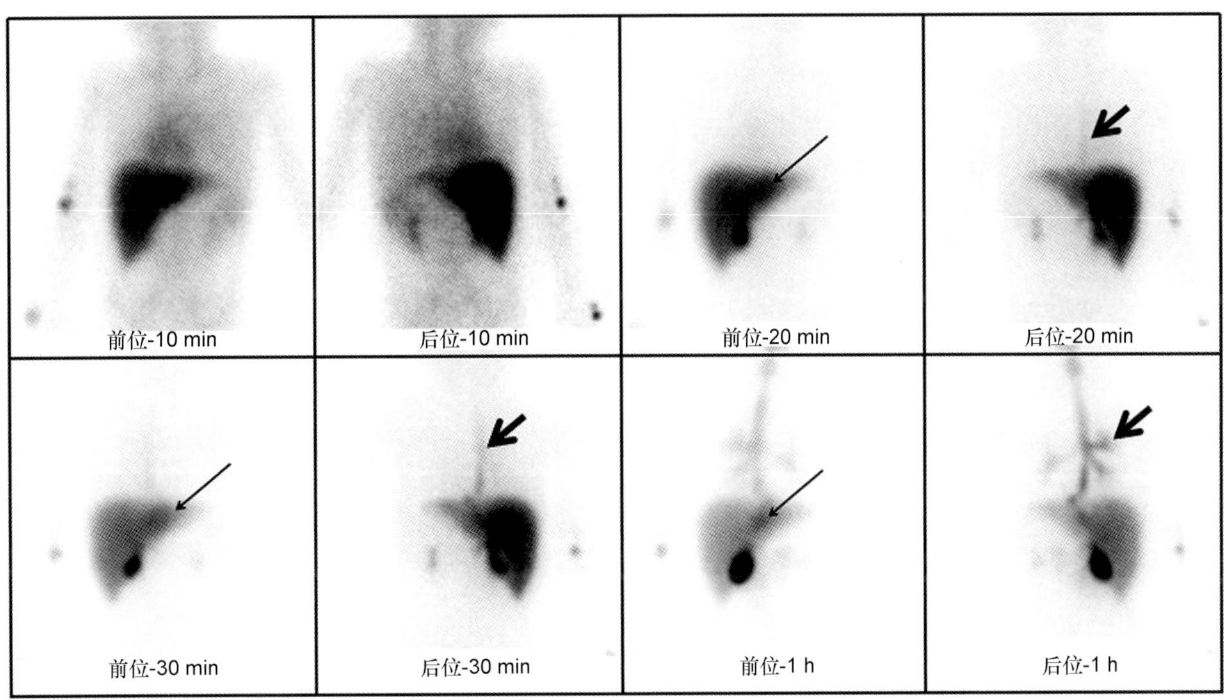

病例图 7-1 肝胆动态平面显像——支气管胆管瘘

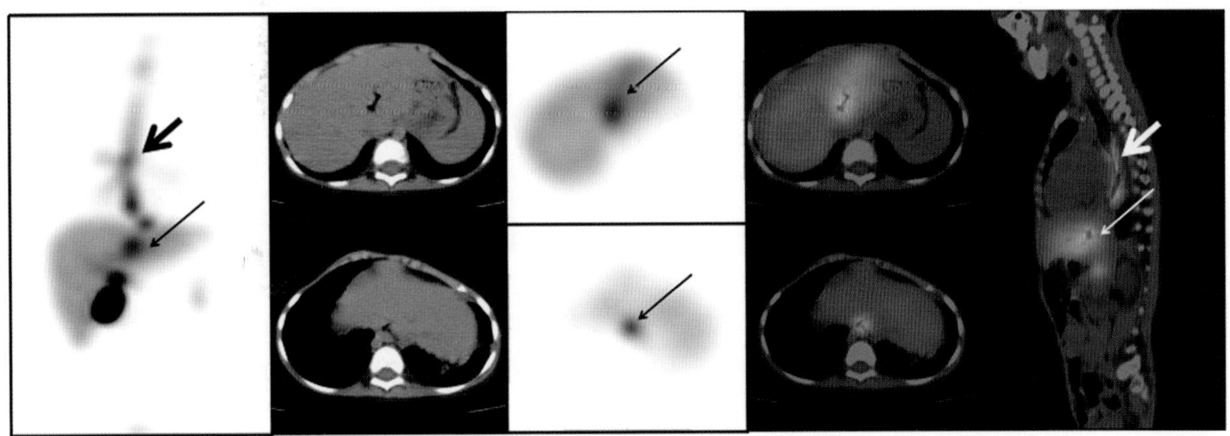

病例图 7-2 肝胆动态显像局部 SPECT/CT

第一部分 儿科疾病

病例相关知识及解析

支气管胆管瘘根据其病因分为先天性和获得性两种。先天性支气管胆管瘘是一种少见的存在于呼吸系统与胆道系统之间的发育畸形，常在婴儿期起病，其病因可能是生长于咽气管与肝憩室之间的上消化道重复畸形，也有人认为是异常支气管管芽和异常胆道之间的融合，可合并其他畸形或发育不良，多为胆道系统畸形，伴左侧引流胆管或胆总管发育不良或缺如的发生率高达36.5%，另外可合并其他畸形，如先天性心脏病、膈疝、食管闭锁伴气管食管瘘等[1]。导致获得性支气管胆管瘘的原因众多，主要包括外伤性、感染性、胆道结石、肿瘤性及医源性等。无论先天性或获得性支气管胆管瘘，瘘道多为右侧支气管与肝左叶胆管之间的异常连接，少见肺部瘘口发生在左侧及双侧肺叶的病例。

本病最常见的症状是呼吸道症状，如咳嗽、咳痰、呼吸困难等。典型症状是咳胆汁样痰，常为黄绿色或浅黄色，味苦。患儿常在呼吸科就诊，但给予抗感染治疗后症状不能缓解，表现为反复发作、持续难治性肺炎。痰中检测出胆红素可明确诊断，胸部CT＋气道重建和MRI检查可以显示从气管发出的异常瘘管，穿过膈肌，通往腹腔，与肝叶相交通，还可发现肝胆管内积气这一诊断支气管胆管瘘的重要征象。支气管镜检查是可靠的确诊方法，但支气管镜检查有一定痛苦，且不能显示瘘口远端情况。由于以上这些检查都有可能无法发现微小解剖异常，对那些抗感染治疗后症状持续存在、临床疑诊支气管胆管瘘的患者，可应用肝胆动态显像协助诊断。

肝胆动态显像原理是肝细胞（多角细胞）自血液中选择性摄取肝胆显像剂，并通过近似于处理胆红素的过程，将其分泌到胆汁中，继而经由胆管系统排泄至肠道。应用肝胆动态显像可观察到显像剂被肝摄取、分泌、排泄至胆管及肠道的过程，获得一系列肝胆动态影像，了解肝胆系统的形态及功能。临床上肝胆动态显像常被用于诊断急性胆囊炎、鉴别诊断肝外胆道梗阻和肝内胆汁淤积、鉴别诊断先天性胆道闭锁和新生儿肝炎等。支气管胆管瘘患者行肝胆动态显像时显像剂分泌入胆管内，由于病变区胆管连接异常，局部显像剂不易排出，可见病变肝区显像剂分布逐渐增多，同时显像剂经胆管与支气管连接处进入肺内支气管，显像时可见支气管显影，初步诊断支气管胆管瘘的存在。肝胆动态显像可以发现胆汁引流异常，定位病变部位，并判断胆道和消化道是否存在正常沟通，因该病有合并胆道畸形的可能，术前行肝胆显像可为术中处理瘘管提供依据。此外，支气管胆管瘘患者治疗后也可行肝胆动态显像评估治疗效果，检查可以发现尚存的小瘘口，具有高度敏感性[2]。

儿童引起支气管胆管瘘的原因多为先天性原因，成人引起支气管胆管瘘的原因还包括外伤性、感染性、肿瘤源性及医源性等，通过CT、MRI及内镜逆行胰胆管造影（endoscopic retrograde cholangiopancreatography，ERCP）检查可以发现解剖学上的异常，但是，但是这些检查不能发现微小解剖异常，通过对症治疗无法根治，患者持续存在症状。此时使用肝胆动态显像可进一步定位病变部位。

另一患儿，1岁，患有先天性室间隔缺损，因反复咳嗽、肺炎经抗生素及支气管扩张剂治疗无效，CT检查怀疑先天性支气管胆管瘘，后行^{99m}Tc-EHIDA肝胆动态显像，初步明确诊断，患儿经手术切除后证实为支气管胆管瘘（病例图7-3和病例图7-4）。

寻找瘘管与肝胆管系统的交通至关重要。支气管镜、支气管造影、肝胆动态显像、CT、MRI等均可用于支气管胆管瘘诊断。怀疑支气管胆管瘘时行支气管镜检查很难明确诊断，支气管造影、肝胆闪烁显像（hepatobiliary scintigraphy，HBS）是更好的诊断方法，但是支气管造影使用造影剂可引起肺炎。目前，CT重建也可用于支气管胆管瘘的诊断，比如容积重建和多平面重建，此外，在CT检查中最重要的用于诊断的征象是肝胆管内气体的存在。HBS作为无创性、高敏感性的检查方法，在支气管胆管瘘中的诊断中具有重要作用。

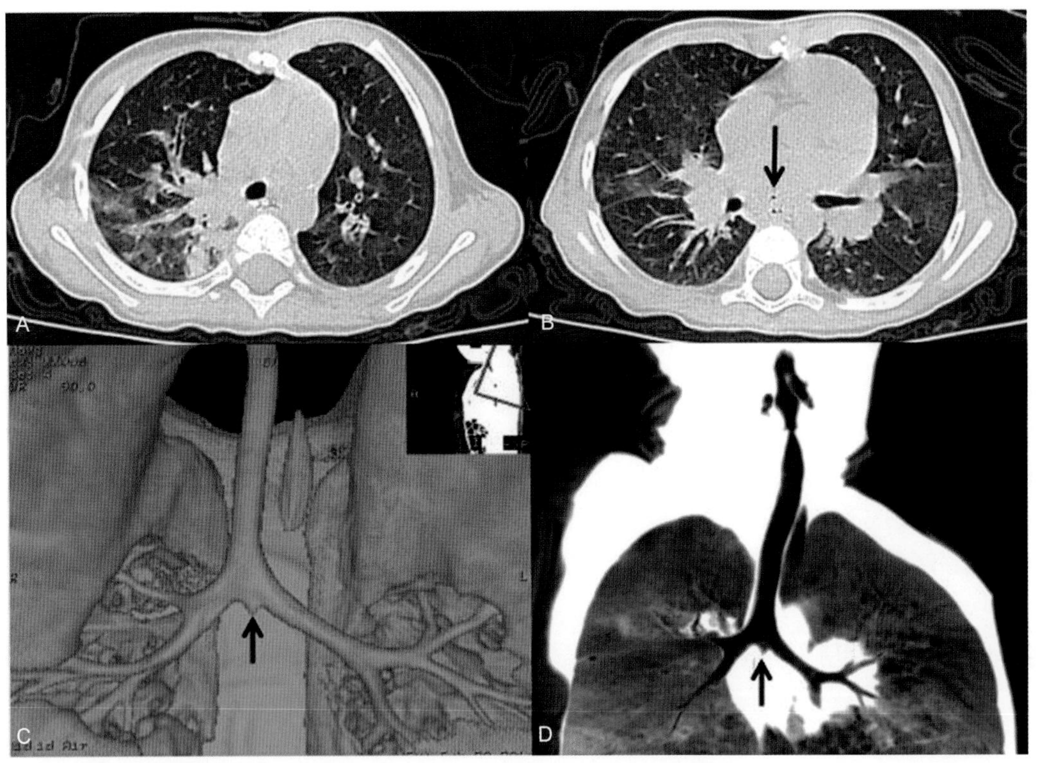

病例图 7-3 支气管胆管瘘患儿的 CT 图像。**A.** 双肺见不规则实变及磨玻璃密度影；**B.** 双侧支气管间、食管前见细长的含气结构；**C.** 容积重建图见隆突下方小突起影；**D.** 多平面重建显示隆突下突起结构

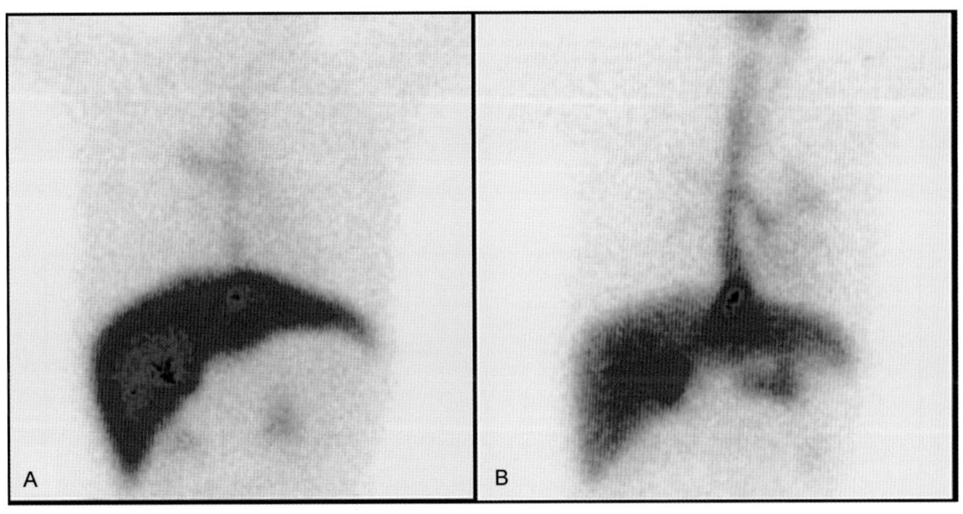

病例图 7-4 肝胆动态显像见气管及双侧支气管异常显像剂分布（**A**），肝左叶见显像剂分布异常增高（**B**）

参考文献

[1] Annovazzi A，Viceconte G，Romano L，et al. Detection of a suspected bronchobiliary fistula by hepatobiliary scintigraphy. Ann Nucl Med，2008，22：641-643.

[2] Lambie H，Cook AM，Scarsbrook AF，et al. ^{99m}Tc-hepatobiliary iminodiacetic acid（HIDA）scintigraphy in clinical practice. Clin Radiol，2011，66：1094-1105.

（杨园园　阚英）

病例 8 肺通气 / 灌注显像诊断遗传性出血性毛细血管扩张症

病史及检查目的

患儿，男，5 岁，因“口唇发绀伴活动耐量下降 1 年余”就诊。患者 1 年余前无明显诱因出现口唇发绀，活动及哭闹时明显，症状进行性加重，无咳嗽、咳痰、发热，无胸闷、胸痛，无鼻出血、咯血，无晕厥、抽搐，无蹲踞现象。患儿无产后窒息缺氧史，体力发育落后。父母体健，父亲年幼时易鼻出血。体格检查：呼吸 24 次 / 分，右耳垂可见小的毛细血管扩张，口唇略发绀，呼吸运动对称，呼吸音粗，未闻及干、湿啰音，心界无扩大，心率 110 次 / 分，各瓣膜区未闻及杂音。腹平软，肝、脾未触及，无肝掌、蜘蛛痣。双手杵状指，甲床发绀，双下肢无水肿。实验室检查：血红蛋白 155 g/L（参考值 110 ～ 160 g/L），血生化示肝肾功能、胆红素正常。D-二聚体阴性。血气分析（未吸氧）：pH 7.4，PO_2 47 mmHg，PCO_2 35 mmHg，SpO_2 82%。高铁血红蛋白致病基因检测阴性。辅助检查：肺部 CT 显示肺纹理略增多，胸、腹部增强 CT 及脑 MRI、MRA 均未见异常。经胸和经食管超声心动图显示心室大小正常、瓣膜完整，射血分布正常。为了进一步排除右向左分流的可能，行肺通气 / 灌注显像。

肺通气 / 灌注显像

检查方法：分两日行 ^{99m}Tc-气体通气 / ^{99m}Tc-大颗粒聚合白蛋白（MAA）灌注显像，均采集 8 体位平面像，图像采集条件为：低能通用型平行孔准直器，矩阵 128×128，能峰 140 keV，窗宽 20%，Zoom 2.0，采集计数 $5×10^5$（病例图 8-1）。

检查所见：双肺显影清晰，肺通气及灌注显像中显像剂分布均匀，均未见明显放射性稀疏、缺损区出现，呈“匹配性”表现。在肺灌注显像上可见头、双肾放射性明显增高。

检查意见：肺灌注显像颅内及双肾显像剂摄取增高，结合临床考虑存在右向左分流；肺通气 / 灌注显像未见明显肺栓塞征象。

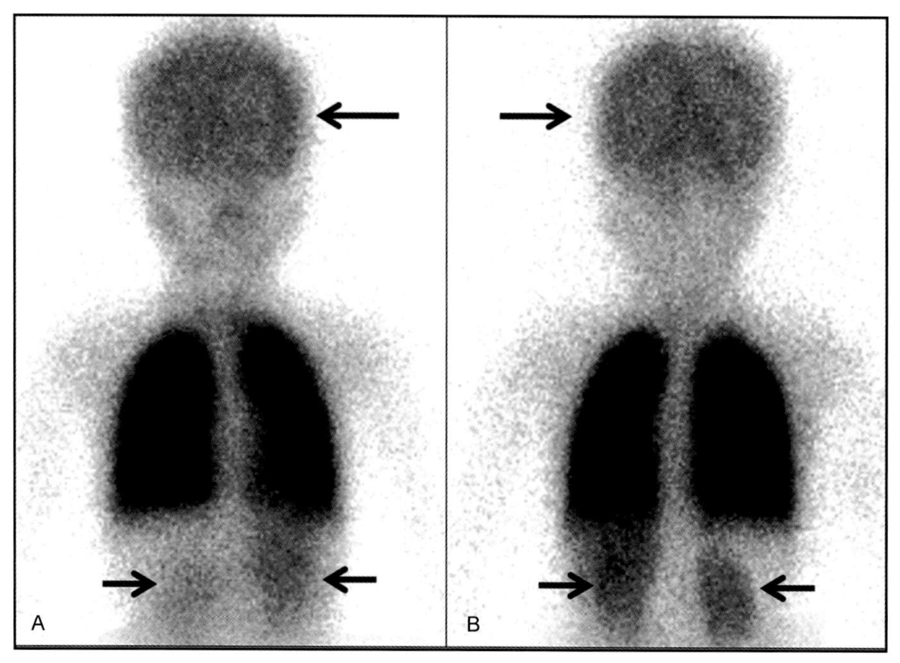

病例图 8-1 前位（A）和后位（B）肺灌注显像（头+躯干）

临床诊断思路和最终临床诊断

儿童患者，慢性病变，以低氧血症为主要表现；肺灌注显像中的肺外脏器显影提示可能存在右向左分流。肺灌注显像的肺外脏器显影，需考虑以下情况（病例图 8-2）：

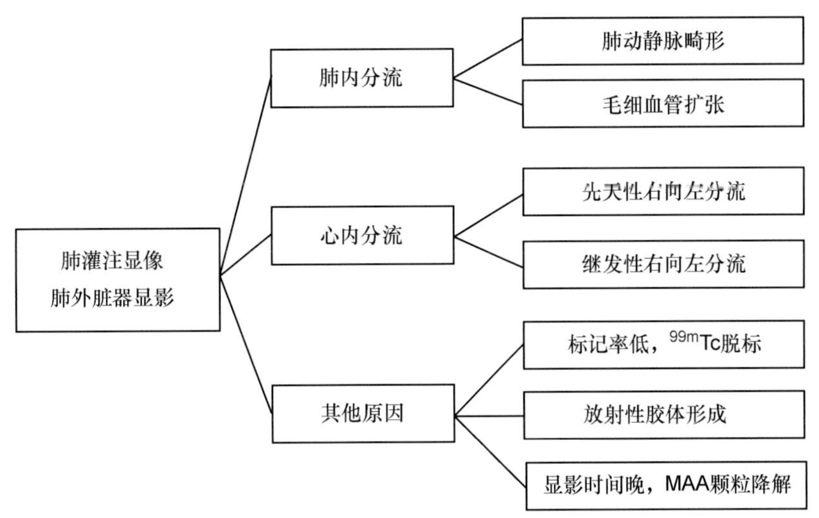

病例图 8-2 肺外脏器显影情况分析

本例患儿曾行增强 CT 检查，未发现肺动静脉畸形，可除外肺动静脉畸形所致肺内分流；查体患儿心界不大，各瓣膜区未闻及杂音，心脏超声未发现心脏结构异常，可除外心脏病所致心内分流；同日行肺灌注显像的其他受检患者未发现肺外脏器显影情况，可除外 ^{99m}Tc-MAA 放化纯度低所致的肺外脏器显影。故最后考虑患者为肺毛细血管扩张所致肺外脏器显影可能性大。而由于患者无肝病史，肝形态及功能正常，无脾大、腹水等肝硬化证据，可除外肝肺综合征所致肺毛细血管扩张，从而考虑原发性肺毛细血管扩张可能性大。临床上进一步进行了基因检测，结果示激活素受体样激酶 1 基因（*ACVRL-1*）阳性。患儿的最终临床诊断为遗传性出血性毛细血管扩张症。

病例相关知识及解析

肺灌注显像是利用直径为 10 ～ 90 μm 的 ^{99m}Tc-MAA 颗粒嵌顿在直径小于 9 μm 的肺毛细血管而显影，因此正常情况下肺外脏器不会显影。但遇到以下情况时（病例图 8-2）可出现肺外脏器显影。

（1）肺内分流：当肺内存在肺动静脉畸形或毛细血管扩张时，MAA 颗粒不能嵌顿在肺毛细血管床，而直接由肺动脉流入肺静脉，经左心流入体循环中，可出现肺外脏器如脑、肾、脾的显影。肺内分流可见于下列几种情况：①先天性肺动静脉瘘，是最常见的肺血管畸形。胚胎的第 5 ～ 10 周出现动静脉及毛细血管的分化，此间多种因素可导致血管发育异常，血管迂曲扩大或形成海绵状血管瘤。肺动脉的静脉血直接经短路回流至肺静脉，可致血氧饱和度下降，导致发绀、杵状指等。对于此病，CT 增强及血管造影可协助诊断。②遗传性出血性毛细血管扩张症，是一种常染色体显性遗传性血管发育异常疾病，以血管扩张和出血为主要表现，病理学基础是毛细血管扩张和动静脉畸形形成。毛细血管扩张多发生在口、鼻、胃肠道、皮肤、手指，而动静脉畸形常发生在胃肠道、肺、脑及肝等部位。基因检测（*ENG*、*ACVRL-1*、*SMAD4*）可发现异常的基因表达[1]。③肝肺综合征，是以肝功能不全、肺泡-动脉血氧分压差升高和肺内血管扩张为三大主征的综合征。肺内血管扩张的发病机制为：a. 肝功能受损，肠源性血管扩张物质不能被肝细胞灭活，造成血管扩张；b. 肺内一氧化氮（NO）合成酶合成 NO 增加，致血管扩张；c. 门脉高压可使血管活性物质通过门体侧支进入体循环，使血管扩张。

（2）心内分流：引起患儿发绀的最常见原因为心脏及大血管发育异常。MAA 颗粒不能进入肺循环，而直接进入体循环，致肺外脏器显影。①右向左分流心脏病，如法洛四联症、完全性大血管转位，因心脏结构异常，静脉血流入右心后不能正常流入肺循环进行氧合，直接进入体循环，故患儿出现持续性发绀。②左向右分流心脏病，如室间隔缺损、房间隔缺损、动脉导管未闭等，当发展到晚期，出现肺动脉高压时会出现继发性右向左分流，出现肺外脏器显影。

（3）其他原因：① MAA 的标记率应大于 95%，否则游离 $^{99m}TcO_4^-$ 太高，甲状腺、唾液腺以及胃黏膜均显影，影响结果的准确性。②放射性胶体形成，可造成肝、脾的摄取与显影。③ MAA 颗粒大小应控制在＞ 10 μm，过小的颗粒，即使无右向左分流，也会使上述脏器显影。MAA 在肺内 2 h 稳定，注射完 MAA 后应尽快显影，以免被巨噬细胞降解，致使肺外脏器显影。

此外，肺灌注显像的体循环显影程度在一定程度上能够反映右向左分流的程度，可以应用感兴趣区（ROI）的方法计算肺外分流率[2]。

肺灌注显像不仅可用于肺栓塞诊断，还可以用于发现异常的肺内或心内分流现象。当出现肺外脏器显影时，应结合临床资料和其他检查结果综合分析，为临床鉴别诊断提供有效帮助。

参考文献

［1］Gandhi SJ，Babu S，Subramanyam P，et al. Tc-99m macro aggregated albumin scintigraphy-indications other than pulmonary embolism：A pictorial essay. Indian J Nucl Med，2013，28：152-162.

［2］Parambil JG. Hereditary hemorrhagic telangiectasia. Clinics in Chest Medicine，2016：513-521.

（王巍　杨吉刚）

病例 9　^{99m}Tc-MAA 肺灌注显像诊断肺动静脉畸形

病史及检查目的

患者，男，11 岁，主因“咳嗽、咳痰 4 日，加重伴喘憋 1 日”就诊。自述 2010 年曾无明显诱因出现咳嗽、咳痰，呈阵发性，伴有发热，最高体温 40℃，伴有面色发紫、体力下降，不可剧烈运动，跑 100 米后即出现憋气、青紫等症状。无恶心、呕吐，无腹痛、腹胀、头晕、黑矇等症状。于外院就诊，诊断为肺炎。给予对症治疗后，症状缓解。后上述症状间断发作，仍诊断为肺炎。检查 D-二聚体正常，免疫相关指标正常，超声心动图未见异常。临床高度怀疑肺动静脉瘘，为明确诊断并判断肺动静脉瘘分流程度，遂行 ^{99m}Tc-MAA 肺灌注显像及 $Na^{99m}TcO_4$（气体）肺通气显像。

肺通气 / 灌注显像

检查方法及影像所见：静脉注射 ^{99m}Tc-MAA 5 min 后顺序行胸部 8 体位平面显像及肺灌注头＋躯干前、后位显像，经计算机处理后计算出分流率。结果示双肺显影清晰，左肺上叶舌段可见显像剂分布稀疏，余双肺各段显像剂分布较均匀。肺通气显像中，双肺显影清晰，左肺上叶舌段亦可见显像剂分布稀疏，与肺血流灌注显像呈“匹配”状态（病例图 9-1 和病例图 9-2）。体部前、后位影像示除双肺显影外，可见大脑、双肾及脾异常显像剂分布。

检查意见：肺外大脑、肾、脾显像剂分布增高，考虑存在肺内分流；肺外分流率约为 8.6%；左肺

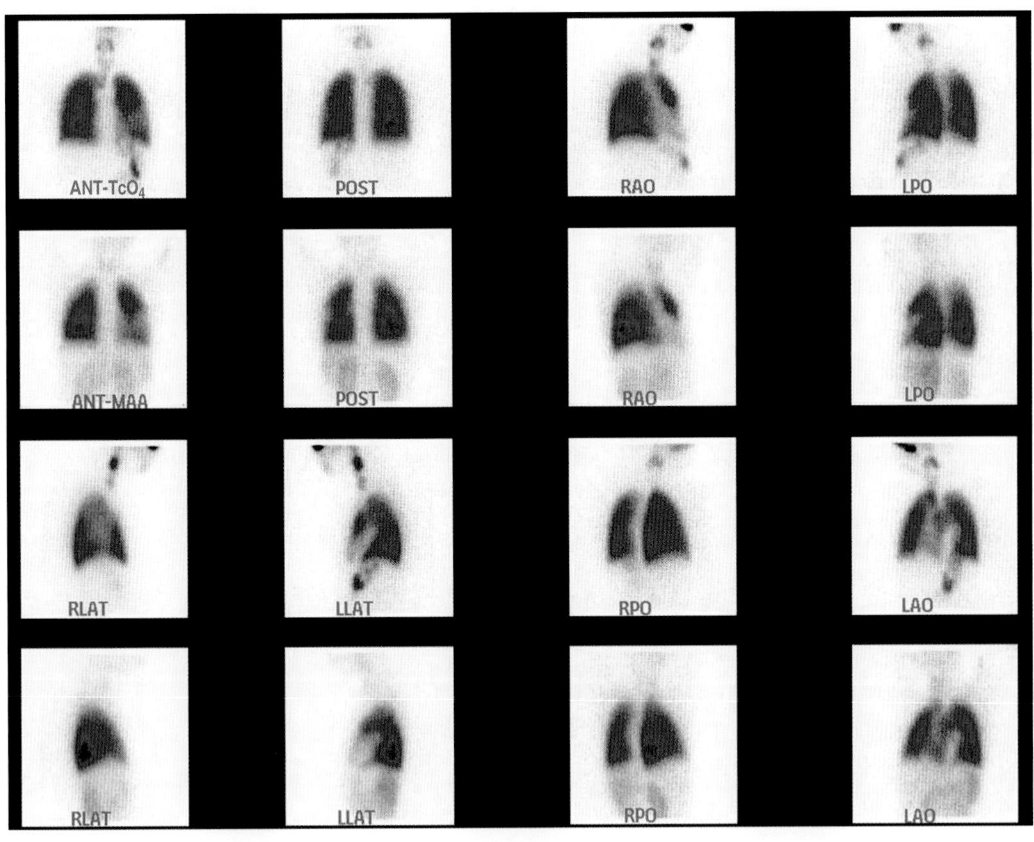

病例图 9-1　^{99m}Tc-MAA 肺灌注显像及 Na^{99m}TcO$_4$（气体）肺通气显像，8 体位平面像

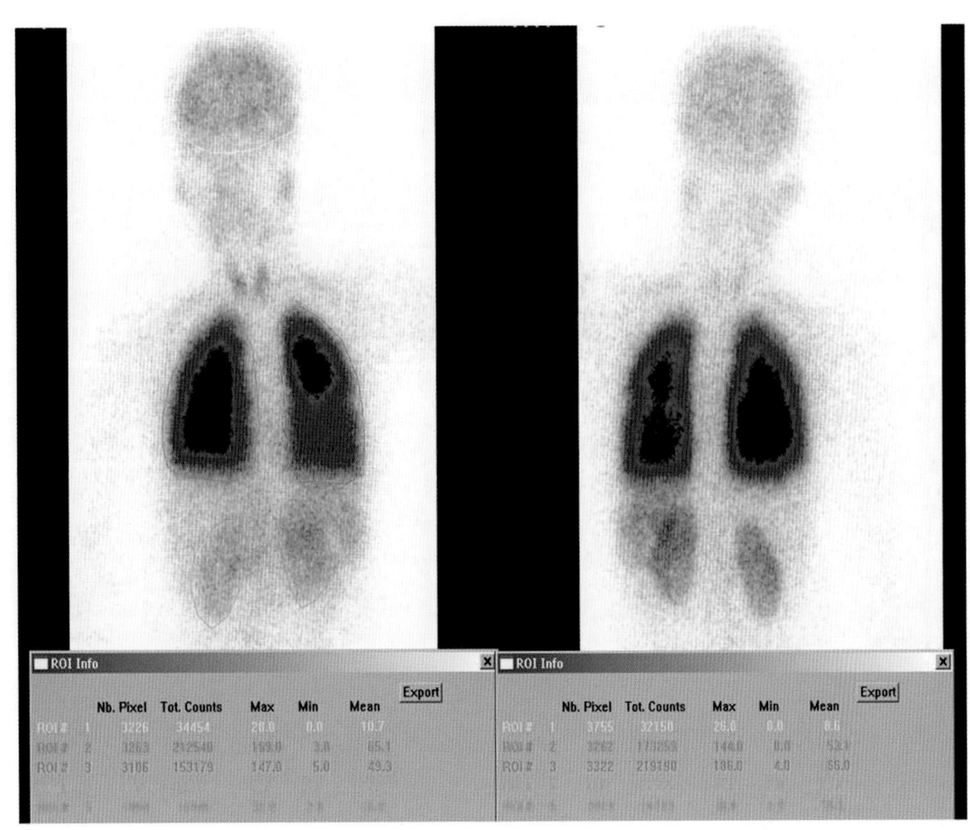

病例图 9-2　^{99m}Tc-MAA 肺灌注显像，全身前、后位显像及 ROI 区计数

上叶舌段呈“匹配”状显像剂分布缺损，结合肺部 CT，考虑肺动静脉畸形不除外；未见明显肺栓塞征象。

临床诊断及随访

患者随后行胸部增强 CT 检查，结果示左肺上叶舌段可见畸形血管团（病例图 9-3）。择期在局麻下行左肺动脉造影＋左肺动脉畸形血管栓塞术。手术当日，术前 1 h 血气分析示：血氧分压 42.6 mmHg。术中造影示：5F 导管选择左肺动脉干造影，见左肺动脉上干一支远端及左肺动脉下干两支明显增粗，并可见畸形血管团及左肺静脉提前显影，以左肺动脉下干两支为著。术中分别栓塞两支血管，并再次造影证实基本闭塞。术后 6 h 复查血气示：血氧分压 76.3 mmHg。术后第 1 日复查血气示：血氧分压 87.6 mmHg。肺动静脉瘘诊断明确。

出院后 15 日至核医学科复查肺灌注显像。头＋躯干前、后位平面显像示，与前次显像相比肺外显像剂分布明显减少；肺外分流率约为 3.5%（病例图 9-4）。

病例相关知识及解析

肺动静脉瘘（pulmonary arteriovenous fistula，PAVF）又名肺动静脉畸形，是一种罕见的血管畸形疾病，具体表现为肺动静脉间出现异常交通支，多数患者病因为先天畸形，好发于两肺下叶及中叶，其中婴儿发病率约为 10%。大多数 PAVF 患者可没有症状，部分患者发病时可出现反复迁延性肺炎、心悸气短、头晕乏力等症状，严重者可合并咯血、呼吸困难、肺动脉高压、难治性低氧血症，长期可出现慢性胸痛、发绀及杵状指（趾）等症状，也可因脑栓塞、咯血、胸腔出血等并发症危及生命。PAVF 发病的直接原因是未经氧合的肺动脉血直接经过异常交通支进入肺静脉，导致肺静脉血的血氧饱和度减低，致使受体循环供血的组织缺氧。因此，患者临床症状的严重程度与“右向左分流”程度密切相关[1]。若形成的交通支很小或分流程度很少，则患者基本无症状，甚至一生不会发病。但当分流程度超过患者耐

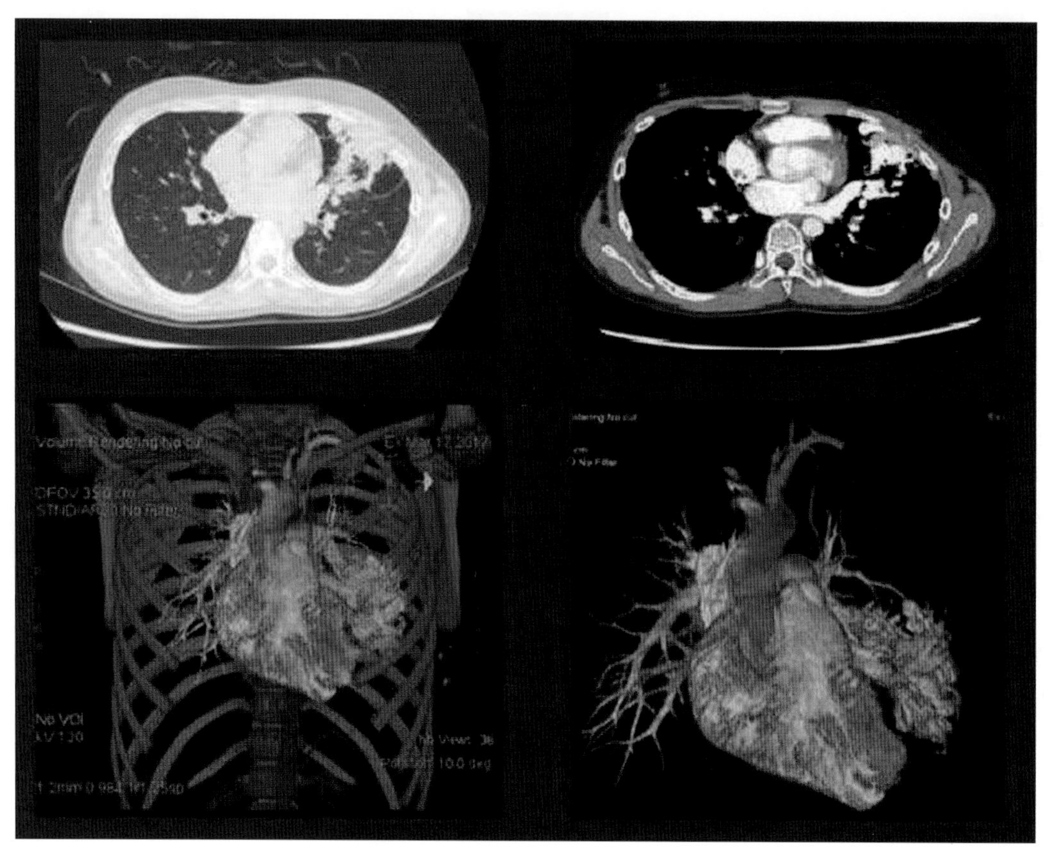

病例图 9-3 胸部增强 CT 及三维重建图像

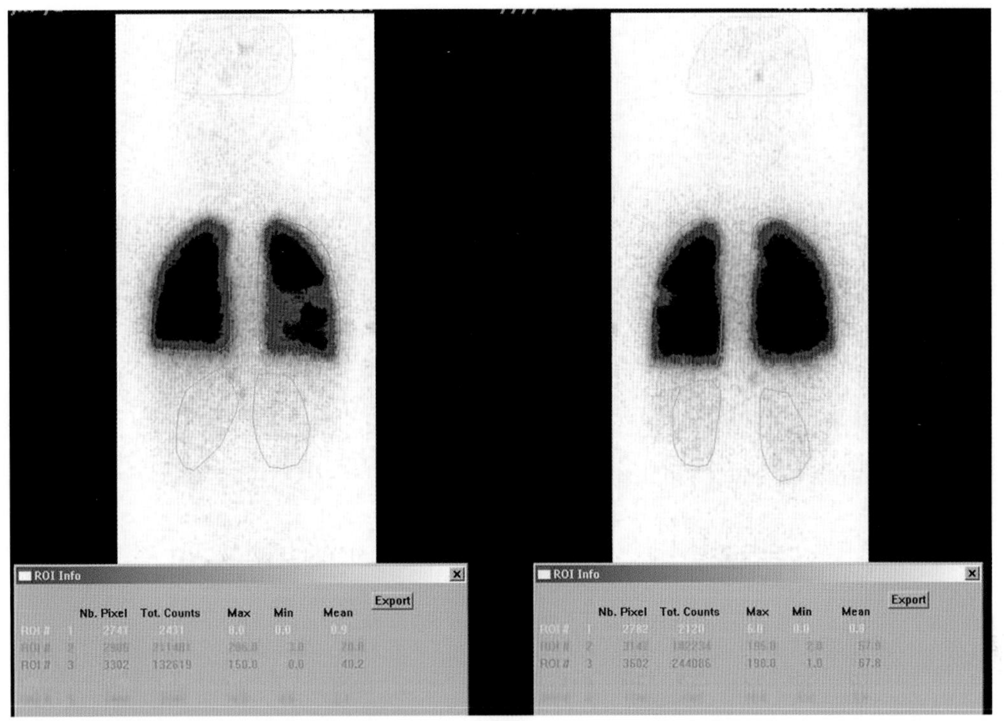

病例图 9-4 术后 ^{99m}Tc-MAA 肺灌注显像，全身前、后位平面显像及 ROI 区计数

受度，则可表现出相应症状。因此，有些患者在静息状态下无任何症状，一旦活动量增加——例如本例患者“跑 100 米后”，即可出现症状。手术治疗是 PAVF 最常见的治疗方法，包括介入治疗、栓塞术、外科干预等。

肺通气 / 灌注显像在临床上用以诊断和鉴别肺栓塞。其应用的关键是 ^{99m}Tc-MAA 为直径 10 ～ 90 μm 的大分子颗粒，正常情况下可通过毛细血管前血管，但被阻拦在肺毛细血管中，不能到达体循环。当存在“右向左分流”时，^{99m}Tc-MAA 经异常交通支直接进入肺静脉，然后依次经左心房、左心室进入体循环，并可见一些血流丰富、富含毛细血管的脏器如甲状腺、肝、肾和脑等显影。但由于为心脏供血的冠状动脉血流量低，所以心脏一般不会显影 [2]。存在 PAVF 时，异常交通支不能阻拦 MAA，使得病变局部呈显像剂分布缺损状态，而肺外脏器有不同程度的显影。其显影程度与“右向左分流”程度密切相关，应用 ROI 技术即可准确测量体循环显影程度，从而间接反映“右向左分流”程度，以指导治疗。但需要强调的一点是，上述前提需除外心内分流及检查过程中的技术因素。

值得注意的是，应用肺通气 / 灌注显像并不能用来诊断 PAVF。首先，^{99m}Tc-MAA 肺灌注显像所能显示的不论是显像剂分布缺损区还是“右向左分流”，都不是 PAVF 的特异性表现 [3]：肺栓塞、慢性阻塞性肺疾病、支气管肺癌、肺隔离症等的病灶均可出现显像剂分布缺损区，肝性肺病、心内右向左分流等可出现体循环显影，甚至 MAA 标记率太低或 MAA 颗粒太小也可以造成假阳性。其次，虽然联合显像剂分布缺损区和“右向左分流”两种表现综合判断 PAVF 具有一定特异性，但仍然无法与体动脉-肺血管瘘（systemic artery to pulmonary vessel fistula，SAPVF）等复杂罕见的血管解剖疾病相鉴别。因此，增强 CT 仍是非常重要的，甚至是必不可少的辅助检查方法，其可以提供明确的形态信息及明确有无合并其他畸形。确诊的“金标准”仍然是肺动脉造影。

总之，肺通气 / 灌注显像在肺血管相关疾病中有着重要的应用价值，不仅是诊断肺血管相关疾病的重要手段，同时也是一种评估病情、检测疗效的方法，在判断分流程度及随访观察疗效方面应用便捷。同时需注意，解读图像时要结合临床及其他辅助检查综合判断。

参考文献

[1] Ito K，Kurihara K，Ishibashi A，et al. Cut-off value for normal versus abnormal right-to-left shunt percentages using（99m）Tc-macroaggregated albumin. Nucl Med Commun，2011，32：936-940.

[2] Surasi DS，Manapragada P，Bhambhvani P. Lung perfusion imaging in hepatopulmonary syndrome using（99m）Tc macroaggregated albumin. J Nucl Cardiol，2015，22：586-588.

[3] Gandhi SJ，Babu S，Subramanyam P，et al. Tc-99m macroaggregated albumin scintigraphy-indications other than pulmonary embolism：A pictorial essay. Indian J Nucl Med，2013，28：152-162.

（刘志谋　阚英　杨吉刚）

病例 10 肾动态显像用于机械性或非机械性梗阻性肾积水的诊断与治疗评估

病史及检查目的

患儿，男，1 岁，孕 28 周时发现右肾积水，孕期及出生后定期行超声复查，结果示右肾积水逐渐加重。查体腹部可触及一包块，质硬；尿色、尿量大致正常，无腹痛、发热等症状。近期泌尿系统超声：左肾 6.2 cm×2.3 cm，肾盂前后径 0.8 cm，肾盏锐利；右肾 11.5 cm×5.2 cm，肾盂、肾盏扩张，肾盂前后径 6.0 cm，实质厚 0.3 cm；双侧输尿管未见扩张。为进一步了解双侧上尿路引流情况及分肾功能，行利尿肾动态显像。

利尿肾动态显像

检查方法及影像所见：静脉注射 ^{99m}Tc-DTPA 后按常规方法行利尿肾动态显像。肾动脉灌注显像中左肾于腹主动脉显影后 4 s 见动脉早期充盈，右肾充盈不佳。肾功能相显像中左肾显影清晰，体积及位置正常；右肾显影浅淡，中央见显像剂缺损，体积明显增大。左肾皮质摄取显像剂及清除显像剂的速率稍延缓，右肾皮质摄取及消除显像剂异常。注射后 20 min 左侧肾盂、肾盏可见显像剂滞留。肾图：左侧肾图峰时延长，峰值正常，c 段下降缓慢，注射利尿剂后曲线明显下降，30 min 达半排；右侧肾图呈低水平延长线型，注射利尿剂后曲线未见下降。峰时：左侧 5.5 min，右侧 26.0 min（正常值＜4.5 min）；20 min 残留率：左侧 64.9%，右侧 100%（正常值＜50%）。肾小球滤过率（GFR）（ml/min）：左侧 51.0，右侧 2.5。双肾分肾功能比例：左侧 95.4%，右侧 4.6%（病例图 10-1）。

检查意见：右肾重度积水，呈机械性梗阻表现，右肾功能重度受损，近似无功能；左肾功能大致正常，左侧肾图呈非机械性梗阻图形。双肾 GFR（ml/min）：左侧 51.0，右侧 2.5；双肾分肾功能比例：左侧 95.4%，右侧 4.6%。

临床随访结果

根据现有检查，患儿右侧肾盂输尿管连接部梗阻诊断明确，为解除梗阻、缓解症状、保护并改善患肾功能，予腹腔镜离断式肾盂成形术。4 个月后复查肾动态显像，结果提示患儿右肾积水好转，右肾功能明显改善（病例图 10-2）。

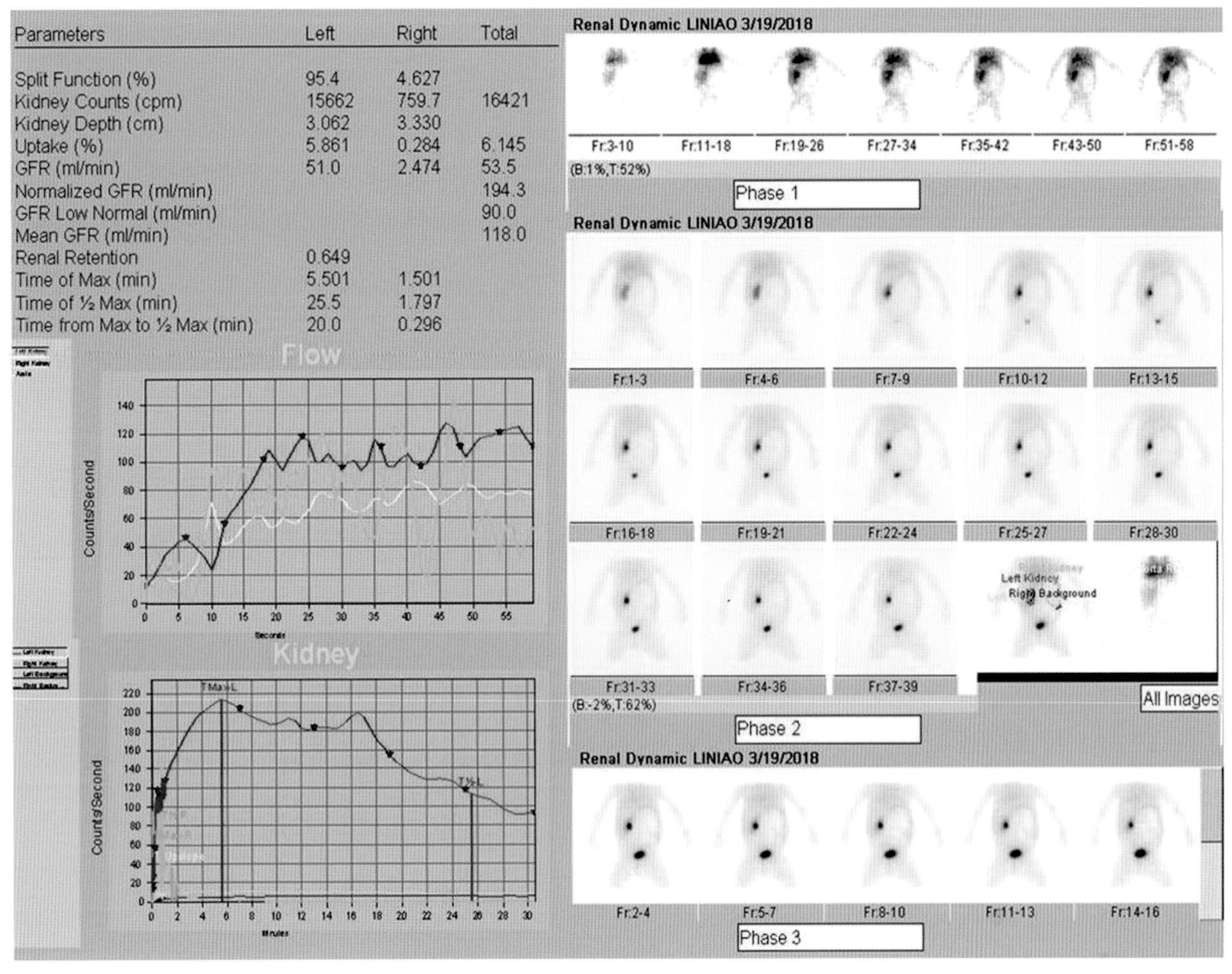

病例图 10-1　患儿术前利尿肾动态显像

病例相关知识及解析

先天性肾积水是小儿泌尿生殖系统疾病中发病率最高的疾病之一，小儿肾积水的发病率约为1∶1500，其中约40%是肾盂输尿管连接部梗阻（pyelo-ureteric junction obstruction，PUJO）所致。PUJO是尿液从肾盂流入近端输尿管受阻，导致集合系统继发扩张，并可能引起肾功能损害的一种泌尿系统畸形[1]。

PUJO使尿液流出受阻，导致肾盂、肾盏内压力增高，肾小管压力增大，如果不能及时治疗，集合系统内压力长期持续增加，肾血流量减少，导致肾缺血性损伤和不可逆的病理改变，称为梗阻性肾病。根据欧洲泌尿外科学会（European Association of Urology，EAU）2017年版《肾盂输尿管连接部梗阻指南》（以下简称为指南），建议肾积水胎儿的出生后检查应包括泌尿系统超声、利尿肾动态显像及选择性排尿性膀胱尿道造影。其中放射性核素肾动态显像是一种无创性检查方法，可直接观察患肾的形态变化，并评价其功能受损程度，对于肾功能的评估明显优于超声检查和静脉肾盂造影。

美国胎儿泌尿外科协会（Society of Fetal Urology，SFU）建议将肾积水分为5级：0级（无肾盂扩张）、1级（仅肾盂扩张）、2级（肾盂扩张，肾盏可见）、3级（肾盂、肾盏均扩张）、4级（肾盂、肾盏扩张更严重，并有肾皮质变薄）。指南建议，对于轻度单侧或双侧肾积水（SFU1～2级或前后径＜10 mm）只需超声随访，暂时没有必要进行肾动态显像；对于没有膀胱输尿管反流（VUR）的单侧或双侧中重度肾积水（SFU3～4级，前后径＞10 mm）、肾积水输尿管扩张的患者，行放射性核素利尿肾动态显像检查。指南建议应用利尿性肾图评估分肾功能和肾图曲线类型。建议重度肾积水患儿在出

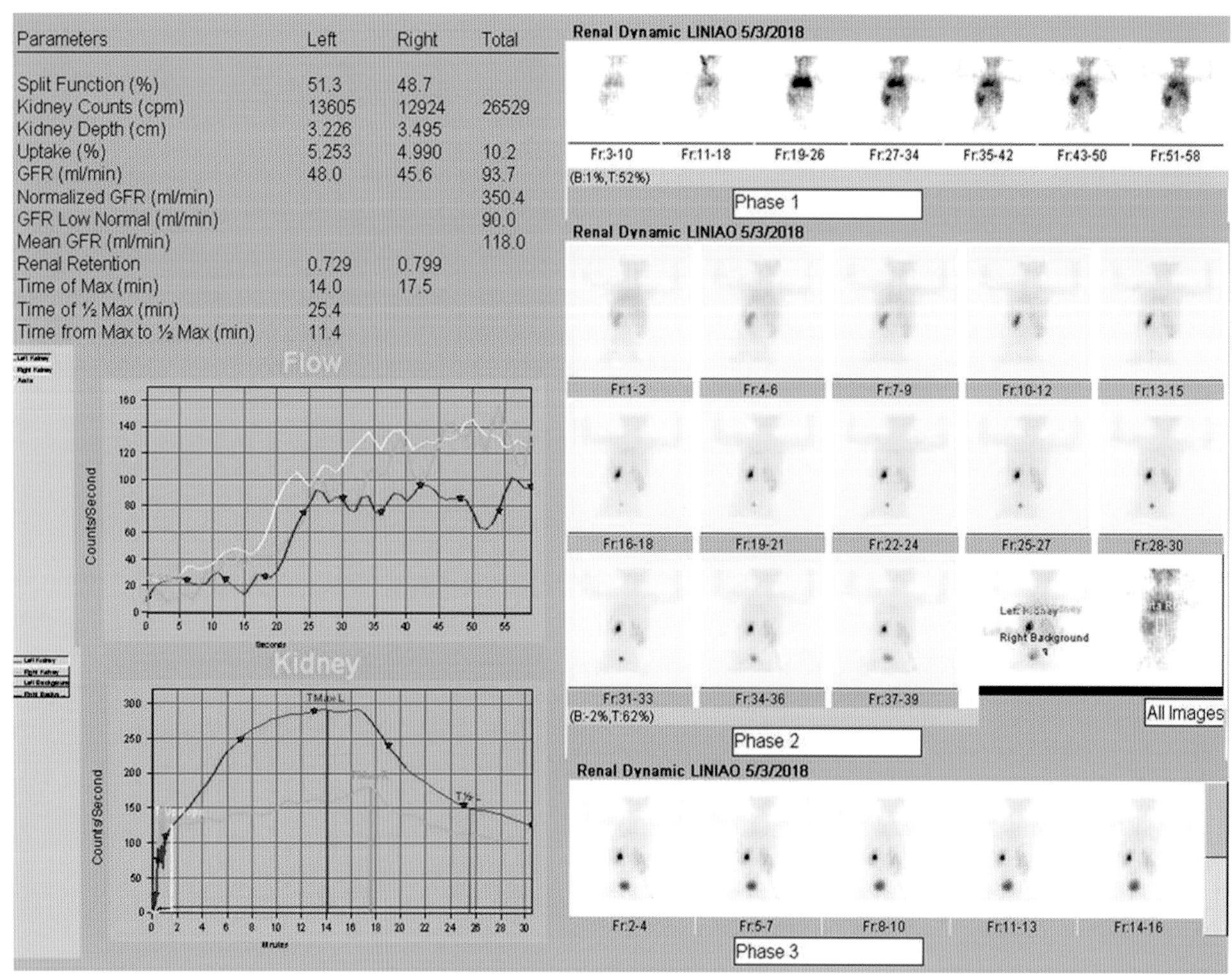

病例图 10-2 患儿术后利尿肾动态显像

生后 6 ～ 8 周行利尿肾动态显像检查；如果出生后随访泌尿系统超声显示积水加重，建议随时行利尿肾动态显像检查；如果重度肾积水持续无好转，可 3 个月后复查利尿肾动态显像。推荐利尿剂应用剂量为：1 岁以下婴儿呋塞米 1 mg/kg，1 岁以上患儿 0.5 mg/kg，最大剂量不能超过 40 mg。

不同程度肾积水的肾动态显像图像特点[2]：轻度肾积水时，患肾影较健侧轻度增大，肾实质显像剂分布欠均匀，早期肾盂处见显像剂缺损范围小于 1/2 肾，利尿后缺损区内逐渐出现显像剂浓聚并能随时间延长而排出。中度肾积水时，患肾影中度增大，肾实质变薄，显像剂分布不均，肾盂区显像剂缺损范围大于 1/2 肾，利尿后期可见缺损区显像剂浓聚，但排出缓慢。重度肾积水则表现为患肾影明显增大，呈大片状显像剂缺损，肾实质极薄、稀疏，显像剂摄取少，利尿后缺损区可有少量放射性充填或无明显变化（病例图 10-3）。根据呋塞米介入后肾图曲线的变化，可将尿路梗阻分为 3 类：机械性梗阻型、混合性梗阻型和非机械性梗阻型。当肾功能受损严重时，利尿剂反应差，往往难以评估梗阻类型。肾动态显像还可用于判断梗阻的定位，梗阻部位以上表现为放射性滞留。通常肾盂饱满呈“鸟嘴状”，输尿管不显影，提示为肾盂输尿管连接部梗阻，而输尿管扩张迂曲多为输尿管膀胱连接处梗阻。

肾动态显像在小儿肾积水中的应用不仅限于梗阻类型的判断及肾功能评价，还可用于治疗效果的评估。PUJO 预后较好，尽管有些患儿肾积水非常严重，但是与严重的肾发育不良或发育不全不同，其受累侧肾仍然有相对较好的肾功能。对于梗阻致分肾功能受损或系列检查分肾功能下降、肾盂前后径增加、SFU4 级重度肾积水患者，指南建议手术治疗。

术后应用肾动态显像可以评估肾功能及上尿路梗阻恢复情况，客观评价治疗效果。肾实质及肾盂、

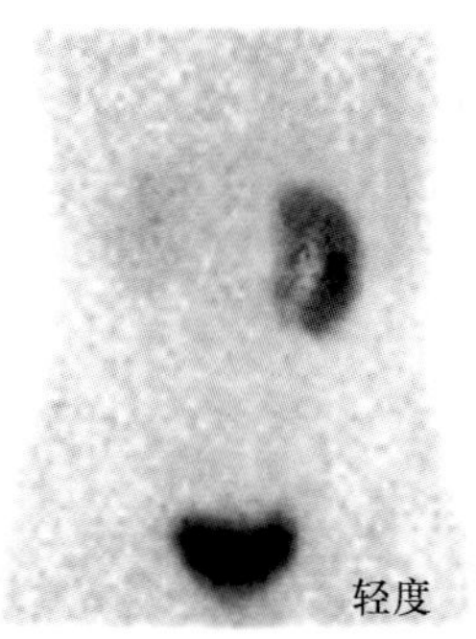

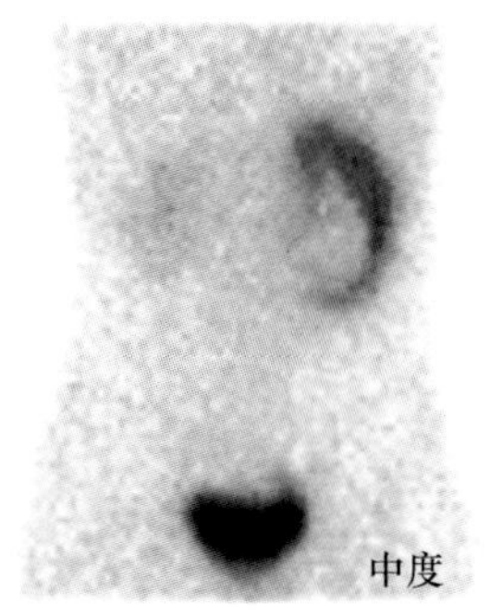

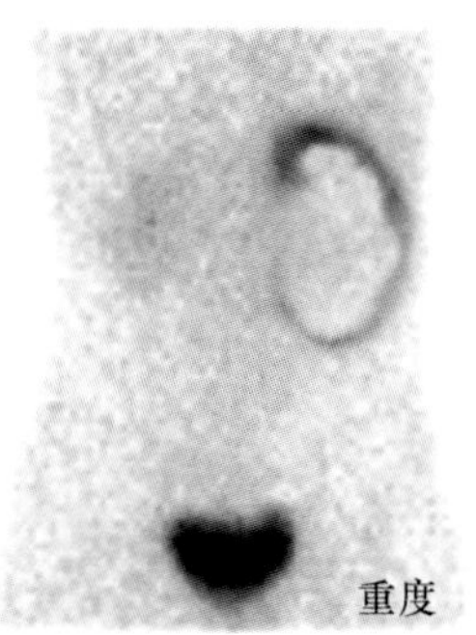

病例图 10-3　肾积水程度示意图

肾盏内的放射性分布情况是反映术后肾功能变化的指标之一。术后肾实质放射性摄取增加，肾皮质显像较术前清楚，提示肾功能有所恢复。而滞留在肾盂、肾盏内的放射性明显减少为梗阻完全解除，放射性没有变化则无显著改善，介于两者之间为部分解除。有研究显示，在解除梗阻的 3 个月内，肾功能恢复最明显，而后则恢复缓慢。治疗对肾图的影响主要体现在 c 段斜率的变化，术后梗阻解除，则 c 段下降速率恢复正常或较术前好转。

需要注意的是 Gates 法主要是针对成人，儿童肾深度较浅，会出现高估，且新生儿肾发育不成熟，往往存在显像剂摄取不均匀，甚至出现肾轮廓不规则的情况，因此仅参考 GFR 对患肾功能进行评价意义不大。半排时间（$t_{1/2}$）常用作尿路梗阻的评估指标，但患儿的 $t_{1/2}$ 经常受到诸多因素影响，比如镇静不成功导致患儿在检查中移动，会严重影响肾图曲线，故用 $t_{1/2}$ 作为定量指标评价尿路梗阻情况时需要结合肾图曲线及实际情况做出综合判断。

参考文献

[1] Tekgül S，Dogan HS，Hoebeke P，et al. EAU guidelines on paediatric urology. Arnhem：European Association of Urology，2016：290-323.

[2] 叶智轶，王辉，李佳宁，等.（99m）Tc-双半胱氨酸利尿肾动态显像评价小儿先天性肾盂积水手术前后肾功能. 中华核医学杂志，2010，1：32-34.

（王昱　王巍）

病例 11　肾静态显像诊断肾盂肾炎

病史及检查目的

患儿，男，5 个月，因持续发热 1 天入院。患儿 1 天前无明显诱因持续发热，最高体温 39.3℃，伴有畏寒，无明显寒战、抽搐，无流涕、吐泻。曾服退热剂后仍然反复高热。实验室检查：血常规示白细胞 26×10^9/L，中性粒细胞相对值 59.5%，超敏 C 反应蛋白（hsCPR）119.0 mg/L，降钙素原（PCT）2.530 ng/ml（↑），红细胞沉降率（ESR）69 mm/h（↑），巨细胞病毒抗体 CMV-IgM（－）、CMV-IgG（＋）（提示既往感染）。尿常规示白细胞（＋＋），蛋白尿（＋），镜检白细胞 2 ～ 4/HP（提示尿道感染）。尿培养（－）。腹部彩超双肾、输尿管及膀胱正常。为进一步明确诊断，行 ^{99m}Tc-二巯基丁二酸（^{99m}Tc-DMSA）肾静态显像。

肾静态显像

检查方法与影像所见： 静脉注射 ^{99m}Tc-DMSA 2.5 h 后行双肾前位、后位、左后斜位及右后斜位平面显像（病例图 11-1），随后行局部断层显像（病例图 11-2）。结果示左肾显影较清晰，形态尚规整，体积稍大，上极皮质见显像剂分布明显稀疏近缺损区，范围约为 1.4 cm×1.0 cm，与正常区摄取比值约为 0.27；右肾中部外侧缘及上极内侧缘皮质显像剂分布稀疏，范围大小约为 2.3 cm×1.6 cm、1.0 cm×0.5 cm，

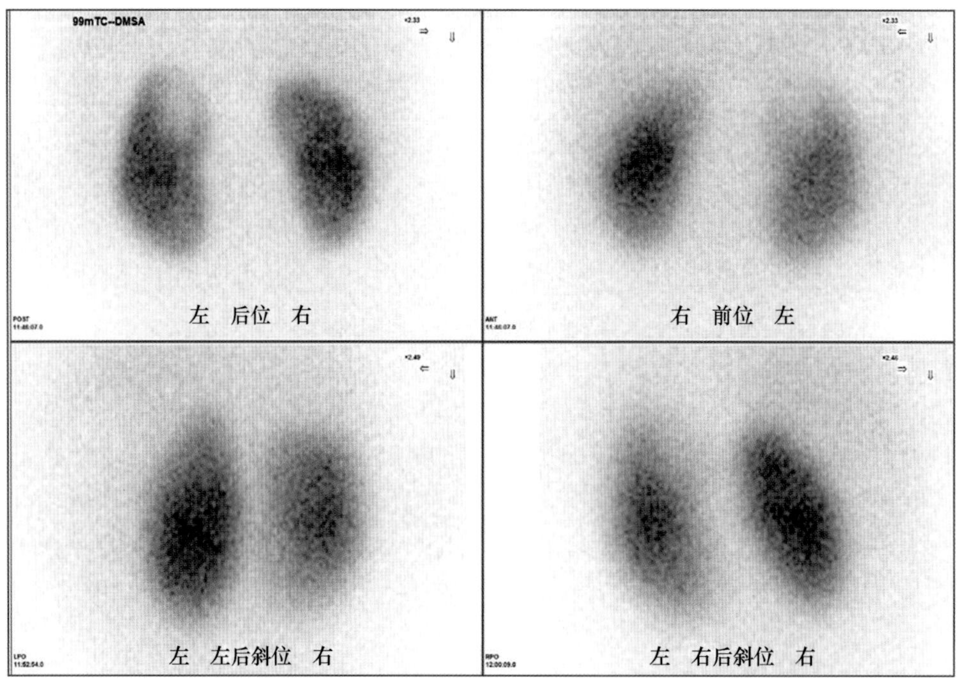

病例图 11-1 ^{99m}Tc-DMSA 肾静态平面显像

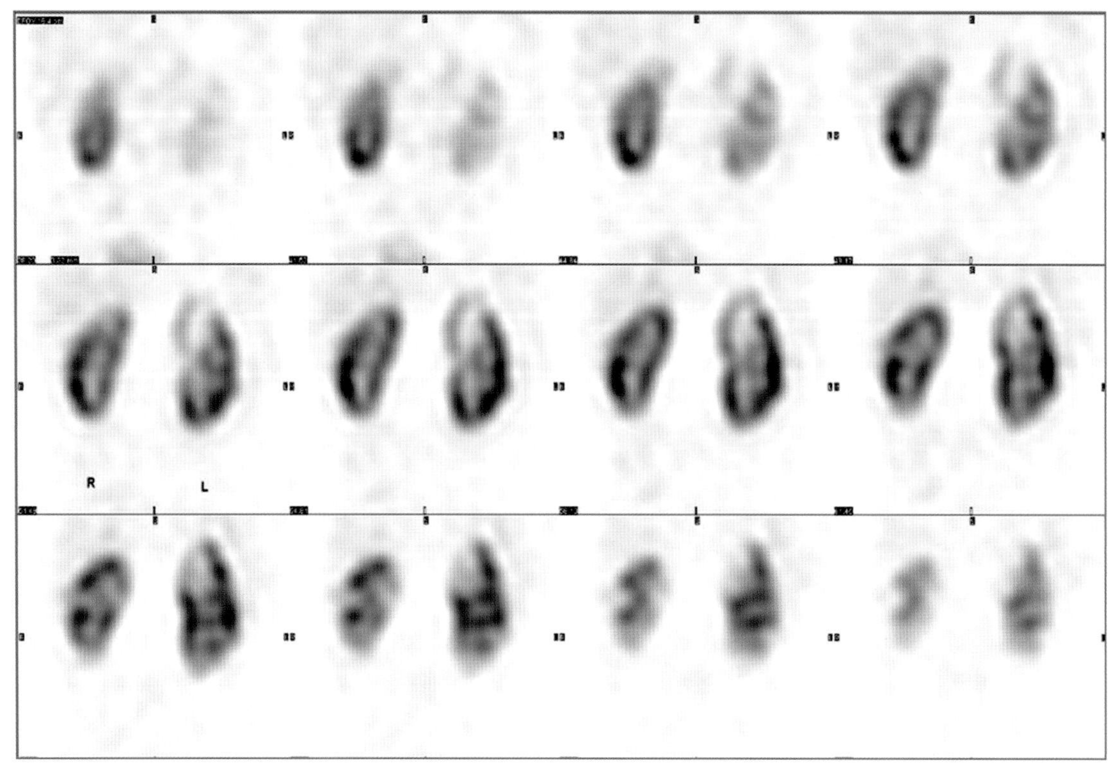

病例图 11-2 ^{99m}Tc-DMSA 肾静态断层显像

与正常区摄取比值约为0.35和0.40。断层像中上述部位皮质连续多层见显像剂分布明显稀疏，局部缺损；双肾大小约为：左肾6.2 cm×3.4 cm，右肾5.9 cm×3.2 cm；双侧分肾功能相对摄取比：左侧＝45.78%，右侧＝54.22%。

检查意见：左肾稍大，双肾多发皮质功能明显受损（Goldraich分级Ⅰ级），考虑急性肾盂肾炎所致。

最终临床诊断

患儿年龄较小，持续发热，hsCPR显著升高，临床全身感染症状重，初步诊断脓毒血症，但患儿无明显呼吸道及消化道症状，尿常规异常，诊断泌尿系统感染，后又持续高热，尿常规及肾静态显像明显异常，逆行泌尿系统造影结果正常，单纯急性肾盂肾炎诊断明确。经过8天抗炎治疗后，复查尿常规、尿沉渣镜检、尿红细胞形态均转阴，24 h尿蛋白定量正常。

病例相关知识及解析

^{99m}Tc-DMSA肾静态显像主要用于观察肾皮质功能情况。小儿肾、输尿管、膀胱及尿道由于在生长发育过程中的结构特点及部分先天畸形，导致大量微生物侵入尿路，较易发生泌尿道感染，临床诊断并不困难。然而，仅依靠实验室血、尿检查指标评价肾有无受损及鉴别上、下尿路感染却较为困难。超声检查被作为首选检查方法，可观察肾轮廓、大小，尤其对发现和诊断泌尿系统先天发育畸形有意义，但对于肾实质局部感染及瘢痕形成评估不敏感。静脉尿路造影（intravenous urography，IVU）可显示肾盂、肾盏、输尿管及膀胱基本形态结构，但不能对分肾功能进行定量评估。排泄性膀胱尿道造影（voiding cystourethrography，VCUG）是检查膀胱输尿管反流较理想的方法，同时可鉴别有无输尿管囊肿、尿道瓣膜和尿道憩室，但X线辐射剂量较高，无法进行定量分析。CT平扫可以初步诊断各种肾畸形，增强扫描可对肾功能状态做出评价，清晰显示肾分泌功能，以及肾实质、肾盂、肾盏、输尿管和膀胱的形态、位置、大小情况，但因其不能对分肾功能进行绝对定量评估，且造影剂对于肾功能影响程度目前还没有统一定论，需要谨慎使用；另一方面，没有低剂量扫描平台的CT，对处于生长旺盛周期的儿童存在较大电离辐射，也阻碍其不能作为常规检查方法。MRI无辐射、安全，软组织分辨率高，不需造影剂即可清晰显示泌尿系统结构，但对其分肾功能不能做定量评估，且检查时间长、噪声大，对不配合的患儿需要镇静制动，也制约了其在临床上普遍应用。

综上所述，临床对于肾盂肾炎及肾瘢痕诊断首选超声及肾静态显像法评估。在2015年欧洲泌尿外科学会（EAU）和欧洲儿童泌尿外科学会（ESPU）儿童诊治指南以及2016年中华医学会儿科学分会肾脏学组《［标准·方案·指南］泌尿道感染诊治循证指南（2016）》中均将^{99m}Tc-DMSA肾静态显像作为诊断肾盂肾炎及肾瘢痕的“金标准”[1]。

^{99m}Tc-DMSA和^{99m}Tc-葡庚糖酸钙（^{99m}Tc-GH）是临床上常用的两种肾皮质显像剂，在肾实质内停留时间较长。^{99m}Tc-DMSA主要与肾皮质近端小管的上皮细胞及近髓肾单位结合，滞留于肾皮质，注射后10 min摄取达高峰，仅25%的显像剂注射后早期经肾小球滤过并排入膀胱内，5 h内约54%聚集在肾实质内并保持相对稳定，皮髓质之比为22∶1，由于内部显像剂排泄缓慢，皮质显影清晰，肾盂及输尿管不显影或轻度显影。儿童剂量为1.85 MBq/kg（0.05 mCi/kg），最小剂量18.5 MBq（0.5 mCi），最大剂量185 MBq（5 mCi）。^{99m}Tc-GH部分被肾小球滤过快速排入尿液中，部分被肾小管上皮细胞重吸收并随时间延长逐渐增浓，从而可较长时间滞留在肾皮质内。此种显像剂早期可观察肾集合系统情况，延迟显像可清晰显示肾皮质功能形态学改变状况，可同时作为肾动态及静态显像剂。儿童剂量为7.4 MBq/kg，最小剂量为74 MBq，最大剂量为370 MBq。

急性肾盂肾炎由于肾实质局部缺血及肾小管功能障碍，导致在肾实质显像中对放射性核素摄取减少，表现为单侧或双侧肾的单发或多方显像剂稀疏、缺损区，也可表现为肾肿大，显像剂分布弥漫性稀疏。慢性肾盂肾炎则表现为肾影减小，肾萎缩，瘢痕部位显像剂摄取明显减低。美国核医学学会将肾实质放射性分布不均、有单个或多个放射性分布稀疏或缺损区、肾轮廓正常或稍肿胀作为诊断急性肾盂肾炎的标准。而改良后的 Goldraich 标准又提出 4 级评分法：0 级为正常，肾皮质放射性分布均匀；Ⅰ级为肾皮质放射性分布稀疏或缺损区≤ 2 个；Ⅱ级为肾皮质放射性分布稀疏或缺损区＞ 2 个，余肾皮质完好；Ⅲ级为肾皮质弥漫性放射性分布稀疏，伴或不伴局灶性缺损。当肾盂肾炎导致肾瘢痕形成时，则表现为肾容量减少、肾皮质变薄、肾形态异常（轮廓缩小或有楔形、卵圆形缺损等）。下尿路感染在肾静态显像中可表现为双肾位置、形态和轮廓正常，肾实质内放射性分布均匀[2]。实际临床应用中，肾静态显像对于急、慢性肾盂肾炎和肾皮质瘢痕的诊断阳性率明显高于超声、CT、静脉肾盂造影（IVP），且高于 MRI。因此，对于泌尿道感染观察肾损伤及瘢痕时，^{99m}Tc-DMSA 肾静态显像应作为首选的最佳影像检查方法[3]。

参考文献

［1］中华医学会儿科学分会肾脏学组 .【标准 · 方案 · 指南】泌尿道感染诊治循证指南（2016）. 中华儿科杂志，2017，55（12）：898-901.

［2］李益卫，钱蔷英，赵瑞芳，等，^{99m}Tc-DMSA 肾皮质显像和肾超声检查在小儿急性肾盂肾炎中的对比研究 . 中华核医学杂志，2010，30（5）：336-338.

［3］Enrico Vidall，Elisabetta Miorin，Pietro Zucchetta，et al. Usefulness of ^{99m}Tc-dimercaptosuccinic acid renal scan in the diagnosis and follow-up of acute tubulointerstitial nephritis in children. Clinical Kidney Journal，2017，10（5）：655-660.

（王芳　方磊）

病例 12 肾静态显像判断肾盂肾炎治疗疗效

病史及检查目的

患儿，男，6 个月。1 个月前开始出现间断发热，在当地抗炎治疗后好转，近 6 天再次出现发热而入院。既往史：3 个月前曾在我院行腹股沟疝手术。入院时查体：尿道口稍红，无明显哭吵、嗜睡、喂养困难等症状。实验室检查：蛋白尿（＋＋＋），白细胞 48.9/μl，β_2-微球蛋白（β_2-MG）2.79 mg/L；PCT 0.383 ng/ml（↑），hsCPR 13.0 mg/L，ESR 24 mm/h（↑）；IgG 2.83 g/L ＋ IgM 0.23 g/L ＋ C3 1.52 g/L（提示免疫低下）；巨细胞病毒抗体 CMV-IgM 阴性，CMV-IgG 阳性（提示既往感染）。入院后逆行尿路造影检查未见膀胱输尿管反流。为进一步明确诊断，行 ^{99m}Tc-DMSA 肾静态显像。

肾静态显像

检查方法及影像所见： 静脉注射 ^{99m}Tc-DMSA 3 h 后行双肾前位、后位、左后斜位及右后斜位平面显像（病例图 12-1）。影像结果示双肾显影清晰，右肾形态不规整，上极外侧缘皮质见显像剂分布稀疏缺损区，范围约为 2.3 cm×2.0 cm；左肾皮质内显像剂分布均匀，未见明显分布稀疏及缺损。双肾大小约为：左肾 5.9 cm×3.0 cm，右肾 5.9 cm×3.2 cm；双侧分肾功能相对摄取比：左侧＝ 55.46%，右侧＝ 44.54%。

检查意见： 右肾形态不规整，上极外侧缘皮质功能明显受损（Goldraich 分级Ⅰ级），考虑急性肾盂肾炎所致。

临床诊断及随访

患儿临床间断发热史，尿检异常，C 反应蛋白等炎症指标均增高，结合 ^{99m}Tc-DMSA 显像明确诊断为急性肾盂肾炎。经临床给予拉氧头孢抗感染治疗 1 周后复查上述指标均降至正常，感染控制。出院后继续口服抗生素 10 天。4 个月后患儿复查 ^{99m}Tc-DMSA 肾静态显像，原右肾上极外侧缘皮质功能明显修复好转，双侧分肾功能相对摄取比：左侧＝ 52.81%，右侧＝ 47.19%（病例图 12-2）。

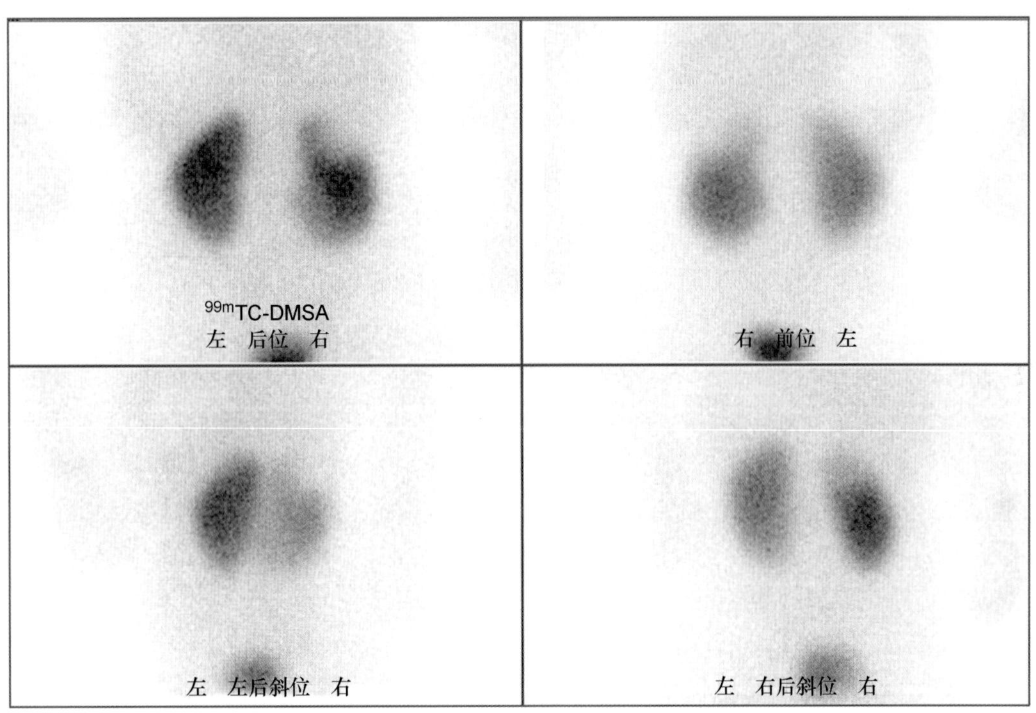

病例图 12-1 患儿 ^{99m}Tc-DMSA 肾静态显像

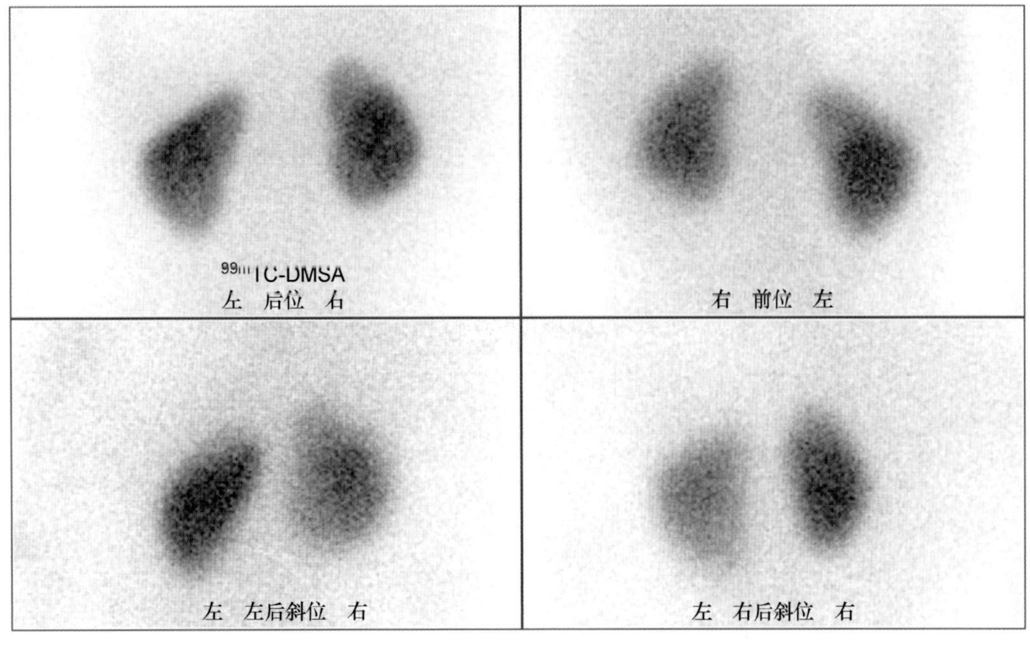

病例图 12-2 患儿治疗后 ^{99m}Tc-DMSA 肾静态显像

病例相关知识及解析

临床上泌尿道感染较易诊断，但若鉴别上、下尿路感染，仅依靠实验室检查难以区分定位，而肾静态显像可以清晰显示双侧分肾皮质摄取显像剂情况，从而判断皮质功能受损状况，帮助临床进行鉴别。2016年中华医学会儿科学分会肾脏学组在《[标准·方案·指南]泌尿道感染诊治循证指南（2016）》中已明确指出，肾静态显像是诊断急性肾盂肾炎的“金标准”[1]。此显像是一项安全、方便及无创性检查，可早期发现病变并及时规范化治疗，为临床诊疗及随访评估提供准确依据，从而有效预防和阻止皮质瘢痕发生，提高患儿的长期生存质量。目前此项检查已广泛应用于儿科临床。

肾静态显像（renal static imaging）又称肾皮质闪烁显像（renal cortical scintigraphy），是经静脉注射能够通过肾且缓慢排泄的显像剂，随血流经肾能被肾小球滤过或肾小管摄取分泌，大部分被肾皮质近曲小管上皮细胞重吸收并与胞质内巯基结合，从而能够较长时间在肾皮质内滞留，通过平面或断层显像清晰显示分肾皮质影像，可获得双侧分肾位置、大小、形态及肾实质功能改变情况，同时也可显示肾实质内占位，以及鉴别腹部肿物与肾的关系。做此项检查时患儿一般无须特殊准备，对于无法配合的患儿需镇静剂制动，常用镇静剂及剂量为水合氯醛0.4～0.5 ml/kg。注射显像剂后2～3 h为最佳显像时间，视病情行3～6 h或24 h延迟显像。检查前应排空膀胱。平面显像探头采用低能通用型准直器，常规采取前位（ANT）、后位（POST）、左后斜位（LPO）及右后斜位（RPO），根据病情必要时加行左侧位（LL）和右侧位（RL）；二维平面显像不能清晰显示病灶时，应常规加做断层显像，探头配置低能高分辨准直器，能峰为140 keV，窗宽为20%，矩阵为64×64或128×128，每帧3°～6°或20～40 s，共采集360°。采集结束后平面图像无须特别处理，断层图像需选择适当参数进行轴位、冠状位及矢状位三平面重建。

肾静态显像临床常用于以下情况：

（1）急性肾盂肾炎及肾瘢痕的诊断：急性肾盂肾炎在婴幼儿中较常见，当临床实验室指标变化不明确时，对其定性很难，常规肾B超在肾实质损伤不严重、形态学未发生变化时，常常难以评估[2]。急性肾盂肾炎若没有得到及时诊治，继而可引起肾实质坏死，形成皮质瘢痕（病例图12-3），最终造成肾性高血压或慢性肾衰竭等。因此对于急性肾盂肾炎，早期诊治极为重要。而辐射量较小的肾静态显像主要观察肾皮质损害，能够做出分肾皮质功能的相对定量评估，且具有较高的敏感性及特异性。

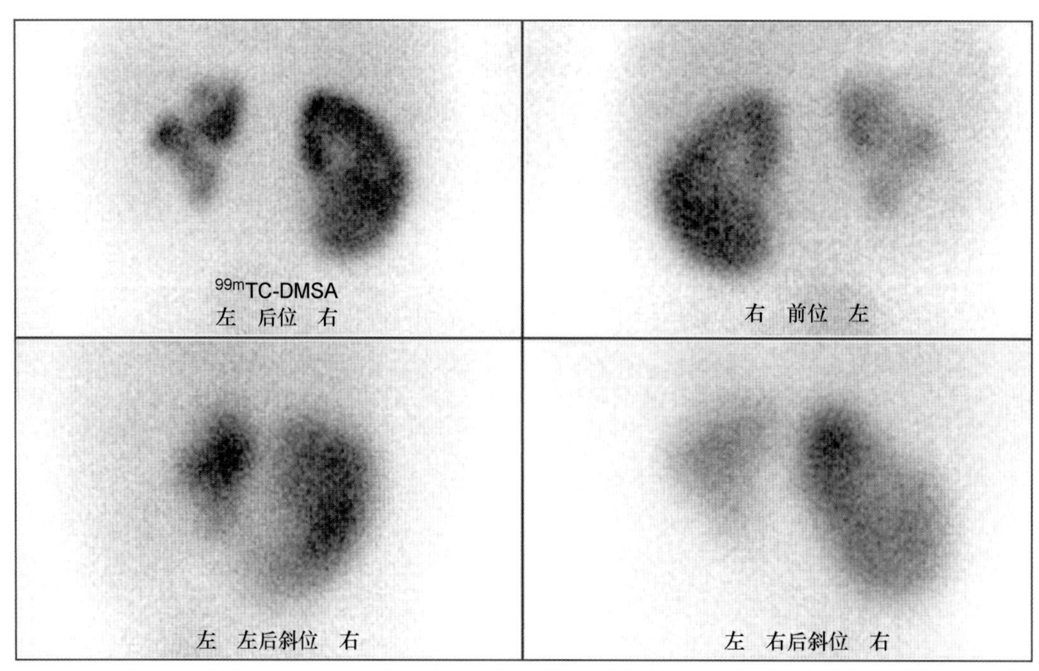

病例图12-3 7个月男婴，临床诊断为急性肾盂肾炎，^{99m}Tc-DMSA肾静态显像示左侧肾瘢痕，右侧肾积水

（2）先天性发育异常：肾静态显像对于肾形态及位置异常的诊断优于常规B超及平扫CT等影像学检查方法，常用于马蹄肾、异位肾、孤立肾及多囊肾等的诊断（病例图12-4），同时对于鉴别腹部肿块与肾的关系具有高度敏感性，儿童腹膜后常见肿瘤如肾母细胞瘤、神经母细胞瘤及畸胎瘤等肿瘤来源难以区分时，此显像具有准确定位肿瘤来源的价值。

（3）肾内占位性病变：对于儿童发生在肾的良、恶性肿瘤，如常见的肾母细胞瘤、肾囊肿、脓肿、肾转移瘤及肾血管瘤等，此项显像仅能显示肾皮质内显像剂分布稀疏、缺损范围及大小，无法对肾内病变性质做出判断[3]，病变性质需要进行同机CT扫描进一步明确诊断。

^{99m}Tc-DMSA肾静态显像应用于临床多年，在儿科应用较普遍，成人相对应用较少，其能够对肾盂肾炎及肾瘢痕进行准确诊断，特别是对上述疾病进行临床疗效评估，具有其他影像学方法不可替代的价值。近两年来随着高端型SPECT/CT的临床大量投入使用，以往单纯功能显像诊断不明确的病变，常需结合B超、CT或MRI检查进行综合分析评估，现SPECT容积断层、SPECT/CT中的同机CT平扫及增强可以对病变进行进一步定性，得到SPECT/CT融合成像的多种诊断信息，改变以往单纯显像无法定性的历史。

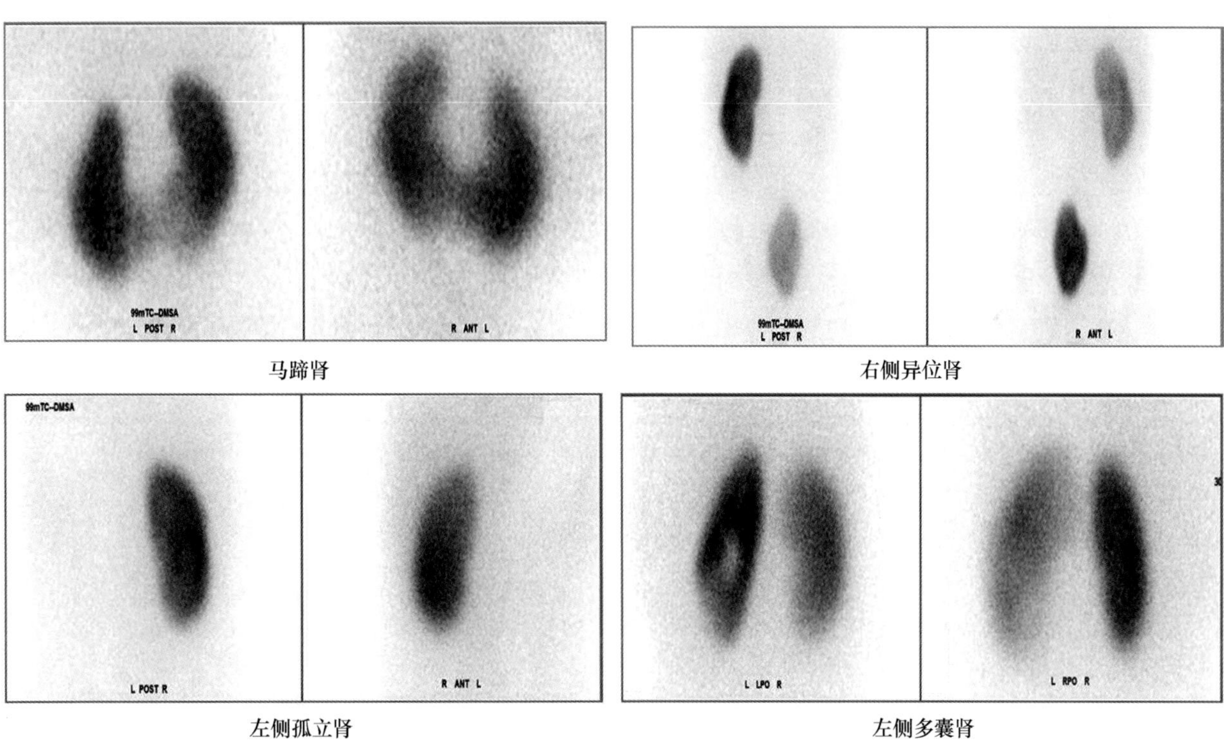

病例图12-4 肾静态显像诊断先天性发育异常

参考文献

［1］中华医学会儿科学分会肾脏学组.【标准·方案·指南】泌尿道感染诊治循证指南（2016）.中华儿科杂志，2017，55（12）：898-901.

［2］李益卫，钱蔷英，赵瑞芳，等. ^{99m}Tc-DMSA肾皮质显像和肾超声检查在小儿急性肾盂肾炎中的对比研究.中华核医学杂志，2010，30（5）：336-338.

［3］陈跃，庄红明，杨吉刚，等.儿科核医学.北京：人民卫生出版社，2013.

（王芳　吴敏）

病例 13 脑血流灌注显像用于癫痫定位诊断

病史及检查目的

患儿，女，4 岁 11 个月，1 年前无明显诱因出现浑身无力、瘫软，1 ～ 2 min 后自行缓解，后出现反复发作性睡眠中转醒，惊恐伴蹬踏摆动 8 月余。我院头颅 MRI 检查示右侧侧脑室旁脱髓鞘病变，同期视频脑电图示醒睡期右侧多导多量高波幅棘波或尖慢波、多棘慢波发放。临床诊断为癫痫。给予奥卡西平抗癫痫治疗后上述症状仍有发作，表现为睡眠状态下突发睁眼，惊恐表情，双眼向左偏斜，左上肢稍僵直，双下肢蹬踏，伴有瘪嘴，持续约 1 min 自行缓解，频率 1 ～ 2 次 / 日。临床继续调整抗癫痫药物，给予左乙拉西坦、丙戊酸钠、拉莫三嗪等各种抗癫痫药物控制不佳，仍频繁发作（午睡 3 次 / 日，夜间 4 ～ 5 次 / 日）。患儿年幼不能准确描述发作前先兆，半年前完善疾病基因分析“未见疾病相关性较高变异”。现复查脑电图示：右侧额-颞区较多量高波幅尖慢波、慢波或节律发放。门诊以“难治性癫痫”入院。患儿自发病以来精神、反应较差，睡眠较差，饮食尚可，颈软，耸肩有力，脾气较前暴躁。临床拟手术治疗。为进一步帮助定位致痫灶，分别行发作期和发作间期 ^{99m}Tc-ECD 脑血流灌注显像。

脑血流灌注显像

发作期显像：患儿癫痫发作后立即快速注射显像剂，注射后 20 min 行脑血流灌注显像（病例图 13-1）。断层显像示各层面图像显影较清晰，大脑皮质边缘轮廓完整，大脑外侧裂、中央沟、顶枕沟显示较清晰；右侧额叶、颞叶、顶叶皮质显像剂分布明显浓聚，以额叶为著（最大处差值 19.46% ～ 21.04%）；左侧额叶、颞叶、顶叶、枕叶、双侧基底节区、丘脑及小脑显像剂分布尚均匀，相应区域未见明显异常的显像剂分布稀疏及缺损。

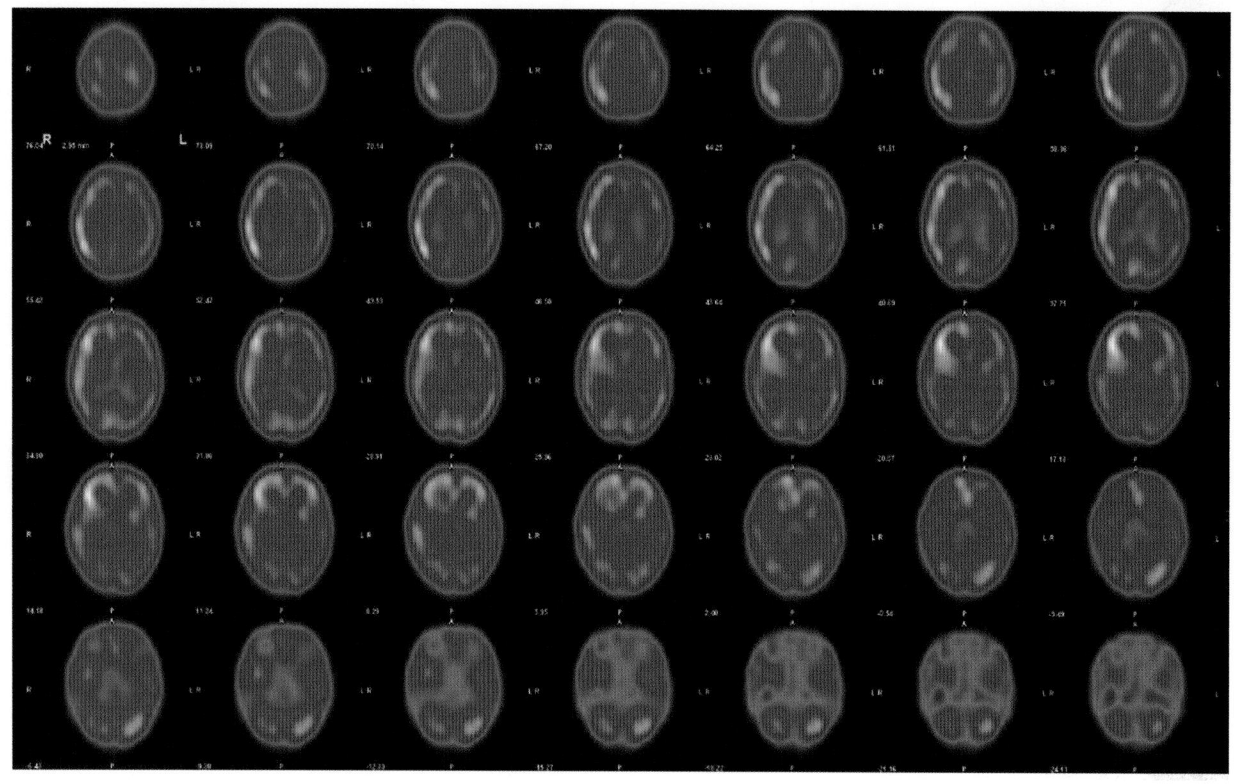

病例图 13-1 癫痫发作期 ^{99m}Tc-ECD 脑血流灌注显像横断位图像

发作间期显像：患儿癫痫发作间期注射显像剂，注射后 28 min 行脑血流灌注显像（病例图 13-2）。断层显像示右侧额叶、颞叶皮质显像剂分布较对侧稀疏（最大处计数差值 13.70% ～ 16.58%），右侧小脑皮质显像剂分布较对侧稍浓聚，左侧额叶、颞叶、顶叶、枕叶皮质显像剂分布较均匀，双侧基底节、丘脑显像剂分布亦均匀，未见明显异常的分布稀疏及缺损。

检查意见：癫痫发作期及发作间期脑血流灌注断层显像示：右侧额叶、颞叶皮质血流灌注异常，额叶为甚；考虑为致痫灶所在可能性大。

临床随访结果

手术切除病损脑组织，右侧额叶、颞叶灰白色脑组织三块送检，总体积 2 cm×3 cm×0.6 cm。病理见脑组织部分神经元变性，神经胶质细胞增生，可见嗜神经现象，血管周围及脑组织中散在少许 T 细胞浸润。患儿手术后半个月复查头颅 CT，颅内病灶处见术后水肿，额叶蛛网膜下腔少量出血，双侧侧脑室稍大（病例图 13-3）。3 个月后回访，癫痫症状已控制未再发作，临床表现仅左侧肢体反应较右侧稍差。

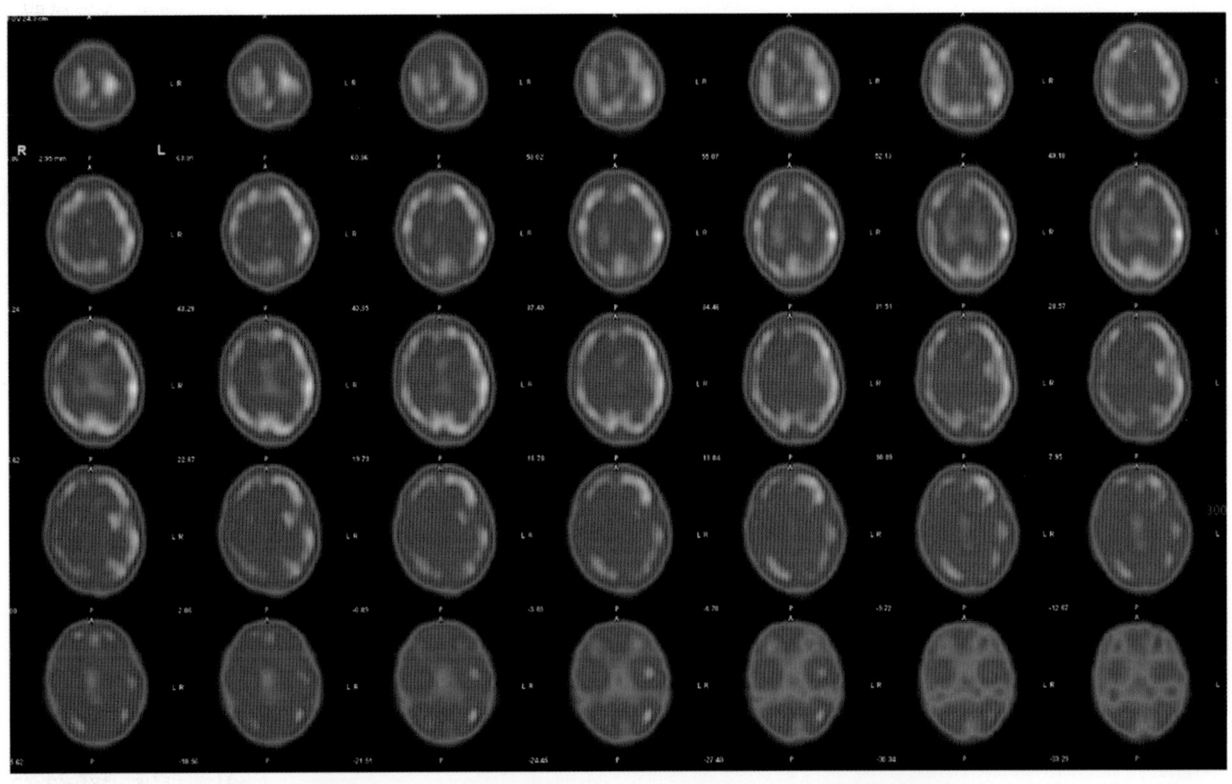

病例图 13-2 癫痫发作间期 ^{99m}Tc-ECD 脑血流灌注显像横断位图像

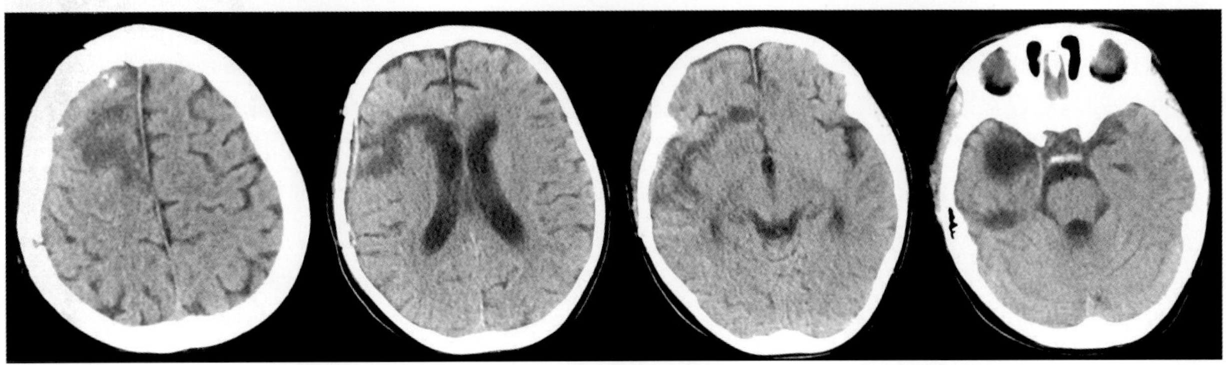

病例图 13-3 术后半个月复查头颅 CT

第一部分 儿科疾病

病例相关知识及解析

脑血流灌注显像所用显像剂具有脂溶性高、电中性且分子量小的特征，可以通过正常血-脑屏障，进入脑组织后在水解酶或酯解酶的作用下转换为水溶性物质或者分解成失去脂溶性但带有电荷的次级产物，不能再反向通过血-脑屏障，从而可较长时间滞留在脑组织内。该显像剂进入脑细胞内的量与局部脑血流量（rCBF）成正比，通过观察显像剂在脑组织内的放射性分布状态，依靠 SPECT 断层显像及计算机重建处理技术，可以判断 rCBF 的相对定量值。而 rCBF 一般与局部脑功能代谢平行，故该显像在一定程度上反映了局部脑功能状态。

脑血流灌注显像常用显像剂有 ^{99m}Tc-双半胱乙酯（^{99m}Tc-ECD）、^{99m}Tc-六甲基丙烯胺肟（^{99m}Tc-HMPAO）等。^{99m}Tc-ECD 主要优点为配制方便、价格便宜，在脑组织中摄取率高，脑 / 非脑组织比值高，对比度好，图像结构较清晰，显像剂停留时间能够满足临床诊断需求，体外稳定性好，体内经肾排泄快；缺点为随时间延长显像剂在脑组织内分布有细微变化，总放射性浓度每延长 1 h 约下降 10%。^{99m}Tc-HMPAO 的主要特点为脑内分布相对稳定，停留时间长；缺点为体外稳定性差，标记后 30 min 必须注入体内，显像剂经肠道排泄较慢。目前国内使用 ^{99m}Tc-ECD 较为普遍，儿童使用剂量为 7.4 ～ 11.1 MBq/kg（0.2 ～ 0.3 mCi/kg），最小剂量 37 MBq（1.0 mCi），最大剂量 740 MBq（20 mCi）。此外，还有一些其他显像剂，如 ^{99m}Tc-苯丙胺（^{99m}Tc-IMP），由于其在脑组织中的再分布现象及产品价格昂贵，在国内应用受到限制；^{133}Xe 显像剂优点为可以反映局部脑血流绝对定量，缺点为在脑组织内滞留时间短，常规 SPECT 显像效果不佳，设备性能要求高，在临床难以普及。

癫痫为神经元同步异常放电增加的一种慢性神经性疾病，临床上由多种原因引起，在小儿较常见，表现为自发的、反复的、不可预测的癫痫发作，同时对躯体、认知、精神心理和社会功能等多方面产生不良影响。我国 0 ～ 14 岁儿童癫痫发病率为 151/10 万，患病率为 3.45‰，5 岁内占 50% 左右[1]。癫痫临床上可分为全面性和局灶性（部分性）两型，前者分为原发性及继发性，后者分为单纯部分性及复杂部分性。小儿除原发性（病因不明）外，以颞外癫痫为主，多由先天性疾病引起，常见脑回移行及旋转异常，如皮质发育不良、局灶性皮质发育不良（focal cortical dysplasia，FCD）、无脑回或巨脑回畸形、多小脑回畸形、灰质异位、脑裂畸形、海绵状血管瘤及动静脉畸形；也可见于遗传性疾病，如结节性硬化、脑颜面血管综合征等；继发于后天的各种肿瘤、创伤及感染等同样可引起癫痫。其中脑皮质发育不良最多见，是婴儿期药物耐受性癫痫的第一原因。致癫痫性肿瘤以低度星形细胞瘤、少突胶质细胞瘤、神经节神经胶质瘤、脑膜瘤和胚胎发育不良性神经上皮肿瘤（dysembryoplasric neuroepithelial tumor，DNET）最为常见。上述疾病用一种或几种抗癫痫药物治疗，60% ～ 80% 的病例可控制癫痫，但 20% ～ 40% 的病例通过药物无法控制癫痫发作，构成药物难治性癫痫，需要外科手术干预，60% ～ 70% 的儿童癫痫患者在术后临床症状得到缓解或控制。而癫痫手术是否成功，从根本上取决于术前定位是否正确，精准定位对于外科手术至关重要；也可术前选择侵入性监测定位，但存在感染、硬膜外血肿、头痛、颅内压增高等一系列风险。

对于致痫灶术前定位，需要进行术前评估，包括临床症状、视频脑电图（v-EEG）、神经心理学测试、精神病学评估和神经影像学表现等诊断测试。脑电图（EEG）敏感性高，是癫痫首选检查方法，但其不足之处是难以对致痫灶进行精确定位。CT 扫描仅作为紧急情况下（如外伤时）的检查方法。MRI 对软组织分辨率高，发现难治性癫痫的敏感性较高（达 85%），可大大减少颅内电极植入定位，因此可作为癫痫的常规检查方法；然而对于特发性、全面性癫痫患者，MRI 的诊断价值较小。随着高端影像设备迅猛发展，功能影像与解剖影像有机融合，疾病的精准诊断率大幅提高；发作间期 PET 及发作期 SPECT 与 CT 或 MRI 融合图像可以实现对脑血流量进行定量评估及精确定位诊断，从而为临床致痫灶定位提供极有价值的影像参考数据。在怀疑多发性病变、MRI 阴性、皮质发育不良诊断不明确或 MRI 病灶与 v-EEG 定位不一致时，SPECT 显像是唯一能够诊断致痫灶的影像学方法[2]。

癫痫发作过程分为发作期、发作后期及发作间期。发作期的药物注射时间是关键，理想情况是在患儿癫痫发作开始后、截止前将药物注射完成，因此应事先建立好静脉通道，并将注射器严格密封。患儿在发现癫痫发作之前，即应持续接受脑电图技术人员监护；在癫痫发作时，迅速注射示踪剂。儿童颞外癫痫发作时间短，持续时间一般在 15 ～ 30 s，实际上很难获得突发癫痫发作的 SPECT，很多情况下只能得到发作后 SPECT。因此，良好的沟通较为重要。发作期病灶过度放电导致局部脑血流量及代谢明显增加，致痫灶及其传导通路显像剂放射性浓聚增高，但致痫灶显示更加显著，此时对准确定位致痫灶的价值很高；大多数情况下为同侧大脑皮质放射性浓聚增高，但颞叶癫痫中有 25% 可表现为双侧浓聚增高，其中致痫灶增高更明显，而对于颞叶复杂部分性癫痫，可发生局部脑血流灌注降低致放射性浓聚减低。

癫痫发作后期：在癫痫症状消失后 2 ～ 15 min 内注射药物，药物注射后到达病灶的时间尤为重要。此期致痫灶放射性浓聚减低，而传导通路浓聚仍然增高。

癫痫发作间期：此期致痫灶较正常脑皮质的放射性分布稀疏（减低），常见于颞叶、额叶及颞顶叶。此时对于 MRI 检查阴性者有意义，可以协助致痫灶定位，阳性率高于 EEG 及 MRI 检查。

总之，据文献报道，发作期 SPECT 脑血流灌注显像敏感性为 97% ～ 100%，发作后期为 75% ～ 77%，发作间期相对较低，仅为 43% ～ 44%[3]。因此，将发作期、发作间期及 EEG 结果综合分析，对致痫灶定位具有高敏感性及精确性。而通常对于结果判定，目前很多仍以视觉分析为主，若条件许可，在有正常数据库的情况下，肉眼观察与软件分析（SPM 或 SISCOM）联合应用，可显著提高致痫灶的定位精准性[4]。

参考文献

[1] 江载芳，申昆玲，沈颖，等，诸福棠实用儿科学 . 北京：人民卫生出版社，2015.

[2] Setoain X，Carreno M，Pavía J. PET and SPECT in epilepsy. Rev Esp Med Nucl Imagen Mol，2014，33（3）：165-174.

[3] 潭天轶 . 临床核医学 . 北京：人民卫生出版社，2013.

[4] Peng Fu，Fang Zhang，Jianqing Gao，et al. NeuroGam software analysis in epilepsy diagnosis using ^{99m}Tc-ECD brain perfusion SPECT imaging. Med Sci Monit，2015，21：2801-2808.

（王芳　邵剑波）

病例 14　脑血流灌注显像用于判断儿童脑死亡

病史及检查目的

患儿，男，3 岁，1 月余前因上呼吸道感染间断服用多种药物，包括抗生素、抗病毒药物，呼吸道症状好转，后出现皮肤、尿色发黄，实验室检查提示肝功能异常，而病毒性肝炎、自身免疫性肝炎等相关实验室检查均为阴性，患儿于诊疗过程中出现意识障碍，病情危重。查体呈深昏迷状态，格拉斯哥昏迷评分（Glasgow coma scale，GCS）3 分，双侧瞳孔等大等圆固定，直径 5 mm，对光反射消失。临床诊断为急性肝衰竭（药物性肝损害？），肝性脑病（Ⅳ期）。患者经保肝降胆、降氨治疗，床旁血液滤过治疗，肝功能未见好转，血氨稍下降，持续深昏迷、呼吸机辅助通气状态。为评估患儿脑血流灌注情况，行核医学 ^{99m}Tc-ECD SPECT/CT 脑血流灌注显像。

^{99m}Tc-ECD 脑血流灌注显像

检查方法及影像所见： 注射药物后即刻行前位平面像连续动态采集（即血流相，1 秒 / 帧，共采集 300 帧），结果示脑实质内未见放射性明显分布（病例图 14-1）。随后行头部 SPECT/CT 断层显像（病例图 14-2），脑实质（大脑、小脑、脑干）仍未见明确放射性分布影，同机 CT 显示脑沟、脑回模糊、显示不清，脑室变窄、脑池结构显示不清；脑实质密度弥漫性减低，双侧大脑半球为著（病例图 14-3）。

检查意见： ^{99m}Tc-ECD SPECT/CT 脑血流灌注显像显示脑实质血流相、灌注相未见放射性分布影，考虑脑血流灌注显著降低，高度提示脑死亡可能。

病例相关知识及解析

全脑死亡的定义是 1968 年由哈佛大学医学院首次提出，研究认为脑死亡是包括脑干在内的全脑功能丧失的不可逆状态。临床医学中脑死亡的定义和诊断标准一直存在争议，在婴幼儿及儿童中做出判断的条件尤为严苛。2011 年美国婴幼儿和儿童脑死亡判定指南提出的临床诊断标准需满足以下条件：已知原因的不可逆的昏迷；脑干反射消失；呼吸停止；肌张力弛缓，无自发性和反射性活动；以上条件需经 2 名不同的主治医师、间隔 12 h 以上的 2 次判定来确认[1]。

准确做出脑死亡的诊断向来是困难的，一些辅助检查可帮助临床医生做出判断，脑血管造影中确定 4 条血管脑血流消失是诊断脑死亡的“金标准”，但在婴幼儿中实施起来比较困难。脑电图（EEG）确定脑电活动静止和放射性核素脑血流灌注显像进行脑血流量测定是诊断婴儿和儿童脑死亡的最常用方法。

脑血流灌注显像原理是：分子量小、电中性且具有脂溶性的脑血流灌注显像剂可以通过正常的血-脑屏障，随后会在酶的作用下发生水解、脱羧，失去电中性或发生构型转化等，因此，不能反向通过血-脑屏障从而滞留在脑组织和脑细胞内，这些显像剂的分布情况与局部脑血流量（rCBF）成正比，通过

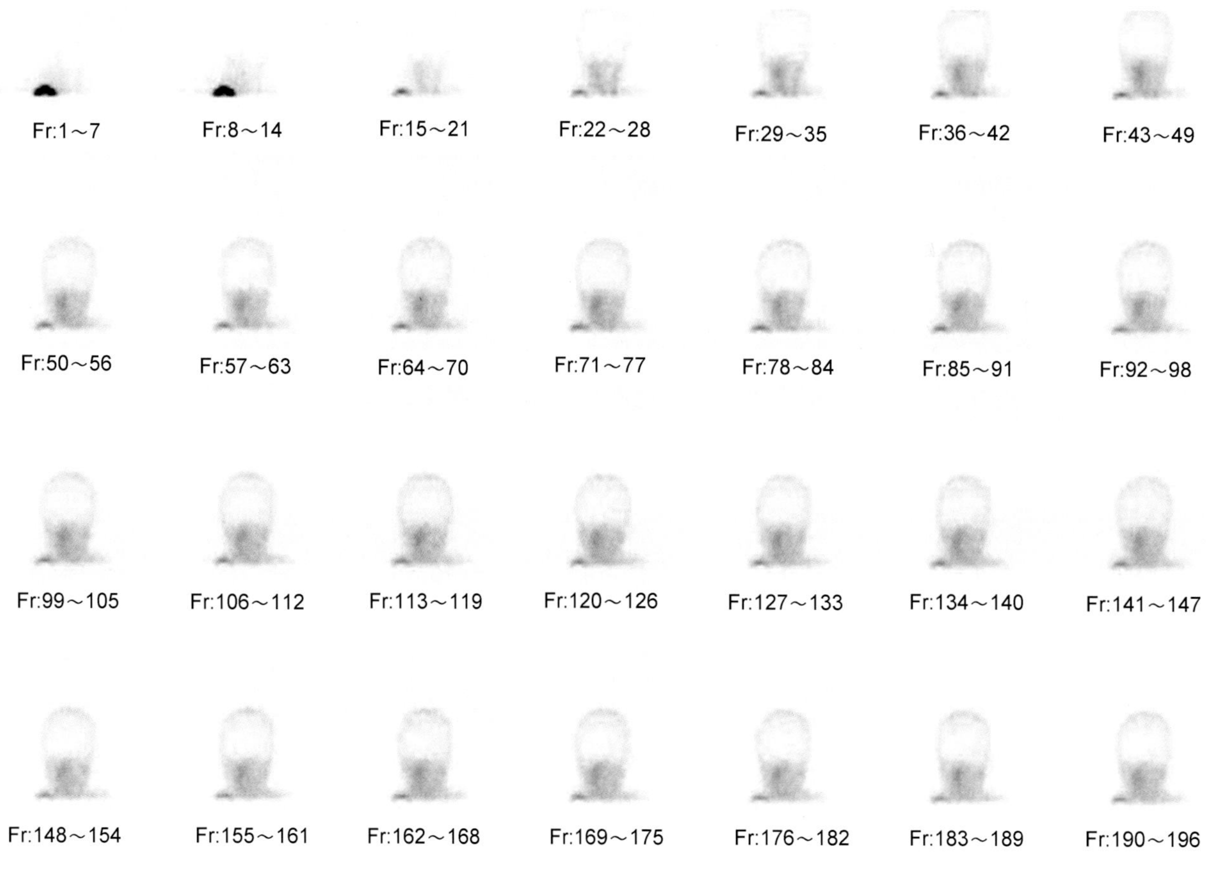

病例图 14-1 动态前位连续图像（血流相）示，脑实质内未见放射性分布影

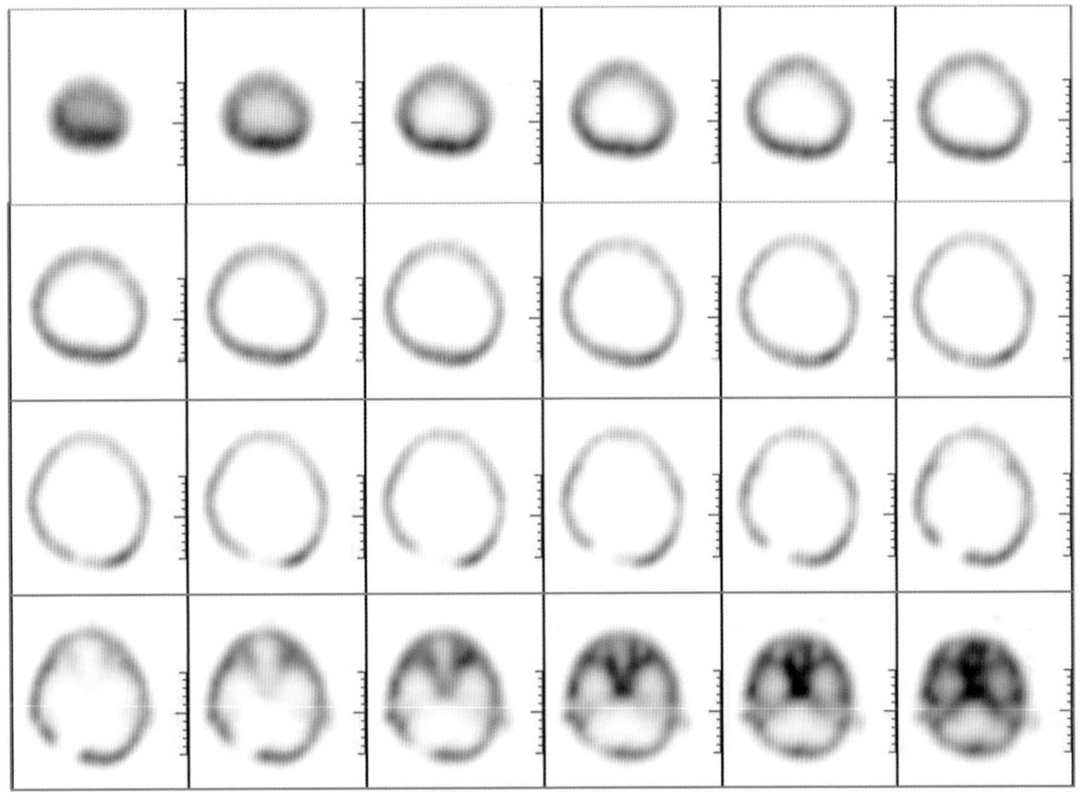

病例图 14-2 横断位 SPECT 连续断层图像

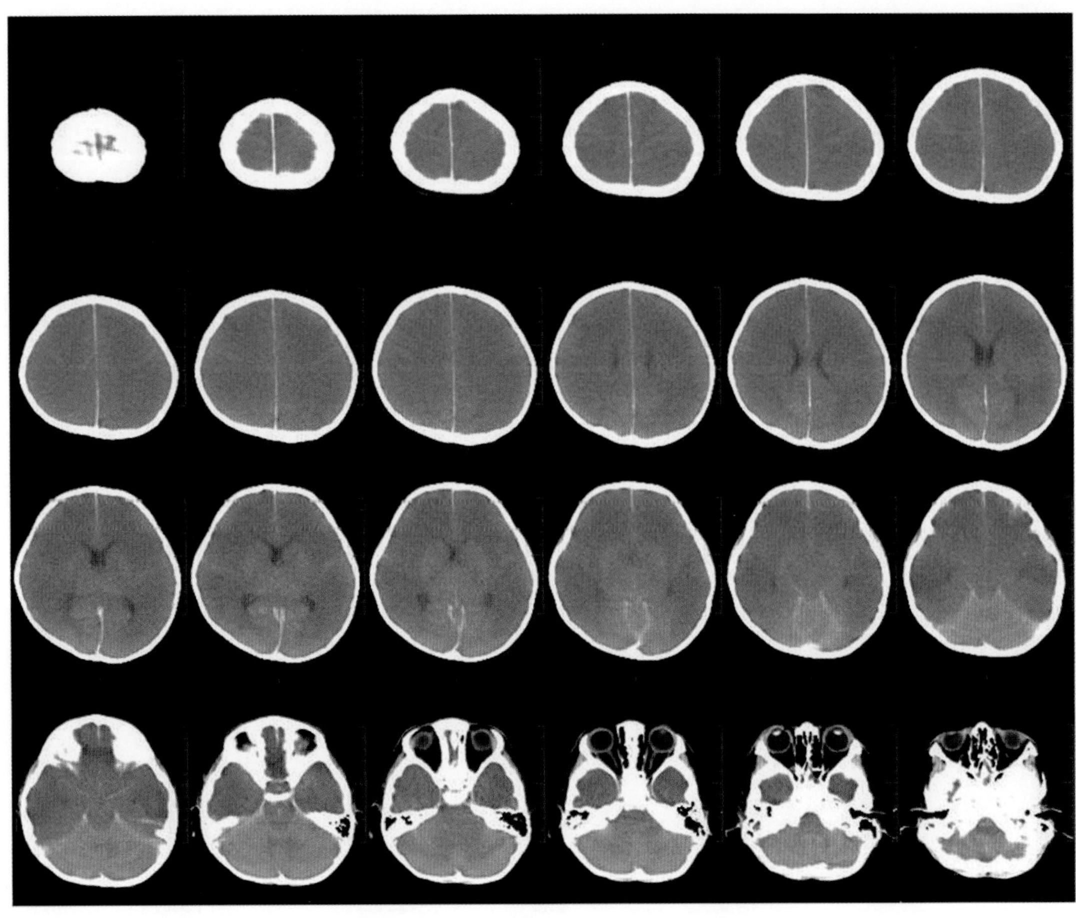

病例图 14-3 横断位 CT 连续断层显像

所得到的图像，可以观察到受检者的脑血流灌注情况。SPECT 脑血流灌注显像剂有 ^{99m}Tc-ECD、^{99m}Tc-HMPAO、^{123}I-IMP 等，其中 ^{99m}Tc-ECD 尽管脑内分布随时间有轻微变化，由于体外稳定性好、体内清除较快、脑/非脑组织比值较高、图像质量好，仍成为国内较常用的 SPECT 脑血流灌注显像剂。PET 脑血流灌注显像剂包括 ^{15}O-H_2O、^{13}N-$NH_3 \cdot H_2O$ 等，但由于半衰期较短，需加速器生产，在国内的应用受到一定限制。

脑血流灌注显像剂在脑内的分布不仅反映脑血流灌注状况，还与脑细胞的功能状态有关。正常情况下，脑血流灌注显像应表现为功能活跃的脑皮质和灰质核团神经元部位放射性浓聚，而白质、脑室区由于神经元较少而放射性分布较低，两侧大脑半球放射性分布基本对称（由于两侧半球功能不尽一致，可能存在一定差异）。断层影像上≥ 2 个方位断面见范围> 2 cm×2 cm 异常放射性减低、缺损或浓聚区，神经核团、小脑显影不对称，脑室、白质区域扩大等均提示为异常表现。

脑血流灌注显像是一种安全、易行的检查，对婴幼儿、儿童适用，然而目前国内外对脑血流灌注显像在婴幼儿及儿童脑死亡诊断中应用的研究较为有限。国外指南总结了来自所有年龄组 681 名疑似脑死亡儿童的 12 项研究的脑血流量（CBF）数据，发现 86% 的患儿 CBF 停止，并且在进行一次以上检查的患儿中并未发现结果的改变。Munari 等的研究也证实了 SPECT 脑血流灌注显像在脑死亡诊断中的可靠性，并且由于检查是无创的，它是脑血管造影诊断“金标准”的一个很好的候选[2]。国内一项研究显示 62 例疑似脑死亡患儿中 80.5% 脑血流灌注显像脑内未见放射性分布，而 19.5% 脑血流灌注显像示脑内可见少量放射性分布，但最终全部脑死亡。由此可见，当脑血流灌注显像脑内未见放射性分布时，可提示为脑死亡，而少量的放射性分布亦不能排除脑死亡或短期进展为脑死亡的可能[3]。

应注意的是，包括脑血流灌注显像在内的所有辅助检查手段并非诊断脑死亡的必备项目，且均不能代替神经检查。当神经检查结果无法确定、由于患者身体状况未能完成检查或怀疑受到药物干扰时，可以考虑应用辅助检查。脑血流灌注显像作为一种安全、易行的检查方法，在诊断脑死亡（特别是婴幼儿及儿童脑死亡）中的应用价值应受到重视。

参考文献

[1] Nakagawa TA，Ashwal S，Mathur M，et al. Guidelines for the determination of brain death in infants and children：an update of the 1987 Task Force recommendations. Crit Care Med，2011，39：2139-2155.

[2] Munari M，Zucchetta P，Carollo C，et al. Confirmatory tests in the diagnosis of brain death：comparison between SPECT and contrast angiography. Crit Care Med，2005，33：2068-2073.

[3] 杨吉刚，庄红明 . 儿童脑死亡患者脑血流灌注显像特点 . 中国医药导报，2012，9（15）：165-167.

（张抒欣　阚英）

病例 15　脑血流灌注显像诊断小儿肝性脑病

病史及检查目的

患儿，男，9 个月，皮肤黄染 9 个月，哭闹、精神差 2 天，发热 1 天。患儿出生后第 2 天出现皮肤黄染，生后 2 个月皮肤黄染仍未完全消退，考虑胆道闭锁，后于首都儿科研究所行胆道探查，确诊胆道闭锁Ⅲ型。入院后行原位肝移植术，术后出现意识障碍，伴间断癫痫发作。查体见全身皮肤、巩膜中度黄染，无瘀斑、瘀点，无肝掌及蜘蛛痣，右上腹可见一手术瘢痕，腹稍膨隆。触诊腹软，无肌紧张，全腹无压痛及反跳痛，未触及异常肿物，肝肋下 3 cm 可及，质软，缘锐，脾肋下未触及。实验室肝功能检查：谷丙转氨酶（ALT）191 U/L，谷草转氨酶（AST）134 U/L，总胆红素（TB）20.14 μmol/L，直接胆红素（DB）10.31 μmol/L，血氨 147 μmol/L。为评估神经系统功能情况，行 ^{99m}Tc-ECD 脑血流灌注显像。

脑血流灌注显像

检查方法及影像所见：患儿封闭视听 5 min 后，静脉注射 ^{99m}Tc-ECD 5 mCi，15 min 后行脑血流灌注显像（病例图 15-1）。采用 Siemens T16 SPECT/CT 进行显像，配低能高分辨平行孔准直器。患儿取仰卧位，头部置入头托内，固定头部。采集矩阵 128×128，放大倍数 1.23，探头旋转 180°，30 秒 / 帧，共采集 32 帧。随后行 CT 扫描，扫描范围为颅顶至颅底部；CT 采集参数：管电压 130 kV，管电流 240 mA，螺距 0.55，重建层厚 3 mm，重建增量 3 mm，重建窗为中枢神经窗。结果显示双侧大脑皮质显像剂摄取弥漫性减低，双侧基底节、小脑显像剂摄取增高（病例图 15-2）。

检查意见：双侧大脑皮质放射性分布减低，而基底节区、小脑放射性摄取增高，结合患儿相关病史（肝移植术后，肝衰竭及神经精神症状），考虑肝性脑病可能性大。

病例相关知识及解析

肝性脑病（hepatic encephalopathy，HE）是由严重肝功能失调或障碍所引起，以代谢紊乱为主要特征的中枢神经系统功能失调综合征。小儿肝性脑病多是在肝衰竭的基础上发生，其病因与小儿肝衰竭病因相同。常见病因多为各种感染，尤其是病毒感染，如巨细胞病毒（CMV）、乙型肝炎病毒（HBV）、甲型肝炎病毒（HAV）、EB 病毒；此外，遗传代谢性肝病、肝内外胆道畸形、恶性组织细胞增生症、朗格汉斯细胞组织细胞增生症等均可致严重肝功能异常。目前认为血氨仍是肝性脑病发病的关键因素，γ-氨基丁酸（GABA）在发病中起协同作用。

小儿肝性脑病的诊断须有原发病（失代偿性肝硬化、急性肝衰竭、慢性肝衰竭急性发作或存在门体静脉分流等）或中毒等病因及实验室检查异常，其次有肝性脑病的各种诱因。临床表现为黄疸进行性

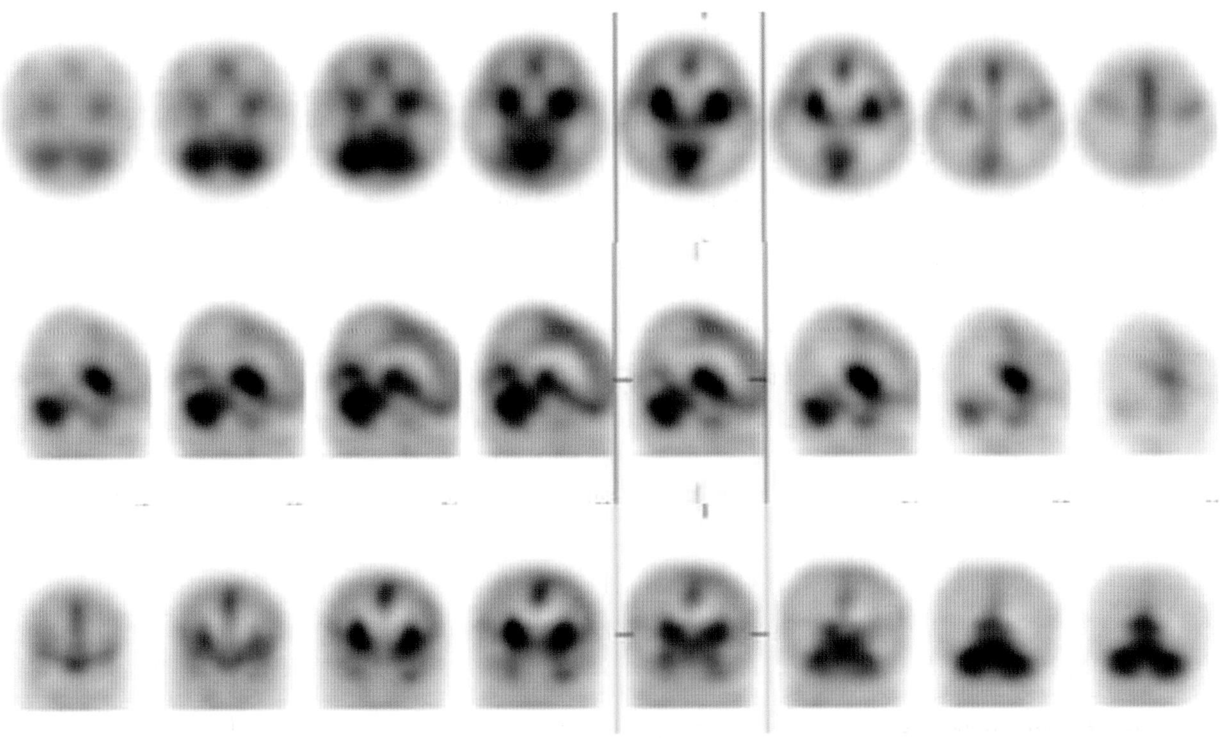

病例图 15-1 脑血流灌注显像三方位断层图像

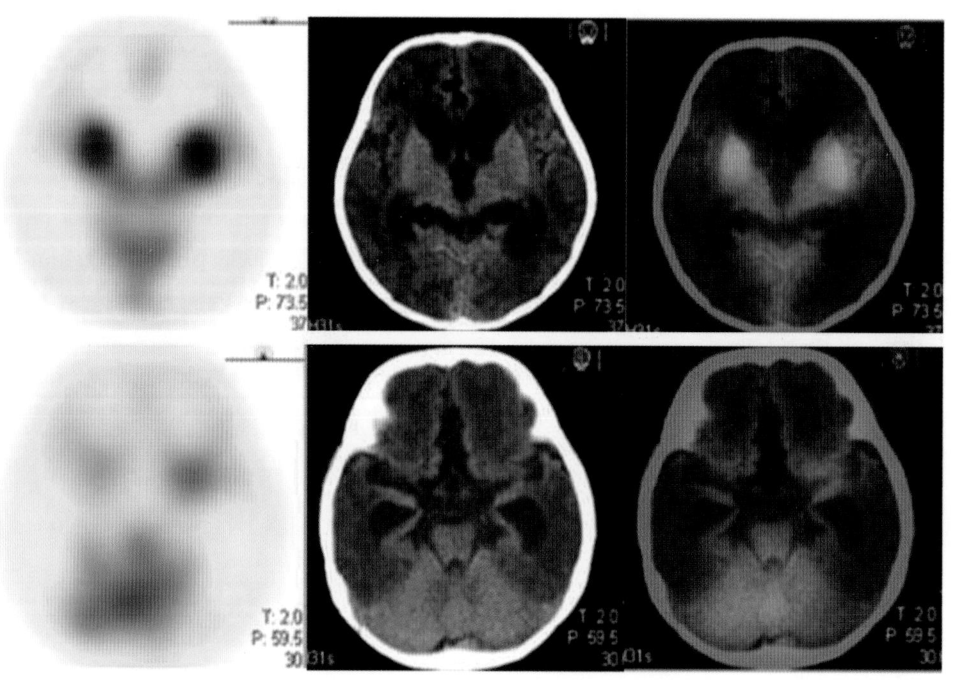

病例图 15-2 脑血流灌注显像 SPECT/CT 图像

加重、疲乏、消瘦、食欲缺乏及腹胀等，在此基础上出现神经精神改变，包括性格、行为及睡眠习惯改变。患者可出现肝臭（常于昏迷前出现），并常伴脑水肿。

目前关于肝性脑病的综合诊断主要基于实验室检查（血氨水平）、脑电图、脑功能显像（MRS、SPECT、PET）等。脑功能显像在肝性脑病的诊断及病理学研究中起着重要作用。部分研究[1]认为亚临床肝性脑病患者多存在基底节区血流灌注增加，分析其原因主要与血氨水平增高，导致星形细胞功能不全、认知障碍有关。而额叶、颞叶及皮质下区域血流灌注减低与神经心理学异常有关。部分研究[2-3]指出，未出现明显肝性脑病症状之前，脑血流灌注即可表现为早期异常灌注，主要表现为边缘系统及其相关区域（纹状体）高灌注。随着症状加重，可表现为多部位脑区弥漫性血流灌注异常——额、颞叶皮质、扣带回前部弥漫性灌注减低，而基底节区血流灌注增加。目前研究[4]认为大脑皮质与基底节之间存在多个信号通路，壳核、尾状核、苍白球将获得的运动及认知信息辐射至丘脑，从而影响额、颞叶相应区域。各种原因导致基底节功能异常，导致丘脑兴奋增加，在 SPECT 血流灌注方面表现为额、颞叶血流灌注减低。关于小脑是否参与肝性脑病的病理生理学演变过程，目前仅一例病例报道发现肝性脑病患者存在小脑、基底节区血流灌注增加[5]，但尚缺少相关机制的进一步研究。

就该患儿的影像诊断来讲，应注意与下列疾病进行鉴别：

（1）小儿癫痫：是由多种原因引起的脑部慢性疾病。目前 SPECT/CT、PET 等能反映脑功能和代谢改变与癫痫灶的关系，在癫痫灶定位中有十分重要的作用。病灶多位于颞叶，其余各叶甚至小脑均可受累。癫痫发作期多表现为局限性高灌注，部分会表现为周围低灌注带，随后表现为片状低灌注。

（2）精神性疾病（孤独症、抽动-秽语综合征）：孤独症的特征性表现为语言和非语言沟通能力、想象力、社会交往等存在障碍；神经影像形态学研究可提示孤独症患儿的各种脑部异常；脑血流灌注显像多表现为左侧颞叶、尾状核、壳核、丘脑下部、海马放射性减低。抽动-秽语综合征好发于儿童，是以不自主多发性运动及发声抽动为主要临床特征的神经精神疾病；脑血流灌注显像多表现为基底节、颞叶、枕叶及丘脑等灌注减低。

（3）烟雾病：是一种原因不明的慢性进行性脑血管病，主要表现为双侧颈内动脉远端及大脑前动脉、大脑中动脉起始部内膜缓慢增厚，动脉管腔逐渐狭窄以至闭塞，脑底穿通动脉代偿性扩张，形成脑底部和软脑膜烟雾状细小血管。患儿血管病变多累及大脑中动脉、大脑前动脉，以前者多见。脑血流灌注显像多表现为相应病变区域大脑皮质放射性稀疏或缺损区。

（4）脑死亡：分为全脑死亡、脑干死亡及高级脑死亡[6]。典型脑死亡表现为血流相颈内动脉、大脑前动脉、大脑中动脉始终不显影，前位相示鼻部放射性摄取增高，表现为“热鼻征”（多与脑干或颈髓的血流灌注再分布有关）；脑平面显像（前后位＋至少一个侧位）或脑 SPECT 显像示大脑皮质、颅后窝（小脑）均无放射性摄取[7]。相反，若脑组织内有显像剂分布，则不能诊断。

参考文献

［1］McPhail MJ，Patel NR，Taylor-Robinson SD. Brain imaging and hepatic encephalopathy. Clin Liver Dis，2012，16（1）：57-72.

［2］Or M，Peremans K，Martle V，et al. Regional cerebral blood flow assessed by single photon emission computed tomography（SPECT）in dogs with congenital portosystemic shunt and hepatic encephalopathy. Vet J，2017，220：40-42.

［3］Yazgan Y，Narin Y，Demirturk L，et al. Value of regional cerebral blood flow in the evaluation of chronic liver disease and subclinical hepatic encephalopathy. J Gastroenterol Hepatol，2003，18（10）：1162-1167.

［4］CatafauA M，Kulisevsky J，Berna L，et al. Relationship between cerebral perfusion in frontal-limbic-basal ganglia circuits and neuropsychologic impairment in patients with subclinical hepatic encephalopathy. J Nucl Med，2000，41（3）：405-410.

［5］Kohira I，Matsuo E，Shiro Y，et al. Hepatic encephalopathy with increased cerebral blood flow in SPECT and MRI abnormalities in the basal ganglia. Jpn J Psychiatry Neurol，1994，48（1）：33-36.

［6］杨吉刚，庄红明 . 儿童脑死亡患者脑血流灌注显像特点 . 中国医药导报，2012，9（15）：165-167.

［7］Donohoe KJ，Agrawal G，Frey KA，et al. SNM practice guideline for brain death scintigraphy 2.0. J Nucl Med Technol，2012，40（3）：198-203.

（阚英　杨吉刚）

病例 16　骨显像诊断小儿嗜酸细胞肉芽肿

病史及检查目的

患儿，男，8 岁，主因“无明显诱因右大腿疼痛 3 个月”就诊。自述 3 个月前，右大腿无明显诱因疼痛，伴剧烈活动受限，休息后无好转，X 线片检查提示右股骨上段病变（病例图 16-1）。既往史：患儿 10 个月时因肠穿孔住院手术，1 岁时行疝气手术，否认心脏病、肝炎、结核等病史，否认外伤骨折史。查体：右大腿上段轻度肿胀，压痛阳性，右髋及右膝关节活动正常。实验室检查：白细胞 8.12×10^9/L［参考值（5 ～ 12）$\times10^9$/L］，红细胞 4.76×10^{12}/L［参考值（4 ～ 4.5）$\times10^{12}$/L］，中性粒细胞相对值 59.2%（参考值 50% ～ 70%），淋巴细胞相对值 30%（参考值 20% ～ 40%），单核细胞相对值 7.8%（参考值 1% ～ 8%），嗜酸性粒细胞相对值 2.8%（参考值 0.5% ～ 5%），嗜碱性粒细胞相对值 0.2%（参考值 0 ～ 1%），嗜酸粒细胞计数 220×10^6/L［参考值（50 ～ 300）$\times10^6$/L］。肝、肾功能正常。血清钙 2.51 mmol/L（参考值 2.20 ～ 2.55 mmol/L），磷 1.97 mmol/L（参考值 1.29 ～ 2.26 mmol/L），碱性磷酸酶 153 IU/L（参考值＜ 500 IU/L），C-反应蛋白 8.59 mg/L（参考值 0 ～ 8 mg/L），红细胞沉降率 23 mm/h（参考值 0 ～ 15 mm/h），结核菌素试验（－）。为进一步了解全身骨骼情况行 ^{99m}Tc-亚甲基二磷酸钠（^{99m}Tc-MDP）全身骨显像。

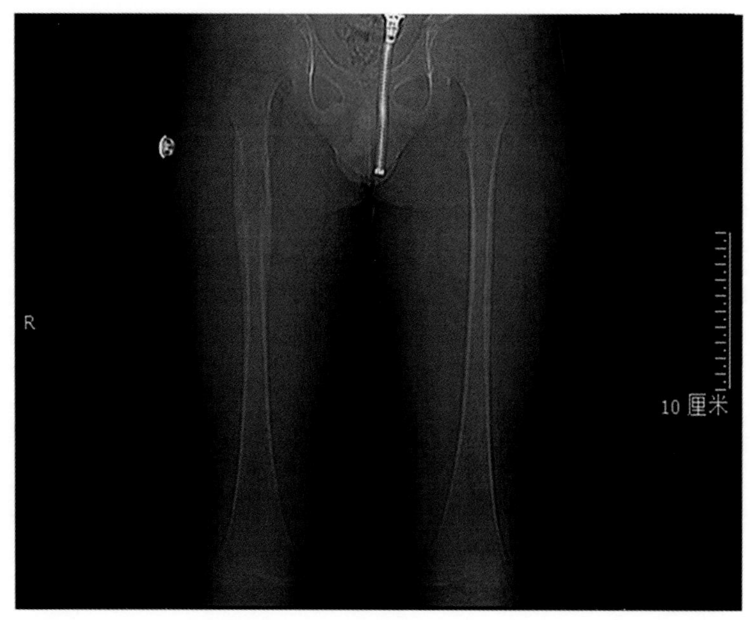

病例图 16-1　患儿双侧股骨 X 线片

全身骨显像检查

检查方法及影像所见：静脉注射显像剂后 3 h 行全身骨显像，从前位、后位显像可见，全身骨骼显影清晰，对比良好，右眉骨点状放射性分布增高，右股骨上段可见范围较大的放射性分布不均匀浓集，边界欠清晰；骨骼其余部位放射性分布大致均匀，未见局限性异常放射性浓聚区或缺损区；双肾略显影，位置、形态及大小正常（病例图 16-2）。

检查意见：右眉骨、右股骨代谢增高病变性质待查。

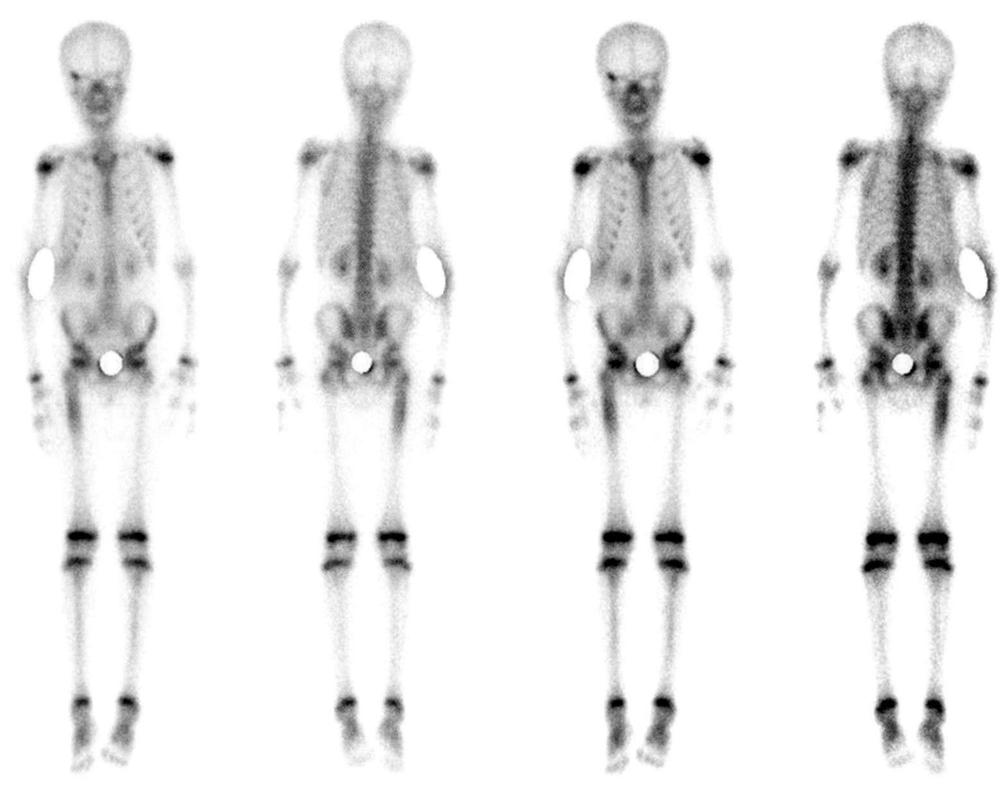

病例图 16-2　患儿 ^{99m}Tc-MDP 全身骨显像

最终临床诊断

右股骨病灶刮除标本：小梁骨间正常骨髓成分消失，疏松的纤维血管肉芽样组织增生、坏死及钙化，散在小簇状高度变形的富细胞区域，细胞核偏深染，还可见淋巴细胞及嗜酸性粒细胞浸润。Ki67（＋＜25%），S-100（＋），Vimentin（＋），CD1a（＋），CD68（＋），CK（－），CD2079 灶状（＋）。诊断右股骨嗜酸细胞肉芽肿。

临床随访结果

该患者术后半年复查全身骨显像，结果示右股骨上段术后放射性分布轻度增高，考虑为术后改变；右眉骨放射性分布较前次检查相比增高程度减低；L2 椎体条状放射性分布增高，与前次骨扫描相比为新发改变（病例图 16-3）。诊断意见：右股骨上段骨嗜酸细胞肉芽肿术后，局部未见复发；右眉骨、L2 椎体显像异常显像剂摄取考虑为骨嗜酸细胞肉芽肿多发病灶，可符合朗格汉斯细胞组织细胞增生症表现。

患者术后腰椎 CT 检查结果提示 L2 椎体楔形变伴腰椎多发溶骨性骨质破坏（病例图 16-4）。

病例相关知识及解析

骨嗜酸细胞肉芽肿（eosinophilic granuloma，EG）一般是指局限于骨的组织细胞增生症，是朗格汉斯细胞组织细胞增生症（Langerhans' cell histiocytosis，LCH）三种类型中的一种，是以骨骼损害、良性局限性组织细胞增生和嗜酸性粒细胞浸润为主要特点的肿瘤样病变[1]。本病好发于青少年和儿童，男性多于女性，可累及全身骨骼，好发于颅骨、长骨干和干骺端、扁骨、椎骨等，极少累及骨骺。临床易误诊为尤文肉瘤、骨髓炎、非骨化性纤维瘤等。

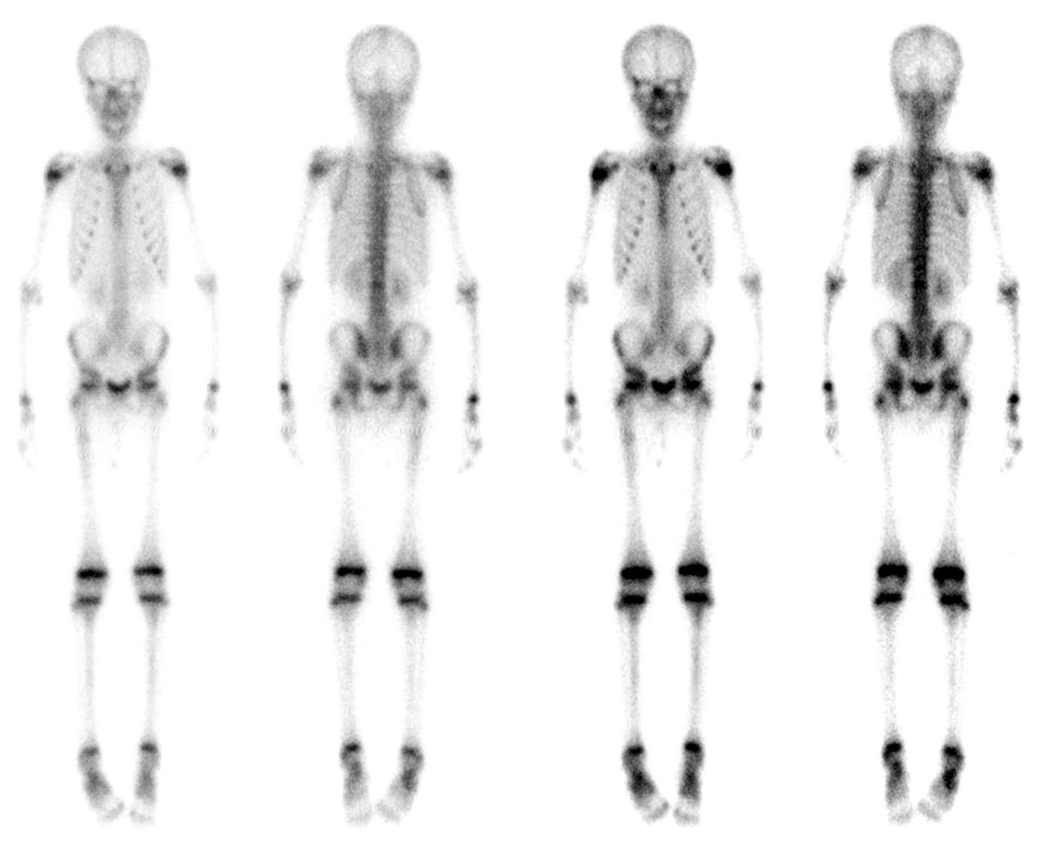

病例图 16-3 患儿术后复查 ^{99m}Tc-MDP 全身骨显像

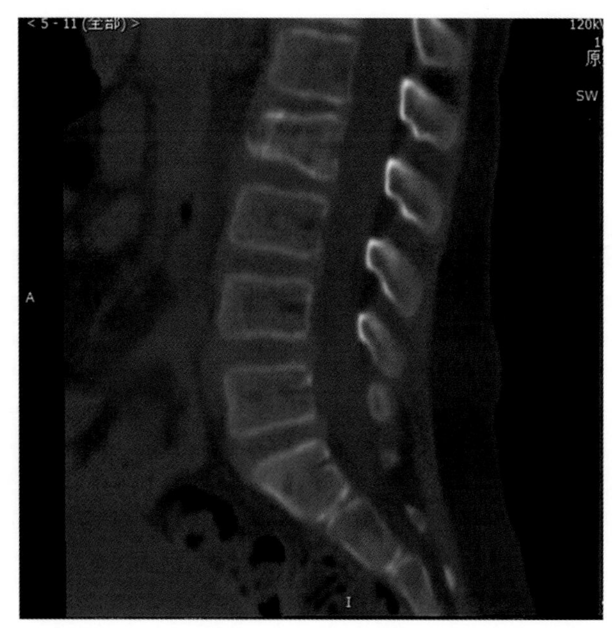

病例图 16-4 术后腰椎 CT

骨嗜酸细胞肉芽肿临床多表现为病变部位疼痛、肿胀、局部肿块，可有病理性骨折，或偶然发现病变。实验室检查可见红细胞沉降率增快、嗜酸性粒细胞和白细胞增高，具有自限、自愈特性。骨嗜酸细胞肉芽肿病理表现为朗格汉斯细胞增生和嗜酸粒细胞浸润，骨髓腔局限性肉芽肿形成，并可侵蚀骨皮质，病变膨胀也可突破骨皮质累及软组织[2]。长骨病变 X 线多表现为与骨长轴一致的膨胀性溶骨性破坏，可呈多囊样或单囊样，也可见不规则形或虫蚀状破坏。病灶内可见骨嵴、密度均匀的钙化或小死骨。发生在骨盆、肩胛骨、胸骨等扁平骨的病变呈斑点状浸润。椎体病变早期为溶骨性破坏，椎体逐渐消失，晚期椎体致密，前后均匀变扁，呈“扁平椎”。

骨嗜酸细胞肉芽肿在骨显像中的表现：发生在四肢长骨的病变，多表现为病变区域中、高度放射性分布浓集。发生在颅骨、肩胛骨、胸骨、骨盆等扁平骨及不规则骨的病灶，可表现为放射性分布减低、周边轻度放射性分布增高的“烟圈征”表现，或单纯放射性分布减低，或轻到中度放射性分布增高，此时需双侧对比、仔细观察，以免漏掉病灶。发生在肋骨、锁骨的病灶，可表现为放射性分布轻、中度或明显的放射性摄取增高，少部分病灶内可见放射性分布减低区。发生在椎体的病灶，多表现为小的溶骨性破坏，这时，骨扫描表现极不易被发现，最易漏诊，需结合 CT 联合诊断。但是当椎体因溶骨性破坏发生压缩时，骨扫描表现为椎体放射性分布增高，可轻松发现病灶。值得注意的是，在骨嗜酸细胞肉芽肿多发病灶的诊断过程中，儿童患者颅骨、肋骨、脊柱、骨盆等部位轻度的放射性分布增高均极大可能提示为多发病灶（病例图 16-5），不能因病灶仅为轻度放射性分布增高而忽略，造成漏诊。此外，骨嗜酸细胞肉芽肿多为溶骨性病灶，因此在骨扫描中可表现为放射性分布减低或缺损区，此时应仔细观察、双侧对比，必要时可行断层图像融合显像，提高诊断的准确性。

骨扫描在骨嗜酸细胞肉芽肿诊断阶段可以帮助临床了解病变的累及范围、全身骨骼的受累情况，帮助临床制订治疗计划。在治疗后随访阶段可观察原有病灶在手术或放疗后的骨代谢恢复情况，全身其余骨骼有无新发病灶出现。如果病灶范围缩小、放射性浓聚程度减低或放射性缺损区出现放射性充填，提示治疗有效；而病灶范围增大或出现新的病灶则提示病情进展，需进一步干预。因此，全身骨显像可对骨嗜酸细胞肉芽肿的诊断、治疗及随访提供重要参考，尤其对于多发病灶患者的随访更有优势。

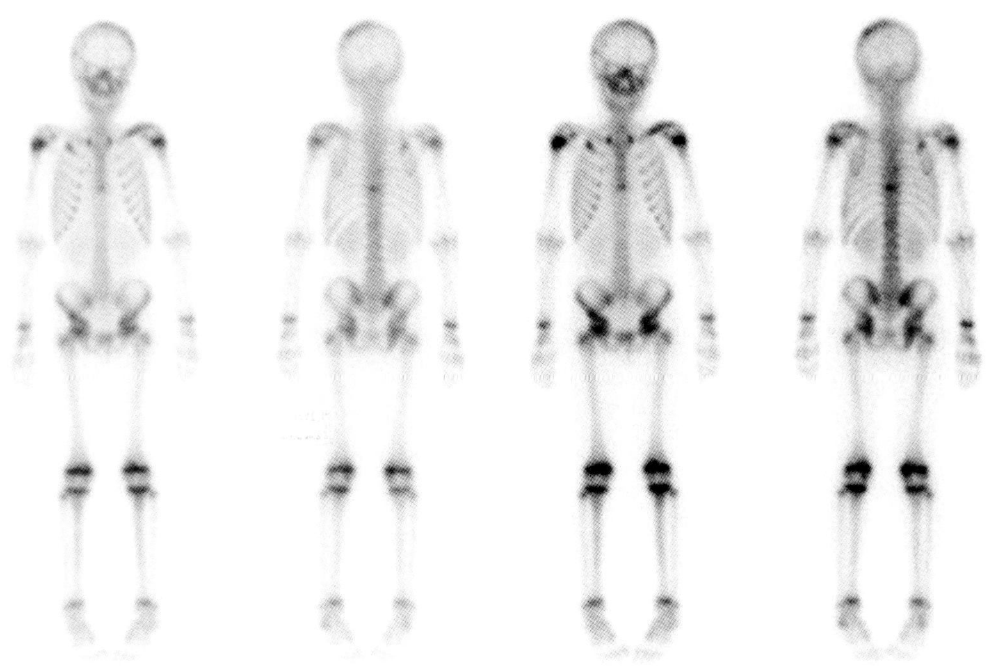

病例图 16-5 患者，男，14 岁，左侧锁骨、左侧顶骨、右侧第 2 肋、T6、T8、T12 椎体、右骶髂关节及双侧髋臼多发嗜酸细胞肉芽肿

参考文献

［1］奚文华，周莺，顾晓红，等 . 儿童骨骼朗格汉斯组织细胞增生症的影像表现 . 中国医学计算机成像杂志，2011，17（6）：525-528.

［2］Guiglia R，Pizzo G，Aricò M，et al. Bifocal manifestation of eosinophilic granuloma in a pediatric patient. Med Sci Monit，2009，15（6）：CS 95-99.

（张连娜）

病例 17 骨显像诊断半肢骨骺发育不良

病史及检查目的

患儿，男，3 岁，主因“发现左髋、左膝及左踝活动受限 2 年余”入院。患儿出生后 4 个月发现左髋、左膝及左踝活动受限，未诊治。近期因行走不稳于外院行 CT 提示左股骨近端及远端骨骺、左胫骨近端及远端骨骺明显增大，密度增高且不均匀，干骺端不规则增宽，未予治疗。综合患者临床及影像学表现，临床考虑诊断半肢骨骺发育异常可能。为进一步了解全身骨骼病变情况行 ^{99m}Tc-MDP 全身骨显像。

^{99m}Tc-MDP 骨显像检查

检查方法及影像所见：静脉注射 ^{99m}Tc-MDP 5 mCi，3 h 行全身前、后位骨显像（病例图 17-1）。结果示：全身骨骼显影清晰，对比良好，左下肢强迫屈曲体位，左股骨近端及远端骨骺、左胫骨近端及远端骨骺形态不规则，较对侧增厚，放射性分布不均匀增高；双上肢骨骺形态尚规则，放射性分布左右对称；骨骼其余部位放射性分布大致均匀，未见局限性异常放射性浓聚区或缺损区。

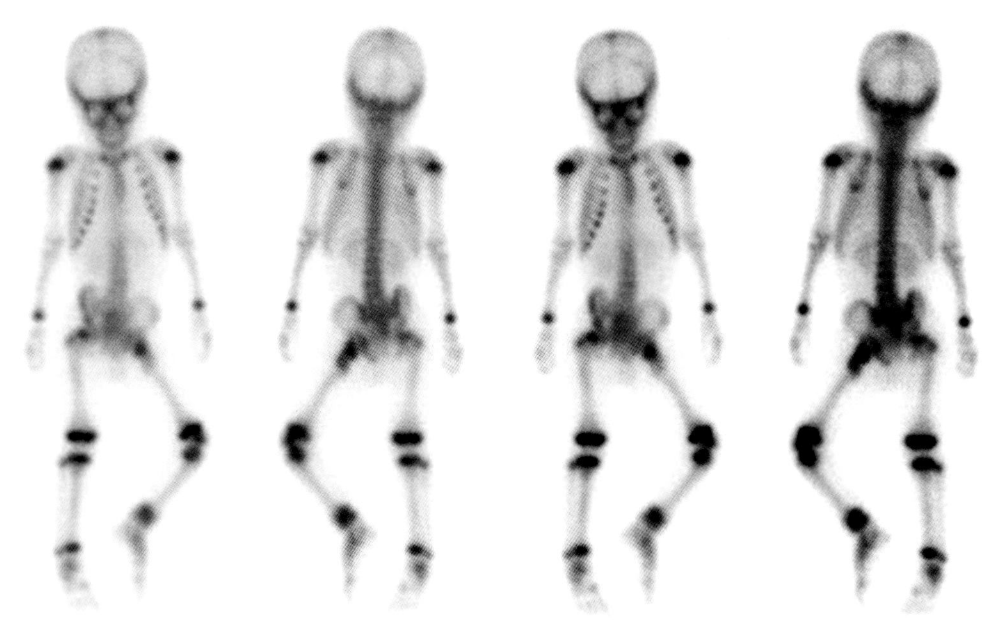

病例图 17-1 ^{99m}Tc-MDP 全身前、后位骨显像

检查意见：左下肢半肢骨骺发育异常，累及左股骨近端及远端骨骺、左胫骨近端及远端骨骺。

最终临床诊断

综合患者临床及影像学表现，诊断为半肢骨骺发育不良。

病例相关知识及解析

半肢骨骺发育不良（dysplasia epiphysealis hemimelica，DEH）又称 Trevor 病、半肢骨骺异样增殖、良性骨骺骨软骨瘤等，是一种罕见的骺软骨生长发育障碍性疾病。特征为一个或多个骨骺不对称性过度生长，表现为关节附近的硬性肿物，可致关节活动受限、畸形、疼痛，亦可出现跛行或下肢不等长。

该病人群发病率约为 1/10 万，发病年龄常在 1 ～ 14 岁，多见于 2 ～ 4 岁。男孩多见，男 / 女比例约为 3∶1。此病的病名经历了漫长的发展过程。最早由 Mouchet 与 Belot 在 1926 年报道称为跗骨巨大症（tarsomegalie），1950 年 Trevor 报道后称之为跗骨骨骺连续症（tarso epiphysial aclasis），也称 Trevor 病，1956 年 Fairbank 提出了半肢骨骺发育不良这一通用名称[1]。半肢（hemimelica）意为病变仅侵及骨骺的一半（内侧或外侧）或局限于一个肢体的半侧。病灶多位于下肢，累及上肢者较为罕见。病变好发部位依次为股骨远端、胫骨近端、距骨、跗舟骨、第一楔状骨。常侵及半侧骨骺，多发者常侵及同一肢体同侧，且内侧多于外侧，内外侧比为 2∶1。本病例呈典型单侧下肢受累。

本病尚无家族遗传性，且尚无恶变报道。其病因不明，多数学者将发病机制归因为长骨骨骺或跗骨等部位软骨分化增生调节异常，导致骺软骨异常增生。病理表现为分化良好的增生软骨组织，常报告为骨软骨瘤。但骨软骨瘤多生长于干骺端，而本症病变发生于骨骺处。为了更好地识别和诊断该病，Azouz 等最早将其分成三型：①局限型：病变发生于单一骨骺；②经典型：病变发生于同一肢体多个骨骺；③严重型：病变累及全部下肢（从骨盆至双足）。本病例属于经典型[2]。

患者在就诊时往往先行常规影像学检查。该病 X 线表现如下：骨骺软骨非对称性生长，导致病变处骨骺较对侧肢体骨骺增大，可见散在斑点状或不规则钙化或骨化。随病变进展，不规则骨化可与固有骨骺融合，常合并部分骺早闭。骨骺偏侧性增大可致关节面倾斜而发生关节内翻或外翻畸形，晚期常继发退行性骨关节病。病例图 17-2 显示了另一患者在 X 线影像上的特征。CT 可显示出小的骨化或钙化灶，并能揭示软骨病变与固有骨骺的解剖关系[3]。MRI 可进一步准确评估关节受累情况，如关节软骨的形态、关节畸形以及关节周围软组织受侵情况，一旦引起关节功能障碍，则应选择手术治疗。由于该病常多发，MRI 扫描时间较长，故不可能应用 MRI 对全身所有骨骺进行全面扫描，这就限制了其在幼儿患者中的应用。

放射性核素骨显像在较短时间的一次成像便能显示全身骨骼，对多发病变的检出独占优势。骨扫描应用于半肢骨骺发育不良的患者，有如下作用：①扩大病变检出部位，揭示更多部位的骨骺异常。儿童骨骺尚未愈合，显像时骨骺区会摄取更多的显像剂呈放射性浓聚，但全身各骨骺处均应呈双侧均匀、对称性浓聚。对于 DEH 患者则会发生骨骺放射性浓聚不均匀、不对称的情况，表现为患肢骨骺较对侧增厚、增宽，摄取显像剂增多，如本例患者的图像所示。因此，对于骨骺异常的患儿尤其要注意全身上下进行双侧对比观察。②协助判断病变良恶性，并与其他疾病相鉴别。对以关节处硬性包块就诊的患儿来说，临床医生从疾病发病率的角度考虑，首先会去排查原发性骨肿瘤的可能性。骨显像通过肿物对显像剂的摄取程度，及病灶分布特点，可间接协助判断病变良恶性。③便于疾病随访复查。DEH 与多发性骨软骨瘤特点类似，病变可随年龄增大而生长，骺闭合后停止生长，因此该病患儿需随访至青春期。

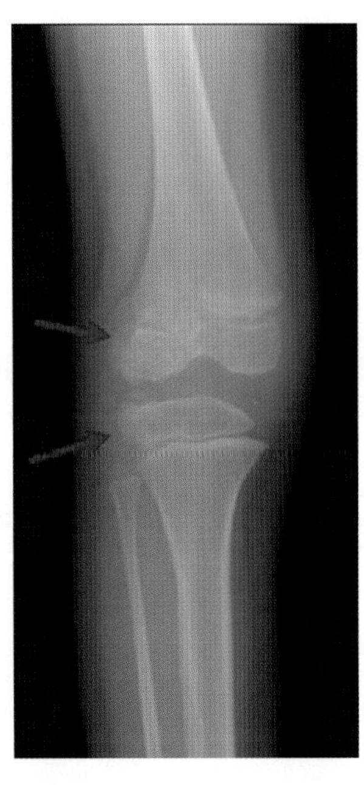

病例图 17-2 另一患者右膝关节正位 X 线片。患儿女，3 岁。右膝关节外翻，右侧股骨远端、胫骨近段外侧（箭头所指）骨骺增厚，形态欠规则、边缘模糊，可见硬化边，符合半肢骨骺发育不良表现

骨显像表现需要与同样好发于儿童且累及多处骨骺与干骺端的疾病相鉴别，包括以下疾病。

（1）多发骨骺发育不良（multiple epiphyseal dysplasia，MED）：该病为常染色体显性遗传病，家族史可提供一定帮助。病变对称性累及双侧上下肢的骨骺，与 DEH 的单侧分布特点有明显区别。另外 MED 的好发部位与 DEH 不同，MED 最好发于双侧髋关节，表现为股骨头对称性骨骺发育小，股骨头形态变扁，骨骺可见轻度放射性分布增高。

（2）多发骨软骨瘤病（multiple osteochondroma）：亦为常染色体显性遗传病，骨性包块呈对称性分布为其重要特点。骨扫描表现为长骨末端异常的、不规则的、多处放射性浓聚，伴有长骨干骺端骨质增粗，及多发的背向关节生长的骨质突起，顶端软骨帽放射性分布浓集，以膝关节周围表现最为明显。

（3）多发内生软骨瘤病（Ollier 病）：多自幼年发病，临床进程缓慢，一般侵犯干骺端和骨干，发生于身体半侧，有时仅局限在一个或几个手指。除手以外，易受侵犯的骨骼依次是足的管状骨、股骨、胫骨、肱骨、尺桡骨和骨盆。骨显像病变骨代谢异常活跃，应警惕 Ollier 病恶变而继发软骨肉瘤的可能。当 DEH 仅累及单一骨骺时需与骨软骨瘤鉴别。虽然 DEH 病理表现与骨软骨瘤极为相似，但 DEH 位于骨骺及关节周围而不生长在干骺端。因此两种疾病主要依靠发病部位相鉴别，良性的骨软骨瘤与 DEH 病灶的放射性摄取程度相似，难以将两者区别开。

综上所述，DEH 的发病年龄、发病部位独具特征，X 线、CT 表现具有一定的特殊性，辅以骨扫描可全面评估病变累及部位，这一系列综合信息对 DEH 的诊断、鉴别及随访评估具有重要作用。

参考文献

[1] Degnan AJ，Ho-Fung VM. More than epiphyseal osteochondromas：updated understanding of imaging findings in dysplasia epiphysealis hemimelica（Trevor disease）. Am J Roentgenol（AJR），2018，211（4）：910-919.

[2] 赵振江，李石玲，崔建岭，等.半肢骨骺发育异常的影像特征.中华放射学杂志，2012，46（6）：540-543.
[3] Tyler PA，Rajeswaran G，Saifuddin A. Imaging of dysplasia epiphysealis hemimelica（Trevor's disease）. Clin Radiol，2013，68（4）：415-421.

（张毓艺）

病例 18 骨显像对成骨不全的骨代谢及骨折部位的显示

病史及检查目的

患者，男，16 岁。足月、顺产，1 岁开始学会走路，姿势与体力较同龄儿童无异。15 年前因摔倒致桡骨骨折，固定保守治疗后好转。7 年前平地摔倒后左锁骨骨折，保守治疗后好转。6 年多前运动时出现腰部剧烈疼痛，当地医院示腰椎多发压缩性骨折（具体不详），卧床保守治疗后好转。5 年前自 1 米高处跳下致胸腰椎压缩性骨折，4 年前骑自行车时磕碰致左踝关节骨裂，均保守治疗后好转。查体：患者一般情况可，神志清楚，巩膜偏蓝，桶状胸。实验室检查：①血生化，碱性磷酸酶（ALP）185 IU/L（参考值 45 ～ 125 IU/L），钙 2.35 mmol/L（参考值 2.11 ～ 2.52 mmol/L），无机磷（IP）1.42 mmol/L（参考值 0.85 ～ 1.51 mmol/L），尿酸（UA）464 μmol/L（参考值 208 ～ 428 μmol/L）；②骨标志物组合，总Ⅰ型前胶原氨基端前肽（tP1NP）408.30 ng/ml（参考值 15.30 ～ 52.70 ng/ml），甲状旁腺激素（PTH）22.7 pg/ml（参考值 15.0 ～ 65.0 pg/ml），25-羟基维生素 D_3 21.44 ng/ml（参考值 20.00 ～ 40.00 ng/ml），β-Ⅰ型胶原交联羧基末端肽（β-CTX）1.08 ng/ml（参考值＜ 0.573 ng/ml），骨钙素（OC）48.31 ng/ml（参考值 24.00 ～ 70.00 ng/ml）。骨密度测定：L1 ～ L4 0.747 g/cm^3，T 值：－3.1；股骨 0.806 g/cm^3，T 值：－1.4（T 值＞－1 正常，－2.5 ＜ T 值＜－1 为骨量减少，T 值＜－2.5 为骨质疏松症）。为进一步了解全身骨病变情况行 ^{99m}Tc-MDP 全身骨显像及 X 线检查（病例图 18-1）。

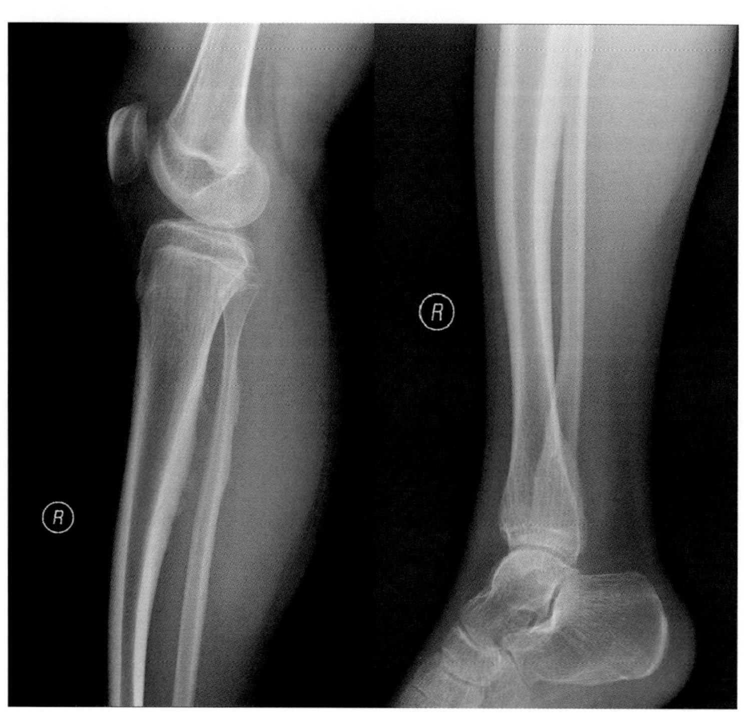

病例图 18-1 右下肢 X 线检查示右胫腓骨弯曲变形，骨皮质增厚，局部有骨痂形成

^{99m}Tc-MDP 骨显像检查

检查方法及影像所见：静脉注射 ^{99m}Tc-MDP 3 ～ 4 h 后行全身前、后位平面显像（病例图 18-2）。全身骨骼显影清晰，对比良好，颅骨、脊柱及四肢长骨皮质放射性分布普遍增高，呈骨质疏松表现，双肱骨、双尺桡骨、双股骨、右胫骨中段、双胫骨远端增粗变形，放射性不均匀增高；骨骼其余部位放射性分布大致均匀、对称，未见局限性异常放射性浓聚区或缺损区。

检查意见：全身骨显像呈骨质疏松、代谢性骨病征；双肱骨、双尺桡骨、双股骨、右胫骨中段、双胫骨远端显像异常，结合 X 线示右胫腓骨弯曲变形，骨皮质增厚，局部有骨痂形成，首先考虑为成骨不全致陈旧性骨折表现。

最终临床诊断

患者骨质疏松、多发骨折、蓝色巩膜，基因检测示 *IFITM5* 基因突变，最终临床诊断为成骨不全。

病例相关知识及解析

成骨不全（osteogenesis imperfecta）是一种少见的先天性骨骼发育障碍性疾病，又称脆骨病或脆骨-蓝巩膜-耳聋综合征。其特征为骨质脆弱、蓝巩膜、耳聋、关节松弛，是一种由于间充质组织发育不全、胶原形成障碍造成的先天遗传性疾病。其病变不仅限于骨骼，还常常累及其他结缔组织，如眼、耳、皮肤、牙齿等[1]。

目前大多数成骨不全患者系常染色体显性遗传，因 *COL1A1/2*、*IFITM5* 基因突变导致 mRNA 合成减少，翻译的 Ⅰ 型胶原蛋白数量减少，而 Ⅰ 型胶原的存在对三螺旋的形成至关重要。*COL1A1* 和 *COL1A2* 基因的错义突变导致甘氨酸被替换，前胶原 α 链不能正确合成，Ⅰ 型胶原分子的结构异常，引起 Ⅰ 型胶原三级螺旋结构不稳定，因被替换的氨基酸不同而表现出表型的多样性。*IFITM5* 基因的错义突变，编码干扰素诱导的跨膜蛋白 5，也称为骨限制性 IFITM 样蛋白，仅在骨组织中表达，导致异常

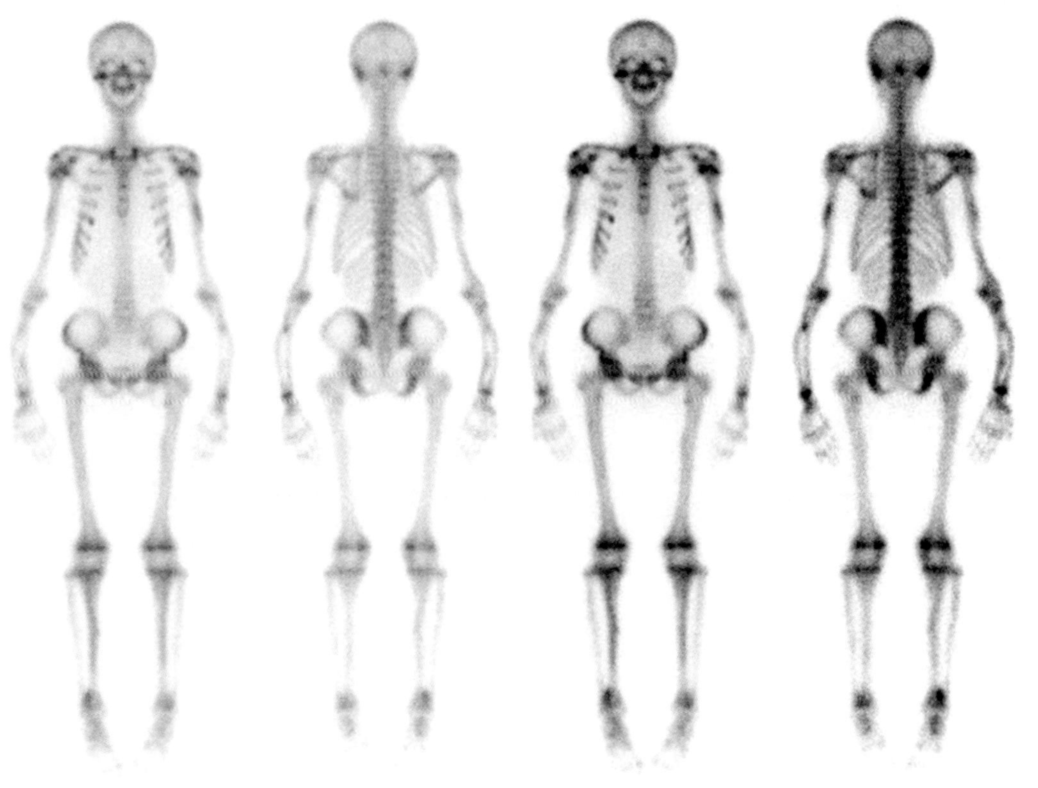

病例图 18-2 ^{99m}Tc-MDP 全身前、后位骨显像

基质矿化、骨内膜钙化。

成骨不全尚无明确的病理学诊断标准，其诊断主要是根据临床和影像学表现，或较具特征的改变。包括：①骨质疏松或骨密度减低，并易骨折（脆性增加）；②蓝色巩膜；③牙质形成不全并呈蓝灰色；④内耳硬化——进行性耳聋。其中以第一项为主，再加另外三项中任何一项即可确诊。

成骨不全根据X线表现主要分为厚骨型、薄骨型、囊肿型[2]。

（1）厚骨型：本型骨骼改变较严重。四肢长骨宽度明显增加，长骨较短并有弯曲变形。弯曲长骨的骨皮质可增厚，密度增加，多数患者有多发骨折并骨痂形成。骨折好发于肋骨、肱骨、股骨、胫腓骨、尺桡骨、锁骨等。反复骨折后，骨痂愈合的部位骨密度可略增高，髓腔稍变窄。骨痂多呈球形，主要为软骨骨化成骨。由于长骨较短宽，也可能会误认为软骨发育不全。

（2）薄骨型：轻者发病较迟，骨结构近似正常或仅有骨质疏松，直到轻微创伤后发生骨折才引起注意。重者长骨骨髓腔狭小，甚至消失。一般表现为长骨骨皮质菲薄，髓腔变窄，骨密度减低，骨小梁结构模糊。干骺端可有不对称的横行致密带，这是由于易碎的钙化软骨骨折造成的。骨折好发于四肢长骨。骨折断端骨痂生长丰富，骨痂的异常骨化可类似“骨肿瘤”样改变，这种骨痂增生极易与骨肉瘤混淆，CT有助于鉴别。脊柱骨质疏松，多数椎体压缩呈双凹变形，椎间隙增宽，脊椎可有侧弯和后凸畸形。胸廓常塌陷变形呈无力状胸廓，肋骨较细，向下倾斜。骨盆变形较明显，双侧髋臼处不对称性内陷使骨盆出口变小、变形。

（3）囊肿型：表现为进行性骨内出现多发囊肿样透亮区，多见于下肢。由于骨质菲薄，脊柱表现为后凸或侧弯畸形，椎体骨质密度减低，呈楔形或双凹形，并可见肋骨合并骨折。部分患者骨盆呈三角形或不规则形，盆腔变小。

临床上表现为骨质疏松、反复骨折的疾病较多，因此成骨不全还需要与以下疾病鉴别。①青少年型骨质疏松：普遍性骨质疏松，椎体双凹变形或扁平椎体，脊柱侧弯或后凸畸形、易骨折等，与成骨不全相似；但后者尚有头大、两侧颞骨外突、扁颅底、面小呈三角形、蓝色巩膜、多发缝间骨，并有家族史等，均与前者不同。②骨质软化或佝偻病：无骨脆易折，无蓝色巩膜，其矿化前沿带模糊呈毛刷状或杯口状，骺软骨盘增宽；骨质软化多见于孕妇或哺乳期妇女，有骨痛，血清钙、磷均降低。③骨肉瘤：成骨不全患者骨折部分可出现大量骨痂，多数为良性，仅少数有红细胞沉降率和血ALP升高，必要时可行骨活检鉴别。④维生素C缺乏症：有骨质疏松，皮下、肌间、骨外膜可有出血点，可有剧痛并可出现假性瘫痪，骨折愈合后可出现钙化[3]。

全身骨显像能够早期发现成骨不全相关的骨损害，典型表现为全身骨骼呈骨质疏松表现，严重者可表现为代谢性骨病征；骨骼可见多处普遍性骨代谢增高，并可见反复性、多发性骨折所导致的局灶性骨代谢异常，以及先后反复骨折遗留的骨质形态改变。软骨内成骨和膜内成骨均可受累，但骨骺软骨和骺板软骨正常。全身骨显像对于评估成骨不全导致的多发骨折及骨痂形成，具有灵敏度高、一次检查可评估全身骨骼受累情况，并且可评估新鲜骨折与陈旧骨折的优点，可作为成骨不全全身性检查的首选项目。结合X线及CT等相关检查能够更好地显示骨损害部位的骨质变化和结构特征。

参考文献

[1] 韩松梅，刘琼，金昕晔，等.新发现*COL1A1*基因突变致成骨不全合并催乳素瘤一例及其家系分析.中华内分泌代谢杂志，2018，34（9）：778-783.

[2] 张鹏燕，许莉军，李珊，等.成骨不全1例报道并文献复习.河南医学研究，2018，27（8）：1421-1422.

[3] 李国海，宋建兵，韩莉，等.成骨发育不全的影像表现及文献复习（附一家系6例报道）.现代医用影像学，2016，25（2）：255-256.

（高璇　杨芳）

病例 19 骨显像诊断多中心骨肉瘤

病史及检查目的

患儿，女，8 岁。主因“右大腿远端疼痛 5 天”就诊。患者于 5 天前摔伤后，出现右大腿下段疼痛，就诊于当地医院行右股骨 CT 考虑右股骨远端恶性肿瘤，为进一步明确诊断前来我院就诊。为了解全身骨骼情况行 ^{99m}Tc-MDP 全身骨显像（病例图 19-1）。

^{99m}Tc-MDP 骨显像检查

检查所见：全身骨骼显影清晰，对比良好，右股骨下段可见范围较大的放射性不均匀异常浓集，其中伴放射性稀疏区；右股骨近端及左胫骨远端放射性增高；骨骼其余部位放射性分布大致均匀，未见局限性异常放射性浓聚区或缺损区，左小腿中段放射性增高为体外尿液污染所致。

检查意见：右股骨下段骨肉瘤；右股骨近端及左胫骨远端显像异常，多中心病灶可能，建议进一步检查。

最终临床诊断

随后患儿行右股骨远端及左胫骨远端针吸活检，病理结果为普通型骨肉瘤。经新辅助化疗后，复查骨显像（病例图 19-2）及 X 线片（病例图 19-3），诊断为右股骨下段及近端、左股骨远端、右胫骨近端及左胫骨远端多中心骨肉瘤。

化疗后复查骨显像所见：全身骨骼显影清晰，对比良好，右股骨下段可见范围较大的放射性不均匀异常浓集，其中伴放射性稀疏区，右股骨近端及左胫骨远端放射性增高，以上病灶与前次检查（2.5 个月前）相比浓集程度增加；右胫骨近端、左股骨远端点状放射性分布增高，与前次检查相比为新发异常；

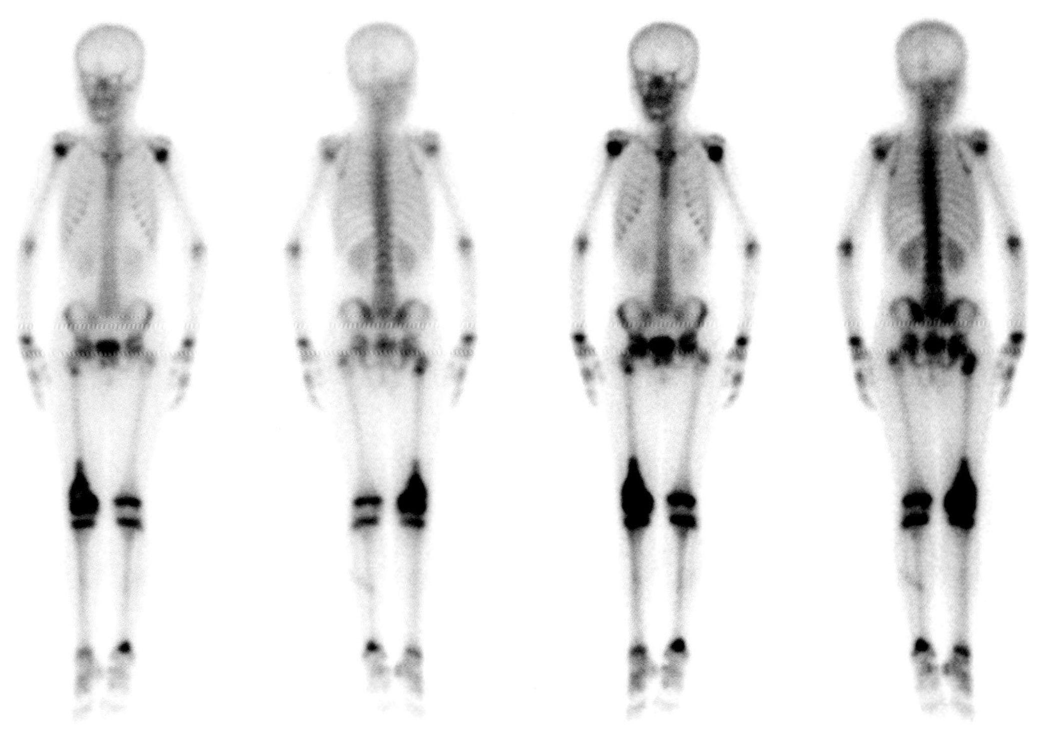

病例图 19-1 首次 ^{99m}Tc-MDP 全身骨显像

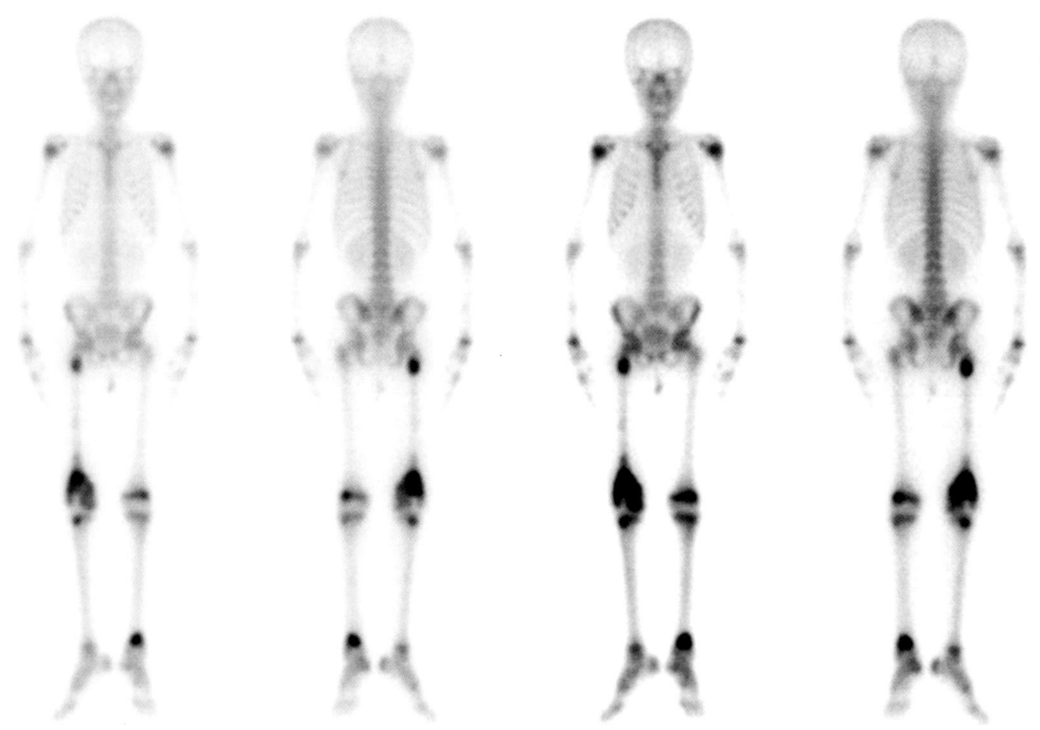

病例图 19-2 化疗后复查 ^{99m}Tc-MDP 全身骨显像

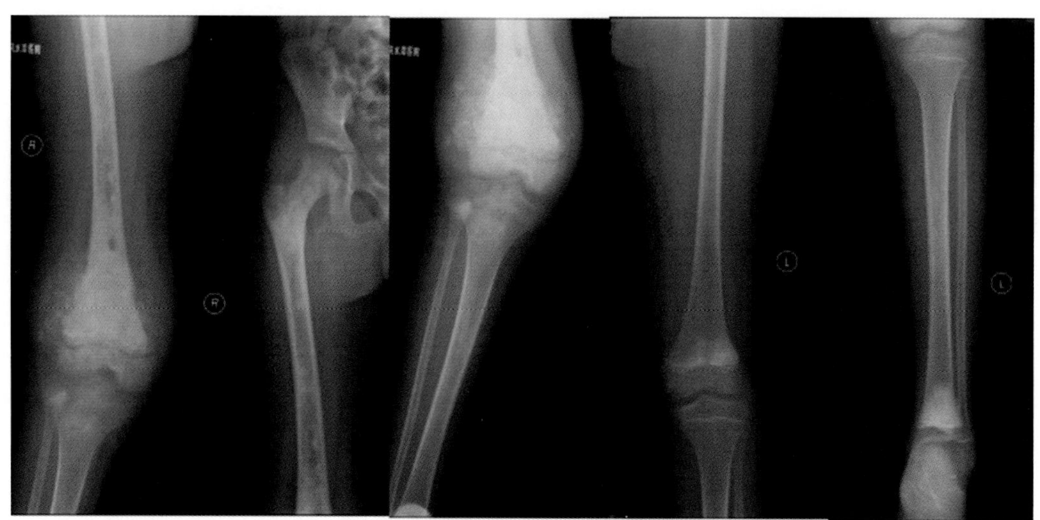

病例图 19-3 化疗后右股骨、右胫骨、左股骨、左胫骨 X 线片

骨骼其余部位放射性分布大致均匀。

病例相关知识及解析

骨肉瘤（osteosarcoma）是常见的骨原发性恶性肿瘤，约占骨原发性恶性肿瘤的 20%。骨肉瘤好发于骨骼生长最活跃的时期和部位，即长骨的干骺端，尤其是股骨下段和胫骨上段，少数位于骨干。多中心骨肉瘤（multicentric osteosarcoma，MFOS）这一概念最早是于 1936 年由 Silverman 提出，是指在患者初次就诊时，存在两个或者两个以上的骨肉瘤病灶，初次就诊时无肺部或者其他软组织的转移。该病发病率很低，仅占骨肉瘤患者的 1% ～ 10%，对放疗、化疗均不敏感，预后差。目前，多中心骨肉瘤的分型多采用 Amstutz 分型法[1]。根据患者的年龄、病灶的组织学表现以及多个病灶出现时间等，将多

中心骨肉瘤分为Ⅰ、Ⅱ、ⅢA、ⅢB型。Ⅰ、Ⅱ型指病灶同时出现的多中心骨肉瘤，即在骨肉瘤确诊后5个月内，全身多处骨骼出现骨肉瘤病灶。Ⅰ型患者年龄常小于18岁，骨肉瘤细胞分化不良，恶性程度高。Ⅱ型患者年龄常大于18岁，骨肉瘤细胞分化好，恶性程度低。ⅢA、ⅢB型指病灶不同时出现的多中心骨肉瘤。ⅢA型指病灶不同时出现的多中心骨肉瘤早期患者，包括骨肉瘤确诊后6～24个月全身多处骨骼出现骨肉瘤病灶的患者；ⅢB型指病灶不同时出现的多中心骨肉瘤晚期患者，包括骨肉瘤确诊24个月以后全身多处骨骼出现骨肉瘤病灶的患者。根据以上标准，本文患者属于Ⅰ型。关于本病的成因有两种不同的意见，一种认为多发性骨肉瘤是多中心发生的，而非转移所形成；另一种则认为多发性骨肉瘤是一种转移性病灶。两者的病理检查是一致的。大多数学者将多发性骨肉瘤看作是骨肉瘤的骨转移。将来可以用分子学的方法研究不同病灶的克隆形式。如果多发病灶克隆形式相同，就证明多发性骨肉瘤是骨肉瘤的骨转移，反之则说明是多中心原发的。目前暂无明确的结论。

MFOS的诊断主要依靠影像学及病理学诊断[2]。影像学包括X线或CT检查，大病灶表现为骨质破坏明显，骨髓腔密度增高，呈团块状硬化改变，骨膜反应明显，可见层状骨膜反应及Codman三角，周围可见不规则软组织肿块形成，而多发的小病灶常表现为骨质内圆形或者椭圆形的高密度灶，骨皮质尚连续，无明显骨膜反应及软组织肿块。MRI影像学表现：骨质破坏，呈长T1、长T2信号，可累及骺板及骨骺，皮质低信号影局部中断；骨膜反应，皮质增厚或放射状低信号影；软组织肿块，呈稍长T1、稍长T2信号；髓腔内跳跃性病灶，远处骨质出现片状长T1、长T2信号，STIR序列呈高信号，与肿瘤之间存在正常骨质，增强后可见环状或不规则强化。MRI不但能清楚显示骨肉瘤的软组织肿块，而且能显示肿瘤对周围肌肉、血管的侵犯程度，有利于手术方案的制订。

由于骨肉瘤以肿瘤细胞直接成骨为特征，所以骨肉瘤对 ^{99m}Tc-MDP的摄取表现了肿瘤的这一特征。无论X线片所反映的组织学类型是成骨型、溶骨型还是混合型，^{99m}Tc-MDP骨显像都表现为骨肉瘤病灶部位的高摄取，在放射性浓集的热区病灶中存在大小不等的减低区，周围软组织肿块可表现为对显像剂的异常摄取。病变部位以肿瘤细胞直接成骨为基础，而热区病灶中的减低分布则与骨肉瘤对骨的破坏、肿瘤的坏死及液化囊腔形成有关。MFOS患者表现为多个肿瘤部位的成骨浓集病灶，而没有肺转移的发生。^{99m}Tc-MDP全身骨显像意义在于发现MFOS的多发病灶，明确活检部位，指导进一步的检查与治疗[3]。

参考文献

[1] Amstutz HC. Multiple osteogenic sarcomata—metastatic or multicentric：report of two cases and review of literature. Cancer，1969，24：923-931.

[2] 张增亮，李南，陈秉耀，等.多中心性骨肉瘤治疗及预后六例报告.中国骨与关节杂志，2015，4（8）：627-631.

[3] 彭京京.骨科疾病核医学诊断图集（第1版）.北京：人民卫生出版社，2010，44.

（冯瑾）

病例20 骨显像在足踝痛的临床应用

病史及检查目的

患儿，男，12岁，2月余前左足扭伤后出现左前足及左内踝下方疼痛，外院诊断为“左足第5跖骨基底部骨折”，予石膏外固定治疗后仍感左踝部疼痛。1月余前再次扭伤左足后足踝疼痛加重，行走后明显。查体示：左踝关节内侧下方可触及肿大骨性结构，局部压痛明显；左距下关节活动受限。左踝关节 MRI（病例图 20-1）示：左侧踝关节及跟距关节少量积液；左侧胫后肌腱周围炎？左足 CT（病例图 20-2）示：左侧跟距关节内侧部分骨质增生硬化，骨桥形成。为进一步明确左踝疼痛原因，行全身骨显像及足踝部 SPECT/CT 显像。

全身及足踝部骨显像

检查方法：静脉注射 ^{99m}Tc-MDP 518 MBq，2 h 后先行全身前、后位平面显像，随后行左足踝部 SPECT/CT 显像（病例图 20-3）。

检查所见：全身骨骼显像清晰，前位可见双侧足骨片状显像剂异常摄取增高灶；余骨未见明显异常的显像剂摄取增高灶。局部断层骨显像及 CT 融合显像示：双侧足骨片状显像剂摄取增高灶位于左足跟距关节（红箭头）及右足跟距关节（黄箭头）（病例图 20-3），相应部位 CT 示骨质增生硬化性改变伴骨性连接。

检查意见：左足跟距关节骨代谢增高，局部骨桥形成，考虑为左足痛原因；右足跟距关节骨代谢增高，局部骨桥形成，建议随诊。

最终临床诊断

该患者行左足跟距骨桥切除术，术中见距下关节内侧自跟骨后关节面前缘至中关节面内侧有骨桥形成，去除骨桥后，距下关节活动度恢复。临床诊断为跗骨联合（左距下关节）。术后患者左踝疼痛明显缓解。

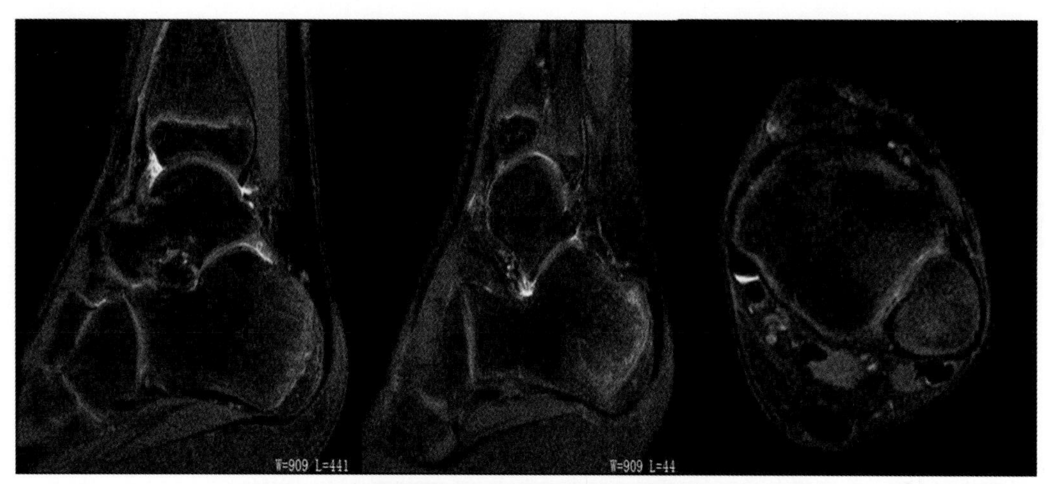

病例图 20-1 患者左足 MRI 图像

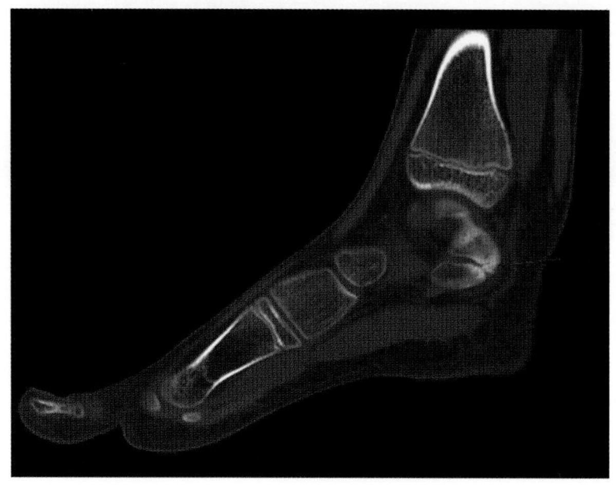

病例图 20-2 左足 CT 跟距骨桥（红箭头）

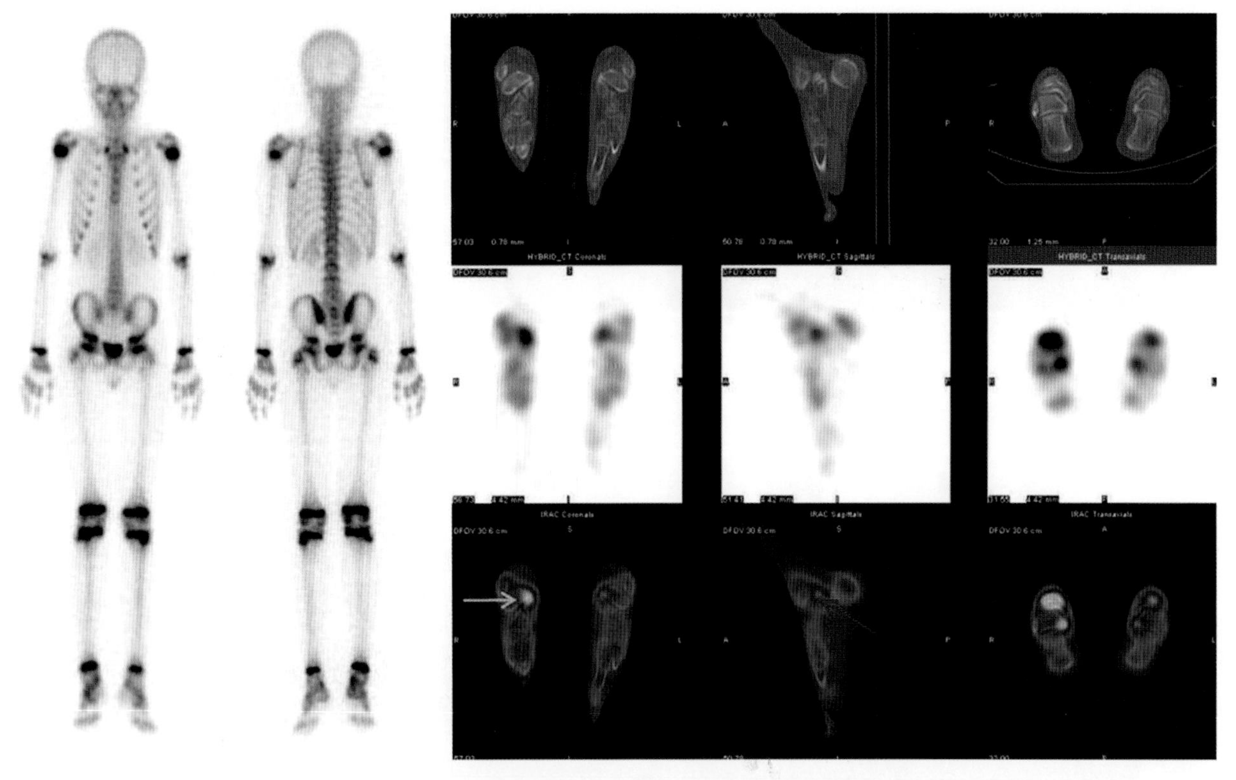

病例图 20-3 全身前、后位骨显像及足踝部 SPECT/CT 显像

临床随访结果

患者于左足跟距骨桥切除术后 1 月余出现右踝部疼痛，行走后加重，查体示右踝关节后内方及下方压痛（+）、右距下关节外侧压痛（+），右距下关节僵硬，右跟骨内外翻受限。X 线及 CT 检查示：右足跟距联合形成。后对症治疗 3 月余，无明显缓解，再次行足踝部 SPECT/CT 显像示：右足跟距关节骨代谢增高（病例图 20-4）。遂行右足跟距骨桥切除术，术中见跗骨联合位于右跟骨載距突后侧，切除骨桥后距下关节活动度明显恢复。临床诊断为：跗骨联合（右距下关节）。术后患者疼痛明显缓解，恢复良好。

病例相关知识及解析

跗骨联合又称跗骨桥，是一种不规则的骨性融合，从本质上可分为 3 种联合方式，即纤维性、软骨性和骨性。根据发生的部位不同，跗骨联合可分为跟距联合、跟舟联合、距舟联合、跟骰联合、骰舟联合、多块联合及全部联合。文献报道，跗骨联合的发生率为 4% ～ 10%，其中跟距联合的发生率为 2.3% ～ 2.8%，是足跗骨联合中最常见的先天发育异常之一[1]。研究报道，30% ～ 64% 的跟距骨桥是双侧同时存在的[2]。随着骨桥骨化及活动量的增加，出现症状的患者多在 10 余岁发病，部分在 20 岁后发病。通常发病比较隐秘，部分患者于外伤后发病，典型表现为与活动或长久站立相关的足踝部隐痛，疼痛可呈间歇性、进行性加重，随距下关节活动受限加重，患者可出现跛行且易反复扭伤。专科检查可发现内踝远端有骨性突起，骨桥局部压痛，或外侧、跗骨窦区深压痛。50% 的患者出现距下关节活动受限，部分患者出现被动活动疼痛及弹响。多数跟距骨桥终身无症状，不需要进行任何治疗；对于疼痛性跟距骨桥患者，在任何手术治疗前均应接受一系列保守治疗；对于持续存在疼痛、功能障碍，保守治疗效果不佳的患者，应考虑手术治疗[2]。

CT 能够在术前准确评估跟距骨桥的范围、关节面走行方向、骨桥所占比例，对关节镜下切除骨桥

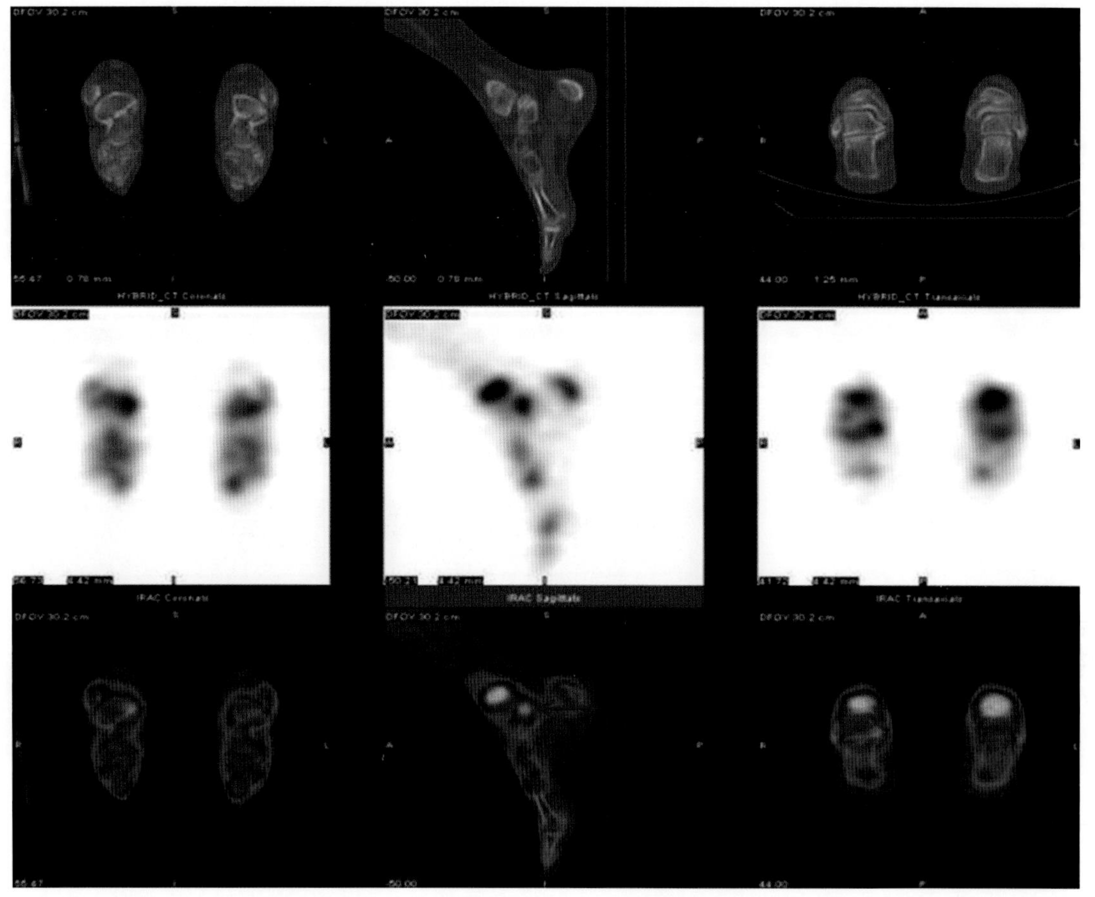

病例图 20-4 足踝部 SPECT/CT 显像示足跟距关节显像剂摄取增高（红箭头）伴骨桥形成

有重要的指导意义[2]；MRI 对于纤维或软骨连接的跟距骨桥的诊断更为敏感，对骨性连接的跟距骨桥敏感性较低[2]。跗骨联合解剖结构的改变可以通过 CT、MRI 明确诊断，但是否为疼痛性骨桥或足痛的病因是否为骨桥，仅通过形态学的检查并不能完全确诊。核医学骨显像中局部骨骼对显像剂的摄取程度与局部骨盐代谢水平成正比，异常的显像剂摄取反映局部骨代谢的异常，骨代谢的异常更接近于病理学改变，可在解剖结构变化之前、甚至产生临床症状之前出现；骨骼对 ^{99m}Tc-MDP 的摄取程度与患者足踝部疼痛程度存在一定的相关性，显像剂摄取增高的病灶可提示疼痛部位[3]。但是对于足踝部复杂结构的诊断仅采用平面显像是不够的，局部 SPECT/CT 不但可通过局部显像剂摄取程度寻找疼痛点，还可通过 CT 对疼痛点精确定位并清晰显示局部解剖结构的改变，从而帮助临床医生制订手术计划[4]。

该患儿首次行全身骨显像时便发现双足病变，但由于当时右足无症状，临床暂未处理。左足术后 1 月余，右足出现疼痛（考虑疼痛可能与左足术后右足负重增加有关），后手术也证实了右足疼痛原因为右足跟距骨桥，进一步证实了核医学骨显像可在临床症状出现前提示病变的存在，同时还体现了全身骨显像通过一次成像显示全身病变的优势。

此外，该患儿处于骨骼生长较为迅速的青少年时期，其骨骺部骨更新较快，故全身骨显像及局部断层骨显像均可发现其骨骺部显像剂摄取显著增高，阅片时应予注意，避免误诊、漏诊。

参考文献

[1] Ormeci T，Kilicarslan R，Durmus O，et al. A pictorial view to tarsal coalition：the presentation of two children with foot pain. Acta Reumatol Port，2014，26（7）：137-142.

[2] 陈临新，郭秦炜 . 疼痛性跟距骨桥的诊疗进展 . 足踝外科电子杂志，2016，3（4）：50-57.

[3] Ha S, Hong SH, Paeng JC, et al. Comparison of SPECT/CT and MRI in diagnosing symptomatic lesions in ankle and foot pain patients: diagnostic performance and relation to lesion type. PLoS ONE, 2015, 10(2): e0117583.
[4] Klammer G, Espinosa N, Iselin LD, et al. Coalitions of the tarsal bones. Foot Ankle Clin N Am, 2018, 23: 435-449.

(张娟　李眉)

病例 21 骨显像在先天性梅毒骨受累中的应用

病史及检查目的

患儿，男，2 岁，主因“间断发热 2 个月，伴四肢肿胀 1 个月”入院。患儿近 2 个月无明显诱因间断发热，体温波动于 37 ～ 38.5℃，夜间为著，无寒战、抽搐，偶有咳嗽，无咳痰、呕吐、腹泻、皮疹，无结膜充血，无手指硬肿蜕皮，当地医院就诊考虑“呼吸道感染”，予抗炎、退热治疗效果不佳，仍间断发热。1 个月前左手示指近端肿胀，无活动障碍，无红热、破溃，家长未重视。20 天前出现双手肿胀，后渐延伸至双上肢、双下肢，无行走困难，无疼痛。实验室检查：①血常规示白细胞 10×10^9/L，血红蛋白 96 g/L，淋巴细胞百分率 43%，中性粒细胞百分率 52%，血小板 631×10^9/L；② C 反应蛋白 40 mg/L，红细胞沉降率 102 mm/h；③自身抗体检查，抗核抗体（ANA）1∶100（＋）；④梅毒筛查，梅毒抗体 46.18 s/co（＋），梅毒 TRUST（2＋）1∶32（＋），梅毒 TPPA ＞ 1∶1280。

尺桡骨正侧位 X 线片：右侧尺桡骨中远端骨质改变，骨纤维结构不良待除外。左前臂＋左手部 MRI：左侧尺桡骨及左手掌骨、近节指骨及周围软组织浸润性病变，以炎症病变可能性大。诊断：①梅毒感染；②全身炎症反应综合征；③急性支气管肺炎；④生长迟缓。为进一步明确诊断及评价全身骨质受累情况，行全身骨显像检查。

全身骨显像检查

检查方法及影像所见：静脉注射显像剂后 3 h 行全身前、后位骨显像（病例图 21-1）示，全身骨骼显影清晰，四肢骨骼显像剂摄取弥漫性、对称性增高，以双侧胫骨及双侧尺骨为著。余骨质未见明显的显像剂异常摄取。

检查意见：四肢骨弥漫性骨代谢增高，骨皮质增厚，结合病史及 X 线平片（病例图 21-1），考虑先天性梅毒骨受累可能。

最终临床诊断

追问病史，患儿祖母及母亲均为梅毒检测阳性，综合患者临床病史、家族史、实验室检查及影像表现，诊断为先天性梅毒，四肢长骨受累。患儿发病小于 2 岁，故考虑为先天性梅毒早发型。住院期间连续 3 天给予注射青霉素，住院期间未再发热。

病例相关知识及解析

先天性梅毒，又称胎盘梅毒，梅毒螺旋体通过胎盘传染给胎儿，大多数会致使胎盘退化，出现流产。未流产胎儿，梅毒螺旋体经胎盘进入胎儿血液循环，导致螺旋体血症，可传播至几乎所有脏器，致多系统受累，骨骼、肝、脾、胰腺、肠道和血液系统为最常受累的部位。按发病时间不同分为两类：①早发型，约占先天梅毒的 94.5%，2 岁以前出现临床症状，包括发热、肝大、黄疸、鼻炎、皮疹（斑丘疹、

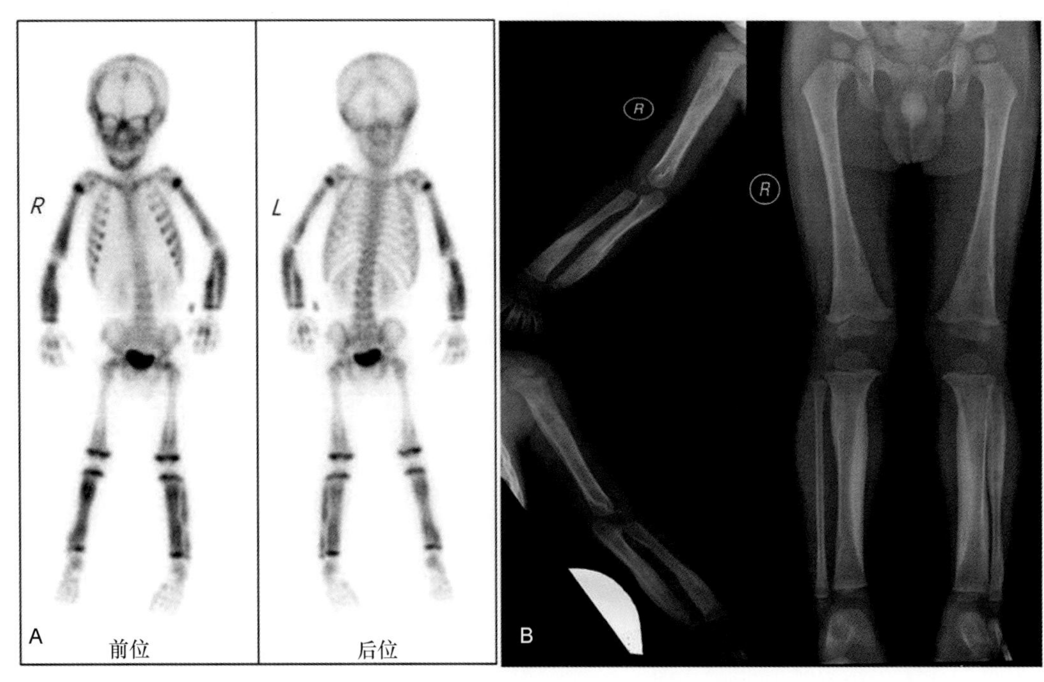

病例图 21-1 患儿全身前、后位骨显像（**A**）及双上肢、双下肢 X 线平片（**B**）

梅毒性天疱疮）、全身淋巴结肿大、骨骼异常。②晚发型，2 岁以后出现临床症状，早期感染引起瘢痕形成，在多种组织中形成梅毒性树胶肿，如面部及皮肤改变（额部隆起、鞍鼻、上颌骨短、下颌骨突出、皮肤结节），感音神经性耳聋、智力障碍、骨骼改变、阵发性冷血红蛋白尿。

婴儿先天性梅毒的临床症状缺乏特异性，容易误诊，梅毒血清学阳性者并非都有确诊意义，阴性也不能除外，但 X 线平片有一定的特征性骨质改变，再结合实验室检查，可使患儿得到及时诊治。长骨 X 线片异常为早期先天性梅毒的常见表现（发生率 60% ～ 80%），且可能是患儿早期的唯一表现。长骨异常在出生时即可存在，或在生后几周出现，股骨、肱骨、胫骨最常受累，也可侵犯手、足的管状骨，一般不侵及颅骨和脊柱。

（1）早发型梅毒特征：①干骺端炎：梅毒螺旋体经血液到达胎儿骨骼，主要累及四肢长骨，易停留在血运丰富的部位，如干骺端，干骺端炎是最早的表现。梅毒螺旋体仅在干骺端及骨干繁殖，不向关节扩散。早期钙化带吸收不良，钙化带增厚，X 线表现为长骨干骺端致密线，呈锯齿状，称为“梅毒线”，其下方可见一横行透亮带，为梅毒肉芽组织、纤维组织和骨样组织。随着病情进展，干骺端骨质破坏逐渐严重，出现虫蚀样骨质缺损，称为“猫咬征”，为早期梅毒特征性表现。当典型的干骺端骨质破坏出现在双侧胫骨上端内侧，称 Wimberger 征[1]。根据干骺端骨质破坏程度可分为轻、中、重度，重度可见明显骨质缺损，甚至出现骨折表现，使婴儿呈瘫痪表现（Parrot 假性瘫痪）。本例患者 X 线片表现为轻度骨骺炎。梅毒肉芽肿还会刺激机体产生炎性反应，出现周围组织肿胀。②骨膜炎：骨膜增厚呈平行线状改变，亦称“梅毒性骨干炎”，胫骨最常受累。③骨髓炎：骨髓炎是干骺端炎的延伸，较少见，只有严重骨髓腔感染时才出现骨质破坏及硬化。④病变为多发性、对称性、广泛性[2]。⑤先天性梅毒很少累及关节、颅骨、脊椎，此种情况多见于后天性骨关节梅毒。

（2）晚发型梅毒特征：骨膜炎加重，胫骨前侧骨膜增生使胫骨向前呈弧形弯曲，称为“军刀胫”。还可出现锁骨的近胸骨端膨大、无痛性膝关节炎等表现。

骨扫描在先天性梅毒诊疗中有一定提示意义，四肢骨骨皮质增厚、弥漫性骨代谢增高为其典型表现，本患儿骨扫描具有一定特征性。骨皮质弥漫性代谢增高的疾病相对较少，主要为以下疾病，需进行鉴别诊断：①进行性骨干发育不良症（progressive diaphyseal dysplasia，PDD），又称 Camurati-Engelman 病、增殖性骨膜炎或对称性硬化性厚骨病。先天性常染色体显性遗传，儿童期发病，走路呈“鸭步”，

X 线特征性表现为长骨对称性、进行性骨皮质增厚，同时伴有骨周围肌肉萎缩。骨扫描表现与先天性梅毒骨受累相似，但其骨皮质增生更为显著[3]，且不侵犯骨端和干骺。无梅毒家族史，梅毒检测阴性。②婴儿骨皮质增生症，又称 Caffey 病，病因不明。因本病患儿多有低热症状，推测可能为病毒感染引起的一种特发性疾病。主要侵犯骨骼及邻近筋膜和肌肉，早期病变为骨膜水肿增厚，与邻近筋膜、肌肉分界不清；亚急性期骨膜下新生骨形成；晚期增厚的骨膜由内向外逐渐变薄，恢复正常。亚急性期主要表现为骨皮质增厚，骨膜呈层状增生，以 3 ～ 6 个月婴儿常见，但无骨质破坏，干骺端不受累，也无梅毒其他脏器受累表现。③肥大性肺性骨关节病。四肢远端骨质和皮肤异常增生，临床症状为骨膜炎、对称性多发关节炎、杵状指，分为原发性（常染色体显性遗传）、继发性（肺癌、慢性肺病、先天性心脏病、慢性炎症等）。骨扫描可表现为骨皮质增厚，“双轨征”，但这种浓聚为骨膜表层浓聚，呈线状，且多见于成人，儿童少见，同时存在关节周围对称性显像剂浓聚，无骨质破坏，无干骺端受累。④化脓性骨髓炎。梅毒骨受累患儿多有关节肿胀、疼痛，需与化脓性骨髓炎相鉴别，但化脓性骨髓炎起病急，多为单骨受累，红、肿、热、痛明显。

先天性梅毒患儿骨受累发生率很高，其骨显像表现具有一定特异性，如怀疑梅毒患儿可行骨扫描协助诊断以及评价骨受累情况。

参考文献

[1] Stephens JR，Arenth J. Wimberger sign in congenital syphilis. The Journal of Pediatrics，2015，167：1451.

[2] 季亚平，诸葛末伊 . 早发型先天性骨梅毒的 X 线诊断 . 中华放射学杂志，2005，39（12）：1289-1296.

[3] 朱瑞森，邱忠领，陆汉魁，等 . 进行性骨干发育不良症 ^{99m}Tc-MDP 骨显像一例 . 中华核医学与分子影像杂志，2013，33（6）：498-499.

（吴晗　王巍　赵晓斐　赵瑞芳）

病例 22　三时相骨显像对小儿股骨头骨骺滑脱的血运评估

病史及检查目的

患儿，男，13 岁，主因“右腹股沟部疼痛伴跛行 1 个月”就诊。患儿于 1 个月前无明显诱因出现右腹股沟部疼痛，伴跛行，无发热，于当地医院外科就诊，诊断为右腹股沟淋巴结炎症，给予口服“消炎药”治疗，腹股沟疼痛及跛行症状减轻。1 周后出现右膝部疼痛，于当地医院就诊考虑为“右膝部韧带损伤”，给予口服布洛芬及局部按摩治疗，效果不佳。1 天前患儿行走时不慎摔倒，右膝部着地，当时无法站立行走，于当地医院行双髋关节 X 线检查，诊断为“右股骨头骨骺滑脱”，家长为进一步诊治前来我院。既往否认心脏病、肝炎、结核等病史，否认家族遗传史及相关病史。查体：患儿被动平卧，右腹股沟区软组织肿胀、压痛，右髋活动受限，右足血运及足背动脉搏动未见异常。为进一步明确诊断行 ^{99m}Tc-MDP 双髋三时相骨显像及全身骨显像。

三时相骨显像

检查方法：“弹丸”式静脉注射显像剂后分别于即刻、15 min 及 3 h 行双髋血流、血池及延迟三时相骨显像（病例图 22-1），随后行全身骨显像（病例图 22-2）。

检查所见：血流相右髋血流灌注较对侧普遍减低，血池相右髋放射性分布不均匀增高，延迟相右股骨头外上象限局灶性放射性分布稀疏，周围放射性分布不均匀增高。全身骨显像可见全身骨骼显影清

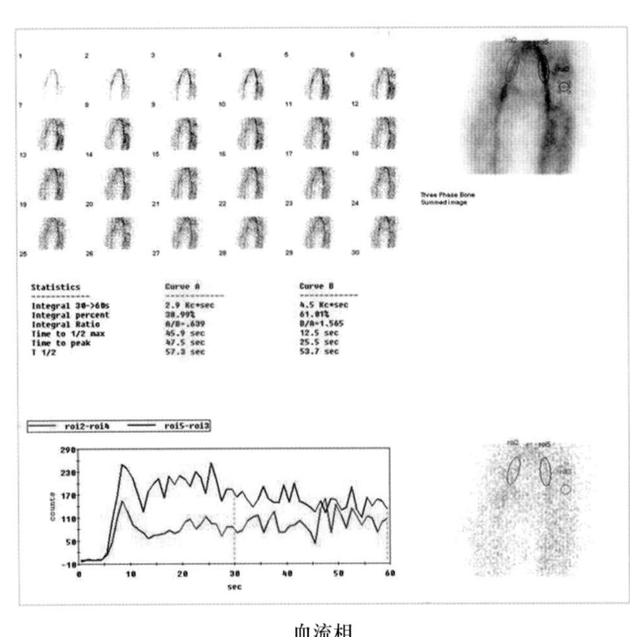

血流相

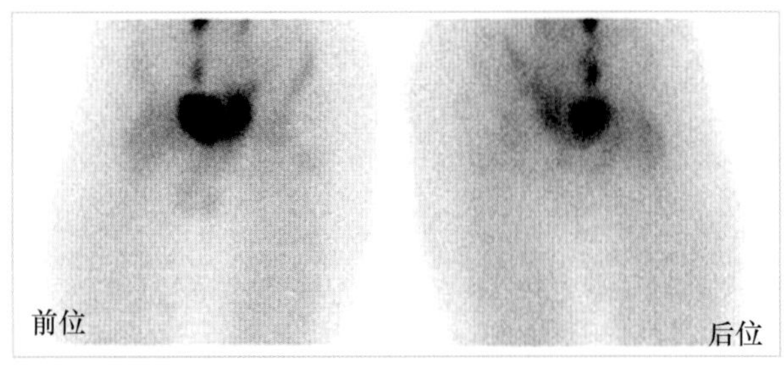

血池相

前位　后位

延迟相

病例图 22-1 ^{99m}Tc-MDP 双髋三时相骨显像

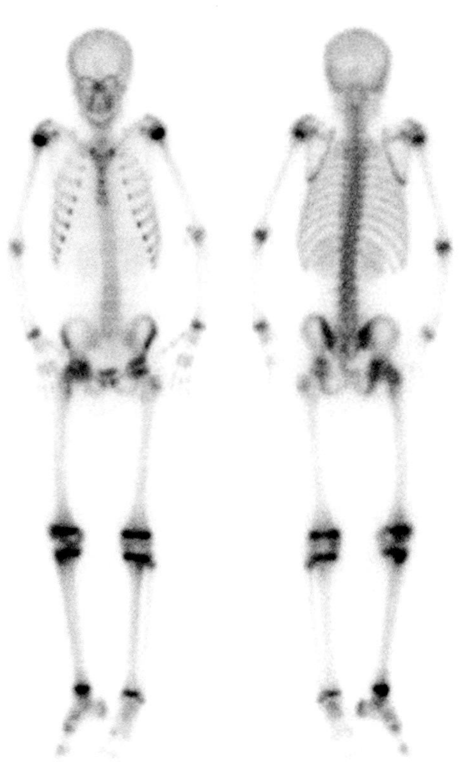

病例图 22-2 ^{99m}Tc-MDP 全身显像

晰，对比良好，右股骨头外上象限局灶性放射性分布稀疏，周围放射性分布不均匀增高；骨骼其余部位放射性分布大致均匀。

检查意见：右股骨头骨骺滑脱，局部血流灌注及骨代谢异常，不除外右股骨头缺血性改变，建议进一步检查评估。

最终临床诊断

该患者入院后行右股骨髁上骨牵引术 2 周，随后行全麻下股骨头骨骺滑脱空心钉内固定术。综合病史、查体和影像学检查，患者明确诊断为右股骨头骨骺滑脱并发右股骨头缺血性坏死。

病例相关知识及解析

股骨头骨骺滑脱（slipped capital femoral epiphysis，SCFE）是通常发生于青少年的一种髋关节疾病，由于股骨头与干骺端之间的骺板不能正常骨化，从而造成股骨头骨骺与干骺端之间的稳定性下降，继而发生滑脱。滑脱方向多向后外侧，导致髋关节内旋受限，产生患侧的外展、外旋畸形，长期病例会引起关节退变、关节撞击以及最终的骨性关节炎。股骨头骨骺滑脱多数为特发性，即病因不明；少数伴有如下发病因素：①机械因素：肥胖、头后倾、骺板倾斜度增加等，使股骨头承受剪切式应力增加；②生化因素：甲状腺功能低下、接受生长激素治疗、性腺功能低下等。其临床分类方法较多，目前较被认可的具有较大临床价值的分类方法是根据患儿能否行走，将其分为稳定型和不稳定型：稳定型是指可以拄或不拄拐杖行走，而不稳定型则是无论在拄或不拄拐杖的情况下均不能行走。与稳定型相比，不稳定型病变更易出现股骨头缺血坏死、软骨溶解、骨性关节炎等并发症。

患儿在临床上常表现为无明显诱因的髋、膝部疼痛和跛行，同时可伴有髋关节内旋受限和行走后疼痛加重。影像学检查在股骨头骨骺滑脱的诊断及随访中起重要作用。常规需要拍摄双髋关节前后位和双髋蛙式侧位的 X 线片，以观察股骨头与股骨颈的位置关系变化。在蛙式髋关节侧位 X 线片上测量外侧骺干角（Southwick 角），即测量股骨头骺板基底连线的垂线与股骨干长轴的夹角，然后减去正常侧的角度，用于骨骺滑脱的严重程度分级。在侧位 X 线片上通过对 Klein 线进行测量和分析，有助于发现程度较轻的 SCFE，提高早期诊断的准确性[1]。Klein 线为沿着股骨颈前上方划一条线，正常时，骨骺应该通过此线，而在滑脱后，骨骺将位于此线下方。CT 影像采用与股骨颈长轴相平行的轴位、矢状位斜面像，非常有助于确定后脱位的程度。MRI 能够先于 X 线的影像改变发现 SCFE 的早期改变，异常表现包括生长板增宽、伴干骺端的骨髓水肿、关节渗出及滑膜炎。

在 SCFE 的治疗过程中临床医生应非常关注是否并发股骨头坏死，可能的危险因素包括骨骺滑脱程度较为严重、患儿年龄较小及前驱症状持续时间较短（反映生长板不稳定性增加）[2]。股骨头的血运可分为直接供应和经干骺端供应两组，儿童期由于有骺板这一天然屏障的存在，干骺端血供不能通过，故主要血供为来自旋股外侧动脉的头骺后外侧支持带动脉，当骨骺滑脱发生时股骨头后上象限的损伤会造成股骨头承重面的血供受损，极易造成股骨头缺血坏死。如何在 SCFE 的复位过程中保护此动脉是日益受到关注的话题，为避免术中的复位导致血运受损，股骨头内血压监测及改良 Dunn 手术方式等正逐渐被临床医生所应用并得到业界认可。

在治疗开始之前，临床医生需要评估骨骺滑脱有无并发股骨头血运受损，以判断是否需要限制患儿负重以减低股骨头塌陷发生的概率。同时，由于该病的特点是疾病本身造成的损害与治疗造成的损害相似，常用的治疗手段如针对骨骺滑脱的牵引复位、用于恢复股骨头颈关系的截骨术及空心螺钉内固定术等本身也可能增加股骨头坏死发生的风险，在治疗开始后，临床医生同样需要在整个治疗过程中密切观测股骨头的血供改变。因此，在治疗前及治疗过程中获得一种能够及时评估股骨头血运、早期发现股骨头坏死的检查手段对于临床医生判断预后、优化治疗方案及评价治疗效果至关重要。在术前和术后股骨头血运的分析中，SPECT 和 MRI 是可靠的检查手段。

三时相骨显像由于能够探测股骨头骨骺血运改变的早期变化而在股骨头坏死的诊断中起着重要作用。血流相可以通过 ROI 勾画及血流灌注曲线分析较直观地观察到患侧股骨头血运减低；血池相由于受骨骺滑脱的影响，患髋常表现为轻-中度的放射性摄取增高；延迟相可见患侧股骨头呈局灶性放射性稀疏缺损区，以股骨头外上象限受累为著，类似小儿 Perthes 病所致的影像改变（病例图 22-3）。通过对我院近 20 例行三时相骨显像的股骨头骨骺滑脱患者进行随访发现，三时相骨显像最早可在术后 3 天探测到股骨头缺血坏死，因而能够为明确股骨头坏死发生的时限提供影像诊断依据[3]。

对于股骨头骨骺滑脱的患者，三时相骨显像能够在早期较为灵敏地明确有无并发股骨头缺血坏死及

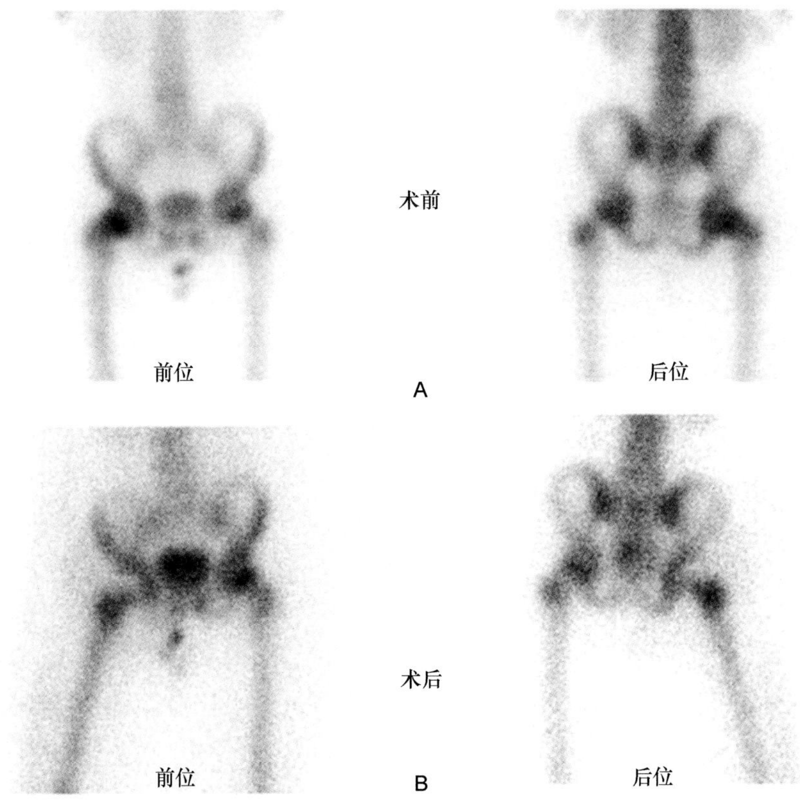

病例图 22-3 另一患者的双髋前、后位延迟相骨显像。患儿男性，8 岁，摔伤后发现右股骨头骨骺滑脱，牵引 3 周后行三时相骨显像，右股骨头未见缺血坏死征象（**A**），随后行切开复位内固定术，术后 3 天行三时相骨显像显示右股骨头出现放射性分布稀疏缺损，以外上象限为著，考虑为股骨头缺血坏死表现（**B**）

发生时限，在治疗前、牵引后及切开复位术后常规进行三时相骨显像可为患者提供较为准确的诊断及预后信息，为治疗效果评估及后续的临床决策提供有价值的参考。

参考文献

［1］徐易京，傅刚，张建立，等．Southwick 角和 Klein 线在股骨头骺滑脱诊断中的作用．中国矫形外科杂志，2010，18（19）：709-711.

［2］Sankar WN，McPartland TG，Millis MB，et al. The unstable slipped capital femoral epiphysis：risk factors for osteonecrosis. J Pediatr Orthop，2010，30（6）：544-548.

［3］杨芳，杨征，张连娜，等．三相骨显像对骺滑脱并发股骨头缺血坏死早期诊断价值的初步研究．医学影像学杂志，2018，28（10）：1736-1739.

（杨芳）

病例 23 McCune-Albright 综合征骨显像表现

病史及检查目的

患儿，女，7 岁，因“发现双侧乳房增大 2 个月，阴道出血 10 天”就诊。2 个月前家长发现患儿双侧乳房增大，无触痛，10 天前出现不明原因阴道出血，伴近期身高增长加快，无阴道分泌物增多、骨痛、骨折病史，否认化妆品接触史及避孕药误服史。查体：身高 126.3 cm，体重 22.6 kg，双侧乳房隆起，可触及乳核，发育分期为 Tanner Ⅱ＋期，未见腋毛；女童外阴外观未见阴毛，发育分期为 Tanner Ⅰ期，阴阜、臀部、背部可见多个咖啡牛奶斑（病例图 23-1）。实验室检查发现雌二醇（E2）水平升高（128.60 pmol/L）。B 超检查示：子宫呈发育型，双侧卵巢见增大卵泡。临床考虑为 McCune-Albright 综合征。为协助评估骨骼受累情况行 ^{99m}Tc-MDP 骨显像检查。

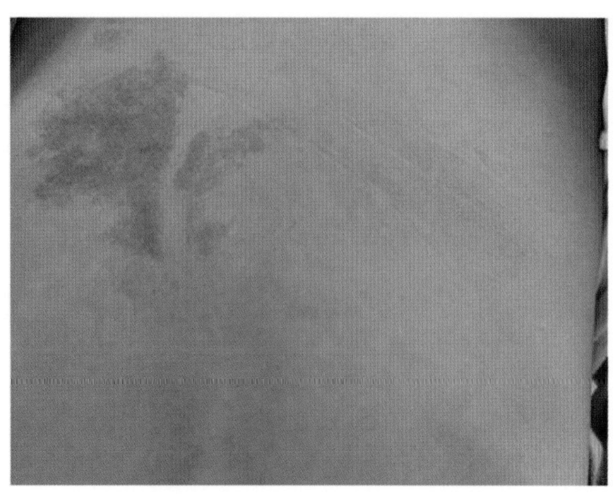

病例图 23-1　左上背部咖啡牛奶斑

^{99m}Tc-MDP 骨显像检查

检查方法及影像所见： 静脉注射 ^{99m}Tc-MDP 5 mCi 后 4 h 行全身前、后位平面显像。见全身骨骼清晰显影，右眶部外上壁、左侧颞骨、颅中部、左侧尺骨上段、左侧股骨头、左侧胫骨中段多发显像剂浓聚灶。加做头部 SPECT/CT 显像后，可见上述相应部位骨质增厚伴磨玻璃密度影，未见软组织密度影（病例图 23-2）。

检查意见： 颅面骨、四肢骨多发骨代谢活跃灶，左侧为主，结合病史，可符合 McCune-Albright 综合征骨骼受累表现。

病例相关知识及解析

McCune-Albright 综合征（McCune-Albright syndrome，MAS）是一种以多发性骨纤维结构不良

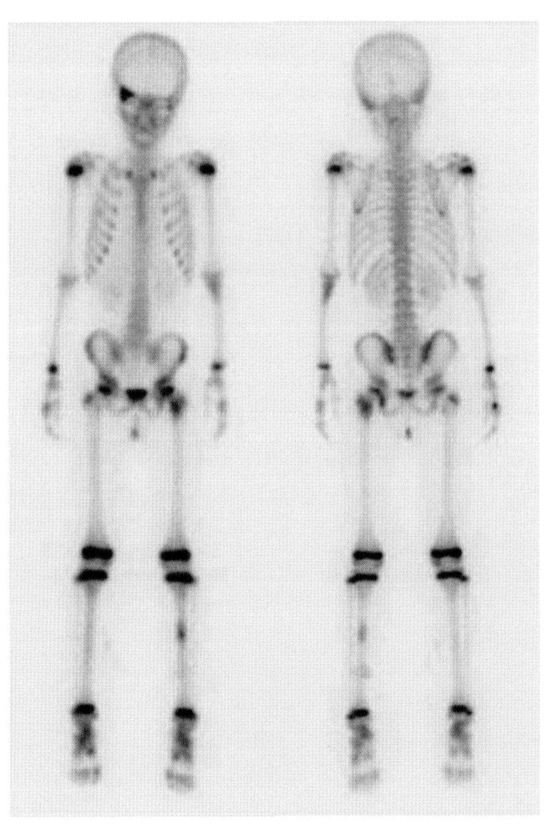

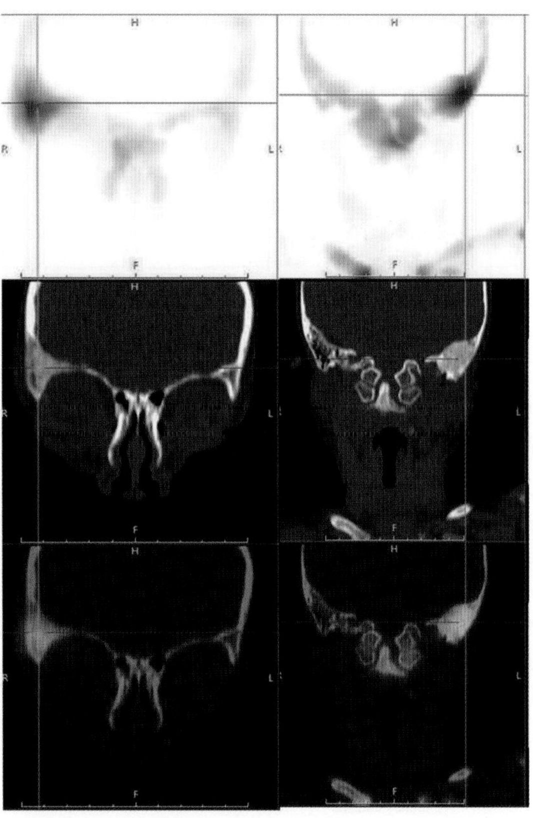

病例图 23-2　患儿 ^{99m}Tc-MDP 全身骨显像＋局部 SPECT/CT 显像

(osteofibrous dysplasia，OFD)、皮肤牛奶咖啡斑及内分泌功能紊乱为典型三联征的罕见疾病。最早由 McCune 和 Albright 分别于 1936 年和 1937 年报道。国外报道患病率为 1/100 万～ 1/10 万，女性多见，国内患病率未见相关报道。MAS 是由于胚胎早期鸟嘌呤核苷酸结合蛋白 α 亚基（Gsα）的编码基因 *GNASl* 发生激活突变导致的体细胞基因突变病[1]。基因突变的时间及突变细胞在病变中的比例决定了疾病的严重程度和临床表型。该病具有自限性，青春期前进展较快，成年后病变大多趋于稳定。本病很少发生恶变，恶变主要发生在骨骼，约占所有病例的 1%。

皮肤牛奶咖啡斑通常被认为是 MAS 的首发临床表现[2]，但常被忽视。在出生时或刚出生后不久出现，约 66% 的患者会出现该体征[3]，常见部位有后颈部、背部、躯干及面部，边界呈锯齿状、不规则。内分泌功能紊乱可表现为外周性性早熟、甲状腺功能亢进、库欣综合征、生长激素过多等，其中以外周性性早熟最为常见。骨纤维结构不良是 MAS 最常见的临床表现，正常的骨组织和骨髓被异常的纤维组织所替代，全身骨骼均可受累，其中颅面骨和股骨近端最常累及。有文献报道 50% 的骨损害出现在 8 岁左右[4]，可引起骨折、畸形和功能障碍等多种表现。当累及颅面部时产生无痛性硬性隆起，形成所谓的“骨性狮面”，严重者压迫听神经和视神经可导致听力和视力丧失[5]；股骨近端受累时，可导致髋内翻，表现为典型的“牧羊杖”畸形[6]。具备典型三联征的患者相对较少见，仅占 24%，33% 的患者有 2 种症状，40% 的患者仅有 1 种症状[7]。临床上当患者符合三联征中 2 条即可诊断，对于不典型的病例，检测 20 号染色体编码 G 蛋白 α 亚基（Gsα）的基因突变有助于诊断。

影像学检查主要是通过检出骨纤维结构不良（OFD）来辅助诊断 MAS。OFD 的典型 X 线表现主要分为 4 类：①磨玻璃样改变，表现为正常的骨小梁消失，髓腔闭塞，伴有囊性阴影，内有钙化。②囊状膨胀性改变，分为单囊型和多囊型，可见骨皮质变薄，外缘较光整，边界清晰，多见硬化边。③地图样（虫蚀样）改变，单发或多发的溶骨性破坏，边缘锐利，酷似恶性肿瘤骨转移。④丝瓜瓤样改变，骨膨胀变粗，骨皮质变薄，骨小梁粗大扭曲，表现为沿骨干纵轴方向走行的骨纹，呈丝瓜瓤状。CT 可更精确显示病灶的范围、程度及内部结构。全身骨显像具有大视野成像的优势，可用于评估疾病的骨受累范围；骨纤维结构不良在骨显像上的影像表现具有一定特征性，表现为沿骨骼走行分布的高度放射性浓聚。

鉴别诊断：MAS 常和 1 型神经纤维瘤病（NF1）相混淆，后者也可表现为皮肤牛奶咖啡斑，通过牛奶咖啡斑的形状有助于鉴别，MAS 的皮肤斑边界呈锯齿状、不规则，而 NF1 皮肤斑边缘平滑；另外，MAS 的骨病变多累及股骨和颅面骨，而 NF1 的骨受累不常见，多累及长骨骨干，特别是胫骨，常引起假性关节。当性早熟作为主要临床表现时，需要和中枢性性早熟进行鉴别。促性腺激素降低可以排除中枢性性早熟，加上 MAS 的其他临床表现（皮肤牛奶咖啡斑和骨病变等）有助于诊断。

MAS 的治疗主要是对症治疗，目前尚无有效根治方法。颅面骨的骨纤维结构不良以随诊观察为主，包括视力、听力、影像学检查（CT）等。手术指征为出现进行性加重的视力降低、听力损伤、严重疼痛或畸形，磷酸盐治疗的证据不足。脊柱和四肢骨的 OFD 使用手术方式存在争议，推荐应用双磷酸盐治疗骨痛，但是对疾病的自然病程无影响。为保留生育能力，性早熟患儿应接受药物治疗，使其性腺类固醇激素的生成或作用受到抑制，而不采用手术治疗，常用药物包括芳香酶抑制剂（来曲唑）、雌激素拮抗剂（他莫昔芬）等。当出现继发的中枢性性早熟时，治疗可参考先天性性早熟，应用长效促性腺激素释放激素类似物等。其他内分泌异常的治疗以相应激素的拮抗和手术为主。

参考文献

[1] Tobar-Rubin R，Sultan D，Janevska D，et al. Intragenic suppression of a constitutively active allele of Gsalpha associated with McCune-Albright syndrome. J Mol Endocrinol，2013，50（2）：193-201.

[2] Robinson C，Collins MT，Boyce AM. Fibrous dysplasia/McCune-Albright syndrome：clinical and translational perspectives. Curr Osteoporos Rep，2016，14（5）：178-186.

[3] Collins MT，Chebli C，Jones J，et al. Renal phosphate wasting in fibrous dysplasia of bone is part of a generalized

renal tubular dysfunction similar to that seen in tumor-induced osteomalacia. J Bone Miner Res，2001，16（5）：806-813.

［4］Medina YN，Rapaport R. Evolving diagnosis of McCune-Albright syndrome. atypical presentation and follow up. J Pediatr Endocrinol Metab，2009，22（4）：373-377.

［5］郑俊杰，童安莉，茅江峰，等 . McCune-Albright 综合征合并 Klinefelter 综合征一例报道 . 中华内分泌代谢杂志，2017，33（9）：787-789.

［6］Ippolito E，Farsetti P，Boyce AM，et al. Radiographic classification of coronal plane femoral deformities in polyostotic fibrous dysplasia. Clin Orthop Relat Res，2014，472（5）：1558-1567.

［7］Lumbroso S，Paris F，Sultan C. Activating Gsalpha mutations：analysis of 113 patients with signs of McCune-Albright syndrome-a European Collaborative Study. J Clin Endocrinol Metab，2004，89（5）：2107-2113.

（许燕峰　杨吉刚）

病例 24　核素显像诊断儿童异位甲状腺

病史及检查目的

患儿，女，14 岁，主因“打鼾 5 年余”就诊。自诉 5 年余前无明显诱因打鼾，无明显咽部异物感，未见呼吸困难、吞咽困难等症状。10 年前因“甲状舌管囊肿切除术”于外院检查发现颈部未探及甲状腺，舌根部见一个肿物，可疑异位甲状腺，未予处理，定期复查甲状腺激素。2 年前发现甲状腺素水平低，开始服左甲状腺素钠片（优甲乐）治疗至今。查体：舌根中部见一粉红色圆形肿物，遮盖喉室。颈部正中见一横行手术瘢痕。辅助检查：甲状腺功能检查示总三碘甲状腺原氨酸（TT_3）1.3 nmol/L（参考值 1.33 ～ 2.64 nmol/L），总甲状腺素（TT_4）88.29 nmol/L（参考值 75 ～ 150 nmol/L），游离三碘甲状腺原氨酸（FT3）4.05 pmol/L（参考值 3.0 ～ 6.5 pmol/L），游离甲状腺素（FT4）11.26 pmol/L（参考值 7.5 ～ 15 pmol/L），促甲状腺激素（TSH）5.89 mIU/L（参考值 0.4 ～ 6 mIU/L）。颈部 B 超：舌骨与甲状软骨右板间囊性肿物。颈部 CT：舌根部中线区占位性病变，大小约 3.0 cm×4.0 cm×3.8 cm。为进一步明确舌根部占位性病变的性质行 $^{99m}TcO_4^-$ 甲状腺显像。

$^{99m}TcO_4^-$ 甲状腺显像

检查方法及影像所见：静脉注射显像剂 $^{99m}TcO_4^-$ 5 mCi，20 ～ 30 min 后行甲状腺前位平面像采集（病例图 24-1）。平面显像示颈部正中未见摄取显像剂的甲状腺组织显影，而下颌正中区域可见一异常团片状显像剂摄取增高灶。随后行颈部 SPECT/CT 显像，见显像剂摄取增高灶位于舌根部，相应区域可见一软组织密度肿物，大小约 3.5 cm×3.0 cm×3.3 cm，断层像中颈部未见摄取显像剂的甲状腺组织。

检查意见：异位甲状腺（舌根部）。

最终临床诊断

患者最终行异位甲状腺次全切除＋异位甲状腺部分移植术。手术病理结果：（舌根部肿物）结节状增生的组织，呈蜂窝状及脉管状结构，管腔内含暗红色陈旧性出血及组织细胞，结合免疫组化及临床，符合异位甲状腺结节性甲状腺肿出血囊性变［免疫组化：TG（＋），D2-40 淋巴管（＋），CD31 脉管（＋），CD34（＋），P53（－），Ki-67 指数约 3%，TTF-1（＋），Desmin（－），SMA（－），TPO（＋），CD56（＋）］。

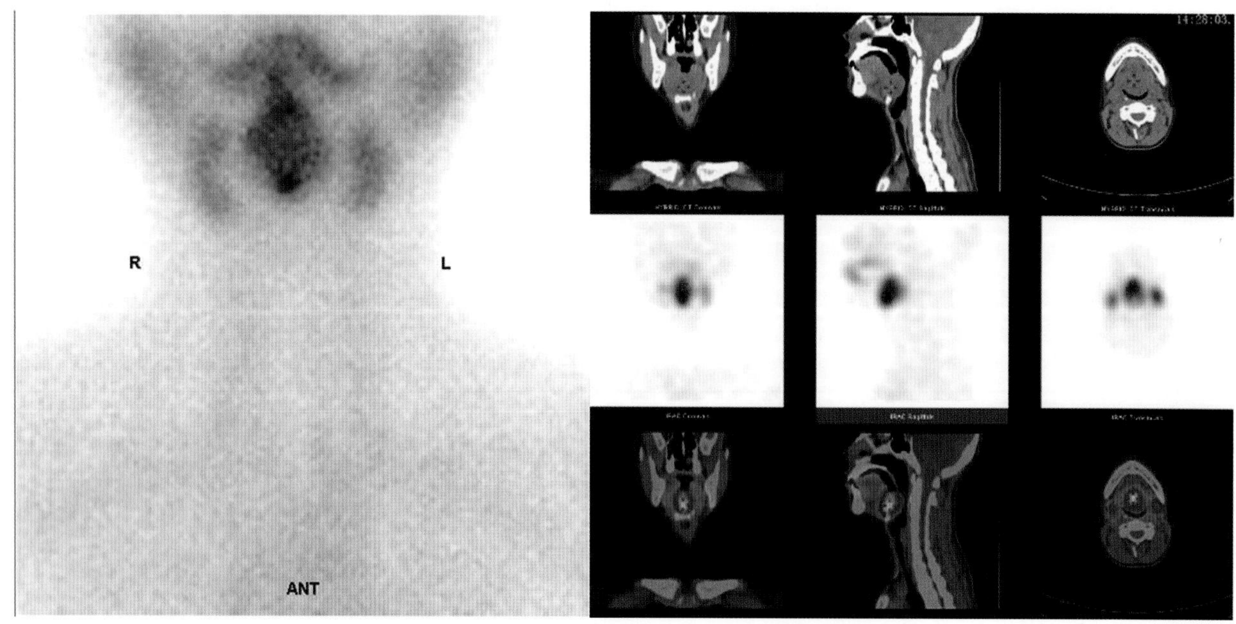

病例图 24-1 $^{99m}TcO_4^-$ 颈部静态平面显像及 SPECT/CT 断层显像

病例相关知识及解析

异位甲状腺（ectopic thyroid gland，ETG）是一种先天性胚胎发育异常疾病，是由于胚胎期中线甲状腺原基移位失败，未降至正常位置而停留在身体其他部位引起的。舌根至甲状腺正常位置的沿线均可发生，颈前和舌根部是异位甲状腺最常见部位，偶发生于胸骨后、气管、心脏、纵隔，甚至横膈下，如肾上腺、肝、肠管间及卵巢等。ETG 包括迷走甲状腺和副甲状腺。当颈前正常位置甲状腺缺如时异位甲状腺被称为迷走甲状腺，而当颈前正常位置存在甲状腺时，异位甲状腺则称为副甲状腺。ETG 主要临床表现为舌根部或颈部无痛性肿物，边界清楚，表面光滑，当肿物较大时，可伴有吞咽、呼吸和发音困难及刺激性咳嗽等压迫症状。

甲状腺核素显像是利用正常甲状腺组织能特异地摄取和浓聚碘离子用以合成和储存甲状腺激素。放射性碘（^{131}I 或 ^{123}I）引入人体后，即可被有功能的甲状腺组织所摄取，在体外通过显像仪（γ 相机或 SPECT）探测从甲状腺组织内所发出的 γ 射线分布情况，获得甲状腺影像，了解甲状腺位置、形态、大小及功能状态。^{131}I 半衰期长，射线能量高，患者吸收剂量较大，而 ^{123}I 虽然能量适中，半衰期短，但由于需回旋加速器生产，价格昂贵，因此限制了放射性碘在甲状腺显像的应用。$^{99m}TcO_4^-$ 与碘属于同一族元素，两者具有类似的化学性质，故甲状腺组织也可以摄取和浓聚 $^{99m}TcO_4^-$，只是 $^{99m}TcO_4^-$ 进入甲状腺上皮细胞后不能进一步发生有机化。$^{99m}TcO_4^-$ 与 ^{131}I 相比较，具有半衰期短（$T_{1/2}$ = 6 h）、能量低（140 keV）、发射纯 γ 射线等特性，对甲状腺辐射剂量较小，尤其适合于儿童患者。

对于临床怀疑 ETG 的儿童患者，超声作为甲状腺检查的常规手段，具有操作方便、价廉、易于普及且无辐射等优点，但对部分口腔内及气管内 ETG 则难以发现。CT 检查能明确头颈部占位性病变的发生部位、数量、大小、边缘、密度、强化程度及方式，以及与邻近结构的关系和颈部有无肿大淋巴结等征象，但是不能显示其功能，不能准确区分是否为异位甲状腺组织。甲状腺核素显像对于 ETG 的诊断具有一定特异性，能反映其功能情况，而且 SPECT/CT 能够弥补平面显像定位不准的缺点，充分发挥功能与解剖成像的优势，对诊断有功能的 ETG 准确率高，解剖定位好。目前有研究表明核素平面显像加 SPECT/CT 断层融合显像诊断异位甲状腺是一个可靠的方法，有助于舌根部至颈前区肿物的鉴别，对治疗方案有指导作用。但是无功能或功能较低的异位甲状腺组织，由于对核素 $^{99m}TcO_4^-$ 甚至 ^{131}I 无摄取或摄取很少，可能被遗漏或误诊，则需要结合其他方法综合考虑[1]。

参考文献

[1] Xu F，Shao Z，Yang G，et al. The value of scintigraphy，computed tomography，magnetic resonance imaging，and single-photon emission computed tomography/computed tomography for the diagnosis of ectopic thyroid in the head and neck：A STROBE-compliant retrospective study. Medicine（Baltimore），2018，97（13）：e0239.

（李眉）

病例 25 ^{123}I-MIBG 显像诊断儿童副神经节瘤

病史及检查目的

患儿，女，9岁，9个月前因头痛28天、发现高血压16天、呕吐1天、抽搐4次就诊，收缩压最高230 mmHg，泌尿系统B超提示膀胱三角区邻近右侧输尿管开口处实性团块，24 h尿液测定甲氧基去甲肾上腺素（NMN）升高，当地医院予以膀胱部分切除术切除肿物，术后病理为膀胱副神经节瘤。半个月前复查腹部CT发现右侧髂窝及盆腔左侧多发肿大淋巴结，动脉期明显强化，考虑转移不除外。为进一步明确诊断又先后进行了^{123}I-间碘苄胍（^{123}I-MIBG）SPECT/CT和^{18}F-氟代脱氧葡萄糖（^{18}F-FDG）PET/CT检查。

^{123}I-MIBG 显像和 ^{18}F-FDG 显像检查

检查所见

（1）^{123}I-MIBG SPECT/CT显像：静脉注射^{123}I-MIBG后于24 h行全身前、后位平面显像及盆腔SPECT/CT断层显像（病例图25-1）。结果显示，全身扫描范围内可见唾液腺、肺、心脏、肝、双肾及膀胱对显像剂的生理性摄取，未见明确异常显像剂摄取增高。盆腔SPECT/CT断层显像可见盆腔多发肿大淋巴结，但未见显像剂摄取增高表现。

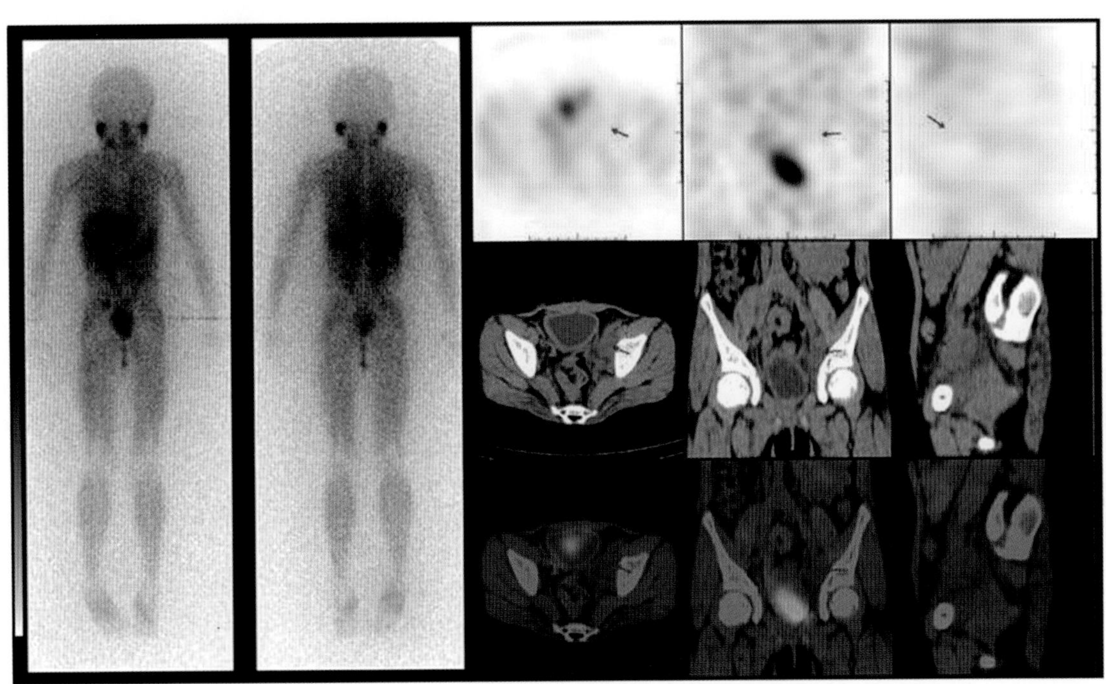

病例图 25-1 ^{123}I-MIBG 全身前、后位平面显像和盆腔局部断层 SPECT/CT 图像

（2）^{18}F-FDG PET/CT 显像：静脉注射 ^{18}F-FDG 60 min 后行全身断层显像（病例图 25-2）。可见盆腔多发肿大淋巴结呈 ^{18}F-FDG 摄取显著增高表现，扫描野内其他脏器组织未见明显异常 ^{18}F-FDG 摄取或结构改变。

检查意见：盆腔多发肿大淋巴结 ^{123}I-MIBG 显像阴性、^{18}F-FDG 显像阳性，考虑为副神经节瘤转移。

临床诊断与随访

恶性副神经节瘤诊断的确切依据为远处转移。患儿副神经节瘤术后多发淋巴结转移，因此考虑为恶性副神经节瘤。医生考虑手术不能完全清楚淋巴结，化疗效果不佳，因 ^{123}I 显像阴性故不宜行 ^{131}I 治疗，因此目前无有效治疗方法，对患儿进行观察随访。

病例相关知识及解析

嗜铬细胞瘤和副神经节瘤（pheochromocytoma and paraganglioma，PPGL）为起源于神经外胚层嗜铬组织的肿瘤，是罕见的神经内分泌肿瘤。起源于肾上腺髓质的肿瘤称为嗜铬细胞瘤，占 80% ～ 85%；起源于肾上腺外交感神经链的肿瘤称为副神经节瘤，占 15% ～ 20%，二者合称为 PPGL。副神经节瘤根据起源还可分为副交感神经副神经节瘤和交感神经副神经节瘤两类，前者可来源于沿颈部和颅底分布的

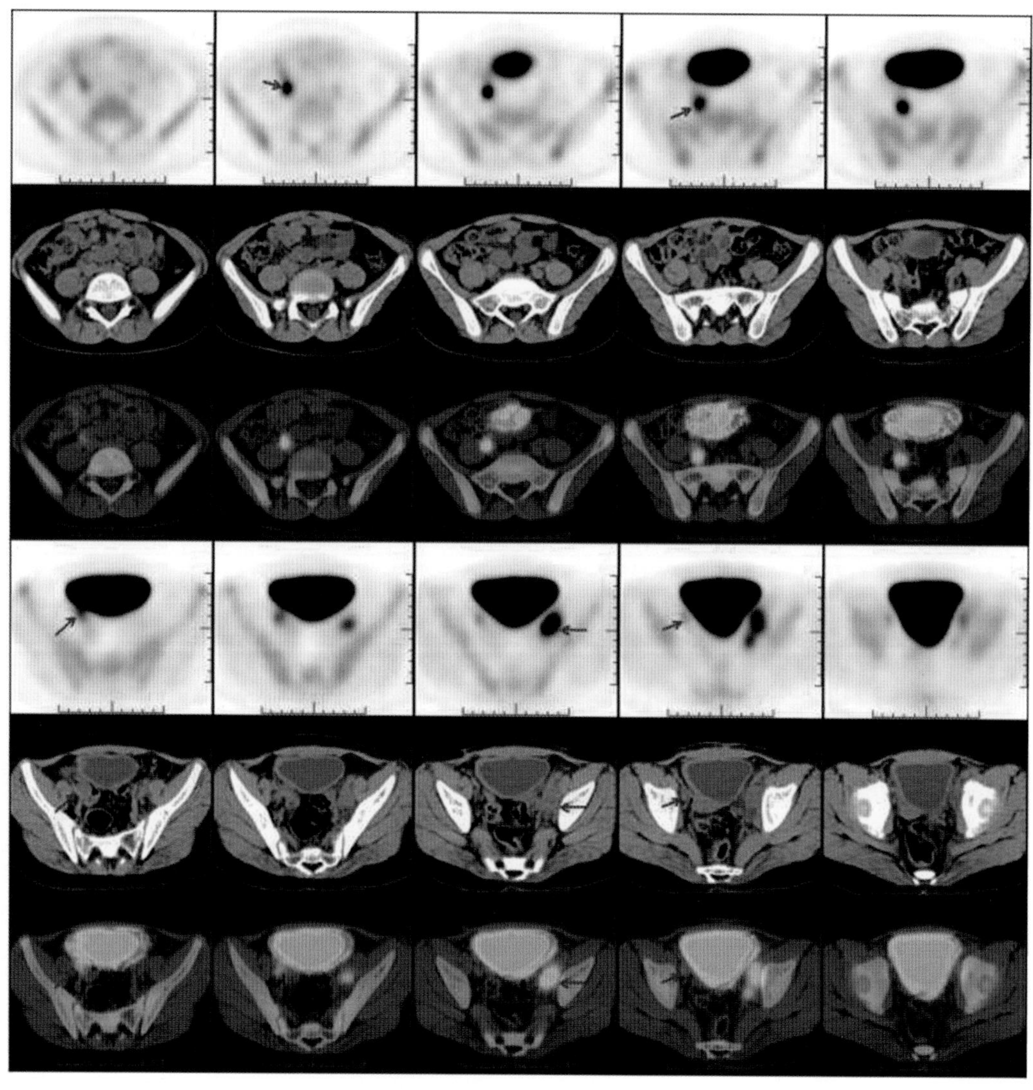

病例图 25-2 ^{18}F-FDG PET/CT 图像

舌咽、迷走神经的副交感神经节，通常是无功能的，不分泌儿茶酚胺，包括化学感受器瘤、颈动脉体瘤等；后者可起源于下纵隔、腹腔和盆腔的脊椎旁交感神经链，常分泌儿茶酚胺，最常见部位是上腹部和下腹部的主动脉旁区（75%），其次是膀胱（10%）、胸部（10%），以及颅底、颈部和盆部（5%）。

PPGL 被称为 10% 肿瘤：10% 在肾上腺外，10% 呈恶性，10% 为家族性，10% 出现于儿童，10% 瘤体在双侧，10% 为多发性。PPGL 的发病率较低，约每年 0.3/10 万。与成人相比，儿童 PPGL 中家族性、肾上腺外、多发性的概率更大，更容易为恶性且更易复发。约有 1/3 的儿童 PPGL 患者具有家族史，儿童约 40% 的副神经节瘤是某些遗传综合征的组成部分，均为常染色体遗传，如 Von Hippel-Lindau 综合征（VHL）等。散发病例中超过 56% 的患者会有 *RET*、*VHL*、*SDHD*、*SDHB*、*SDHx* 等基因突变。

PPGL 的临床表现差异很大，患者可因儿茶酚胺过度分泌出现阵发性高血压，心悸、头痛、大汗是高血压发作时最常见的三联征，对诊断具有重要意义，亦可表现为不具特异性的腹痛或腰痛症状。颅底和颈部副神经节瘤患者通常表现为无痛性颈部肿块（颈动脉体瘤），或表现为伴或不伴传导性听力损失的搏动性耳鸣（颈静脉鼓室副神经节瘤）。与嗜铬细胞瘤相比，就诊时副神经节瘤更多是无症状的，其肿瘤是在腹部超声或 CT 检查中被偶然发现的。

实验室检查激素及代谢产物的测定是 PPGL 定性诊断的主要方法，包括测定血和尿去甲肾上腺素（NE）、肾上腺素、多巴胺（DA）及其中间代谢产物甲氧基肾上腺素（MN）、甲氧基去甲肾上腺素（NMN）和终末代谢产物香草扁桃酸（VMA）浓度。影像学检查 CT 增强表现为圆形或椭圆形边界欠清的软组织肿块，以囊实性为主，偶见点状钙化；为富血供肿瘤，动脉期实性部分可明显强化，直径大于 3 cm 易囊变坏死呈结节样或环形强化，门静脉期强化程度逐渐增加，延迟期实性部分未见明确减低[1]。

间碘苄胍（metaiodobenzyl guanidine，MIBG）是去甲肾上腺素的类似物，可以被交感神经、神经节或嗜铬细胞胞膜上的去甲肾上腺素转运体摄取，并经细胞内单胺转运体储存在囊泡内。因此，^{123}I-MIBG 可作为功能显像显示 PPGL 的病灶位置及功能状态，较解剖影像特异性更高，且是全身显像，被推荐用于分期评估。对腹盆 MRI 或 CT 影像为阴性的生化指标异常患者，可行 ^{123}I-MIBG 显像筛查。^{123}I-MIBG 显像还可用于疗效评估、监测复发。病灶摄取 ^{123}I-MIBG 表明可用治疗剂量的 ^{131}I-MIBG 对其进行治疗，因此 ^{123}I-MIBG 显像对于鉴定是否可行 ^{131}I-MIBG 治疗的转移性 PPGL 具有重要作用。^{123}I-MIBG 显像中唾液腺、肺、心脏、肝、双肾及膀胱可出现生理性摄取，正常人肾上腺髓质一般不显影或轻微显影。单侧或双侧肾上腺髓质明显显影，多提示为嗜铬细胞瘤；肾上腺及生理性摄取以外的显像剂浓聚，多提示副神经节瘤或转移灶；双侧肾上腺髓质显影清晰，提示肾上腺髓质增生。^{123}I-MIBG 显像对于肾上腺嗜铬细胞瘤的诊断敏感性接近 100%，但对于肾上腺外的副神经节瘤及转移灶的敏感性减低（副神经节瘤敏感性为 56% ～ 75%），对于伴有琥珀酸脱氢酶复合体基因（*SDHx*）突变患者的敏感性低于 50%。导致 ^{123}I-MIBG 显像假阴性的原因一方面与肿瘤无分泌功能有关，另一方面可能与肾上腺外副神经节瘤的去分化导致去甲肾上腺素转运体及囊泡单胺转运体缺失有关[2-3]。

^{18}F-FDG 显像被广泛用于肿瘤性病变的诊断，其特异性不及 ^{123}I-MIBG 显像，但在检测转移灶方面灵敏性优于 ^{123}I-MIBG 显像，特别是在 *SDHB* 突变患者中。本例患者即为副神经节瘤转移灶 ^{123}I-MIBG 显像假阴性，^{18}F-FDG PET/CT 显像阳性，故如有典型临床表现及血尿儿茶酚胺升高的患者，即使 ^{123}I-MIBG 阴性也不能除外，需建议行 ^{18}F-FDG PET/CT 评估。

PPGL 比较少见，儿童患者发生于肾上腺外、多发的比例较大，恶性风险较高。^{123}I-MIBG 作为一种核医学检查，是全身显像，特异性较高，可用于鉴别诊断其他类型肿瘤并有助于发现全身多发病灶及转移。此外，病灶摄取 ^{123}I-MIBG 表明可用治疗剂量的 ^{131}I-MIBG 治疗，本患者 ^{123}I-MIBG 显像阴性则不具备核素治疗条件，因此 ^{123}I-MIBG 显像在 ^{131}I-MIBG 治疗选择上具有重要作用。

参考文献

[1] 张立华，卫才永，杨宁，等 . 副神经节细胞瘤的影像诊断 . 中华放射学杂志，2007，41：514-516.
[2] Kroiss AS，Uprimny C，Shulkin BL，et al. Compared to（123）I-MIBG SPECT/CT，（18）F-DOPA PET/CT provides accurate tumor extent in patients with extra-adrenal paraganglioma. Ann Nucl Med，2017，31：357-365.
[3] Lenders JWM，Eisenhofer G. Update on modern management of pheochromocytoma and paraganglioma. Endocrinol Metab（Seoul），2017，32：152-161.

（杨旭 王巍）

病例 26 ^{123}I-MIBG 显像诊断神经母细胞瘤

病史及检查目的

患儿，女，5 岁，发现腹部肿块 1 月余，偶伴腹痛、间断发热，无腹泻、无眶周青紫。就诊于北京儿童医院行腹部超声检查发现腹膜后肿物。实验室检查：高香草酸 / 尿肌酐（HVA/Cr）113.973（参考值 0.2 ～ 4.3），香草扁桃酸 / 尿肌酐（VMA/Cr）379.303（参考值 3.4 ～ 51.4）；尿肌酐（Cr）3362 μmol/L。临床高度怀疑为神经母细胞瘤。为进一步明确诊断并评估全身病变累及情况行 ^{123}I-MIBG 显像。

^{123}I-MIBG 显像

检查方法及影像所见：静脉注射 ^{123}I-MIBG 24 h 后行全身前、后位平面显像及腹部 SPECT/CT 断层显像（病例图 26-1）。全身各部位显影清晰，左侧腹部可见一巨大放射性浓聚灶，局部 SPECT/CT 断层显像示浓聚灶为左侧腹膜后一巨大软组织肿物摄取示踪剂所致，肿物大小约 9.2 cm×6.6 cm×10.2 cm（左右径 × 前后径 × 上下径），其内密度不均，CT 值为 24 ～ 39 Hu，可见多发钙化灶。肿物包绕腹主动脉，与肠系膜上动脉分支和肠系膜下动脉及其分支、左侧肾窦、左输尿管分界不清，邻近脏器呈受压

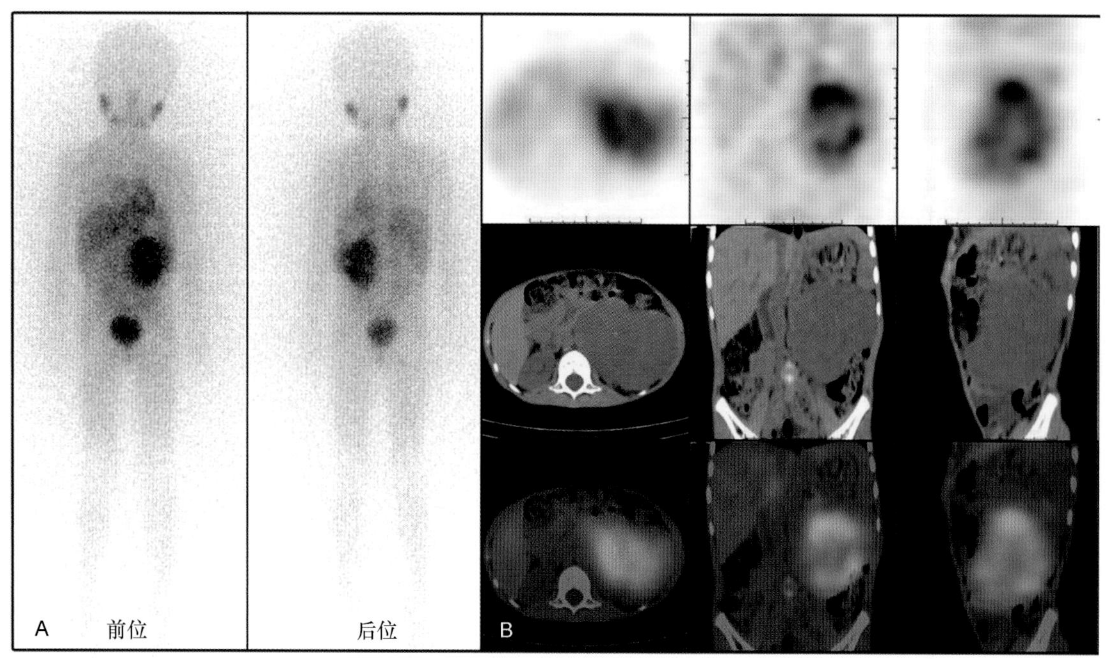

病例图 26-1 ^{123}I-MIBG 全身平面显像（A）和腹部 SPECT/CT 断层显像（B）

改变。

检查意见：左侧腹膜后肿块伴钙化灶，^{123}I-MIBG 显像阳性，结合病史，符合神经母细胞瘤表现。

最终临床诊断

腹膜后肿物穿刺病理结果：节细胞性神经母细胞瘤（结节型），结节内为分化的神经母细胞瘤成分；分化型，有丝分裂核碎裂指数（MKI）＜ 2%。免疫组化结果：TH（＋），PGP9.5（＋），Syn（＋），CgA（＋），Ki-67（1% ＋），S-100（＋），Vimentin（＋），CD56（＋），CD99（－），CK（AE1/AE3）（－），WT1（－），N-myc（－），CD44（－），FLI-1（－），ALK（－），CD68（－）。

病例相关知识及解析

神经母细胞瘤（neuroblastoma，NB）是儿童时期最常见的颅外实体肿瘤，是一种恶性神经外胚层肿瘤。NB 起源于原始神经嵴——产生交感神经细胞的部位，因此 NB 最常见的发生部位是肾上腺，但也可以发生于其他存在交感神经的部位，如颈、胸、腹部以及盆腔的神经组织。其恶性程度高，症状隐匿，近 60% 的患者就诊时已经发生远隔转移，50% 以上的患儿治疗获得完全缓解后仍然复发，预后较差。临床发现，近 90% 的患者血液或尿液中儿茶酚胺及其代谢产物（多巴胺、高香草酸、香草扁桃酸）浓度显著升高[1]。进一步研究发现，NB 肿瘤细胞表达去甲肾上腺素转运蛋白，可特异性地摄取去甲肾上腺素，从而产生大量儿茶酚胺及其代谢产物释放入体液。

间碘苄胍（MIBG）作为一种去甲肾上腺素类似物，可以特异性地被 NB 肿瘤细胞的神经分泌颗粒摄取，因此，放射性核素标记的 MIBG 可作为一种理想的肿瘤特异性显像剂。目前临床常用 ^{131}I 和 ^{123}I 两种放射性核素来标记 MIBG。^{123}I-MIBG 闪烁成像比 ^{131}I-MIBG 闪烁成像具有更高的灵敏度，因为 ^{131}I 发射的高能 364-keV 光子不太适合用现代 γ 相机成像，而且再加上 ^{131}I 还会发射 β 射线，注射到体内后产生的辐射剂量较发射纯 γ 射线的 ^{123}I 明显增高。但由于 ^{123}I 需要在回旋加速器生产，目前国内应用 ^{123}I-MIBG 进行核素显像的医疗机构并不多。另外，《欧洲核医学和分子成像杂志》（*European Journal Of Nuclear Medicine And Molecular Imaging*）2018 年最新发表的神经母细胞瘤核医学显像指南（以下简称指南）[2] 建议，仅在考虑进行 ^{131}I-MIBG 治疗前才推荐做 ^{131}I-MIBG 显像。

在 ^{131}I-MIBG 显像中识别儿童 ^{131}I-MIBG 的生理性分布是提高诊断水平的关键，正常情况下，双侧唾液腺、鼻咽部、双肺、心脏、肝及双侧肾上腺均可见放射性分布。另外，^{131}I-MIBG 通过肾集合系统和肠道（特别是结肠）排泄，因此在这些器官中也可见到放射性分布。需要注意，^{131}I-MIBG 在肝的摄取通常是不均匀的，且肝左叶的放射性分布通常较多。与 ^{18}F-FDG 显像不同，^{131}I-MIBG 在脾的分布很少或几乎没有。泪腺也可见看到轻微的放射性分布。在女性生理期，子宫也可以见到放射性分布。小儿的锁骨上区、肋间及肾周脂肪囊存在棕色脂肪，也可以摄取 ^{131}I-MIBG，需要在 SPECT/CT 图像上仔细比对，不要误判为肿瘤转移。当一侧肾上腺切除后，对侧肾上腺由于代偿性增生会出现对 ^{131}I-MIBG 摄取增高的情况。另外，经过大剂量 ^{131}I-MIBG 治疗后，一些病例会出现脑组织内放射性摄取增高，可能是由于治疗后产生的一些小分子亲脂性代谢物进入血脑屏障引起。^{131}I-MIBG 会在酶催化下发生脱碘反应，从而产生游离的放射性碘离子，因此当检查前甲状腺封闭不彻底时，也会出现甲状腺的放射性摄取[2]。

图像分析时除应注意上述部位的生理性分布外，也要注意区别假阴性结果。^{131}I-MIBG 显像假阴性的原因包括：①解剖因素：病灶在原发灶或显像剂生理性分布的部位（心肌、甲状腺、唾液腺、肝、肾或结肠）附近；②仪器因素：受仪器分辨率影响，难以显示较小的病灶；③病灶因素：放、化疗后机体的顿抑状态，以及由于肿瘤自身异质性、发生缺血性坏死或失分化，致不摄取或低摄取显像剂。指南建议，常规显像在注射药物后 20 ～ 24 h 进行，4 ～ 6 h 的早期显像现在已不建议常规采集，当怀疑病灶

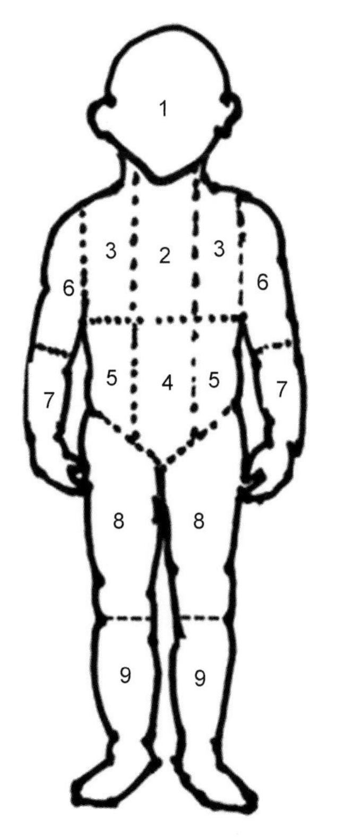

病例图 26-2 Curie 评分骨骼分区示意图

低摄取时可加做 48 h 延时显像来增加病灶与本底的对比度。此外，NB 细胞表达去甲肾上腺素转运蛋白量是分化成熟与否的标志，约 10% 的儿童患者 NB 肿瘤细胞分化差者表达量少或无表达，所以 ^{131}I-MIBG 显像阴性。

为了更加客观准确地评估 NB 患者肿瘤负荷及疾病分期情况，需要使用半定量评分来分析 ^{131}I-MIBC 显像结果。目前被广泛使用的是于 1995 年由法国居里研究所首次报道的 Curie 评分系统[3]。Curie 评分将全身骨骼分为 9 个区域（病例图 26-2），受累的软组织病灶为第 10 个区域，每个区域的评分为 0 ～ 3 分，评分方法规定如下：0 分＝没有转移灶，1 分＝有 1 个点状转移灶，2 分＝有 1 个以上的点状转移灶，3 分＝弥漫性转移或受侵＞区域的 50%。许多研究表明，该评分与疾病对化疗的反应及患者生存率相关[2]。

^{131}I-MIBG 显像用于神经母细胞瘤诊断可准确地显示原发灶及其转移部位，为疾病分期、治疗决策乃至疗效评估都能提供重要信息，其敏感性高达 88% ～ 92%，特异性为 83% ～ 92%。当出现 ^{131}I-MIBG 摄取阴性或低摄取的 NB 时，推荐使用 ^{18}F-FDG PET/CT 显像评估病情。两种互补的显像技术结合可以发现更多病灶，为疾病分期及治疗决策提供重要信息。

参考文献

[1] Park JR，Bagatell R，Cohn SL，et al. Revisions to the international neuroblastoma response criteria：a consensus statement from the National Cancer Institute Clinical Trials Planning Meeting. J Clin Oncol，2017，35（22）：2580-2587.

[2] Bar-Sever Z，Biassoni L，Shulkin B，et al. Guidelines on nuclear medicine imaging in neuroblastoma. Eur J Nucl Med Mol Imaging，2018，45（11）：2009-2024.

[3] Ady N，Zucker JM，Asselain B，et al. A new ^{123}I-MIBG whole body scan scoring method-application to the prediction of the response of metastases to induction chemotherapy in stage IV neuroblastoma. Eur J Cancer，1995，31A：256-261.

（王昱）

病例 27 ^{18}F-FDG PET/CT 检出非霍奇金淋巴瘤

病史及检查目的

患儿，男，9 岁，发现左侧腋下淋巴结肿大 2 个月，腹部肿物肿大加重 3 天，每日下午低热 1 个月。就诊于当地医院，服用“消炎药”治疗，未见明显好转。行 ^{18}F-FDG PET/CT 检查拟进一步明确原因。

^{18}F-FDG PET/CT 检查

检查所见：双侧颈部、锁骨上区、腋窝、纵隔内、右心膈角、肝门区、腹膜后腹主动脉旁、肠系膜区、椎体前方及双侧髂血管区多发肿大淋巴结，^{18}F-FDG 摄取异常增高（病例图 27-1 B、C 和 F）。前纵隔内可见不规则肿块影，密度较均匀，^{18}F-FDG 摄取异常增高（病例图 27-1 D）。脾增大（病例图 27-1 G），^{18}F-FDG 摄取增高。胸腔内可见胸腔积液（病例图 27-1 E）。此外，双肾外形增大，肾实质内见多发结节状低密度影，边界欠清，^{18}F-FDG 摄取增高，标准摄取值（SUV）最大值 / 平均值（SUV_{max}/ SUV_{mean}）= 5.4/3.4，延迟显像 ^{18}F-FDG 摄取进一步增高，同部位 SUV_{max}/SUV_{mean} = 7.2/4.9（病例图 27-2）。双侧肱骨近端、肩胛骨、脊柱、骨盆及双侧股骨近端骨皮质及髓腔内 ^{18}F-FDG 摄取增高，同机 CT 未见异常密度影（病例图 27-1 A）。

检查意见：全身多发 ^{18}F-FDG 代谢增高占位性病变，考虑血液系统恶性疾病、白血病或淋巴瘤，伴胸腺、双肾、骨及骨髓多发受累可能性大。

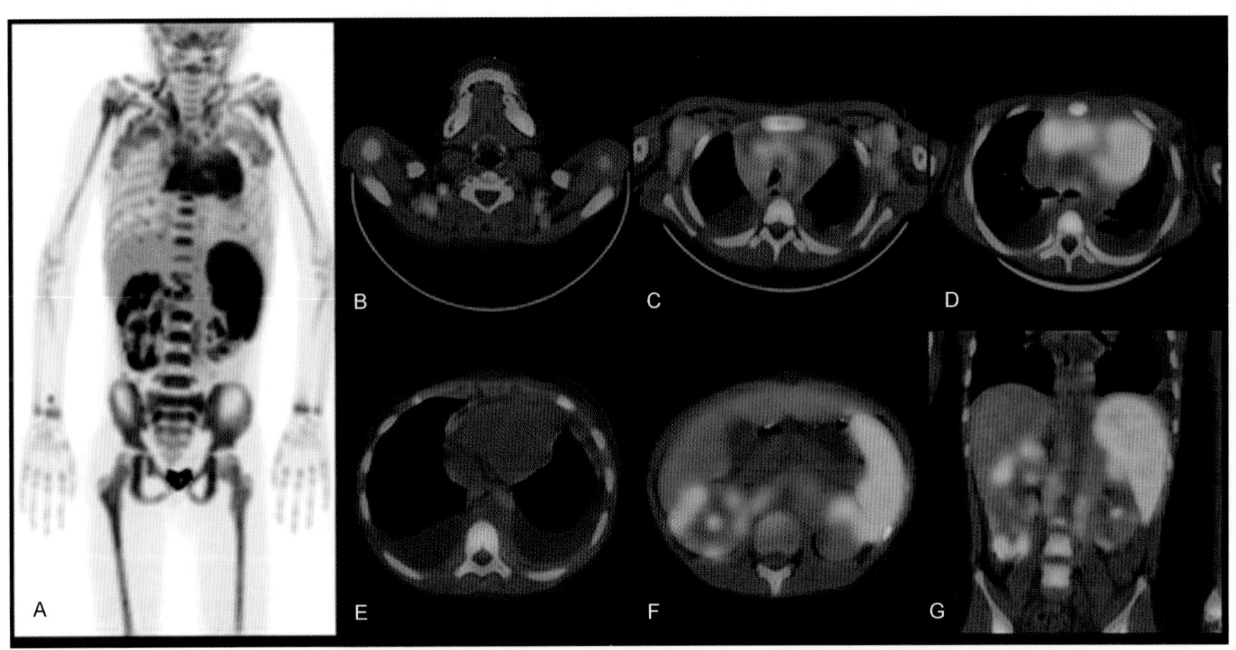

病例图 27-1 ^{18}F-FDG PET/CT 图像。**A.** 躯干最大密度投影（MIP）图；**B ～ G.** 不同层面 PET/CT 融合图像

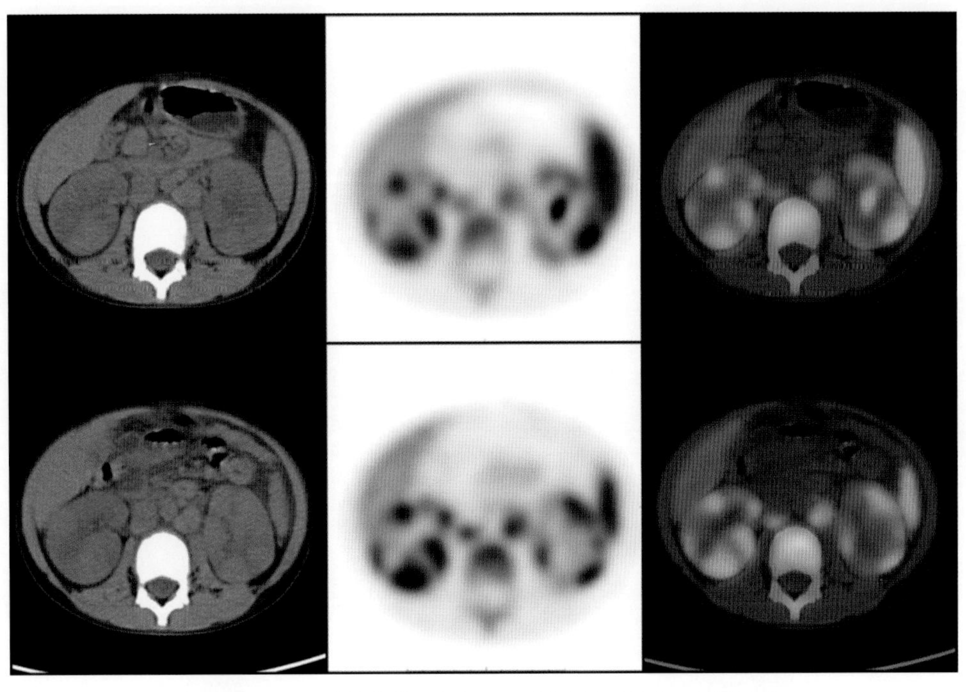

病例图 27-2 双肾病变（上排：常规显像；下排：延迟显像）

临床诊断与随访

患者随后行骨髓穿刺，病理学检查结果提示：非霍奇金 T 淋巴母细胞淋巴瘤，伴骨髓受累。该患者随即进行了化疗。3 个疗程后，为进一步评估病情，再次行 ^{18}F-FDG PET/CT 检查（病例图 27-3），结果示双侧腋窝、腹膜后腹主动脉旁、肠系膜区及双侧髂血管区多发小淋巴结，未见 ^{18}F-FDG 摄取增高，全身淋巴结数目较前明显减少、体积减小、^{18}F-FDG 摄取减低（病例图 27-3 B、C 和 F）；前纵隔胸腺肿块及 ^{18}F-FDG 摄取增高灶未见显示（病例图 27-3 D）；胸腔积液消失（病例图 27-3 E）；脾形态大小可，体积较前减小，^{18}F-FDG 摄取较前减低（病例图 27-3 G）。左肾形态尚可，右肾形态饱满，双肾体积较前减小，双肾实质密度均匀，^{18}F-FDG 摄取增高灶消失（病例图 27-3 F）。脊柱、骨盆、双侧股骨近端 ^{18}F-FDG 摄取稍增高，同机 CT 未见异常密度影，较前 ^{18}F-FDG 摄取减低（病例图 27-3 A）。考虑符合非霍奇金 T 淋巴母细胞淋巴瘤化疗后改变，病情较前明显好转。

病例相关知识及解析

淋巴瘤是继白血病和脑肿瘤之后的儿童第三大常见恶性疾病，霍奇金淋巴瘤（hodgkin lymphoma，HL）和非霍奇金淋巴瘤（non-hodgkin lymphoma，NHL）分别在小于 20 岁的儿童和青少年癌症中占 10% 和 15%[1]。非霍奇金淋巴瘤包括起源于不同类型细胞（前体 B 细胞、前体 T 细胞、成熟 B 细胞或成熟 T 细胞）的多种淋巴组织恶性肿瘤。成人以低级别、临床上呈惰性的 NHL 亚型为主；与之不同，大部分儿童 NHL 为高级别，并有侵袭性临床表现。NHL 病理亚型最常见有 4 种，分别是：Burkitt 淋巴瘤、弥漫性大 B 细胞淋巴瘤（diffuse large B cell lymphoma，DLBCL）、淋巴母细胞淋巴瘤（lymphoblastic lymphoma，LBL）（T 淋巴母细胞和 B 淋巴母细胞淋巴瘤）和间变大细胞淋巴瘤（anaplastic large-cell lymphoma，ALCL），约占所有儿童 NHL 患者的 90%。患儿常表现为无痛、增大的淋巴结病变，接近一半的患儿伴随全身症状，如发热、体重减轻或盗汗。NHL 的综合诊断主要依靠病变部位（通常为腹部肿块、结外部位或淋巴结）的病理学检查及临床病史。联合化疗是用于儿童 NHL 治疗的主要方法。在过去 40 年间，使用现代治疗方案的患者生存率已显著改善，估计 5 年生存率超过 85%。PET/CT 作为分期和疗效评估的工具，对淋巴瘤患者的临床管理起到了重要作用。

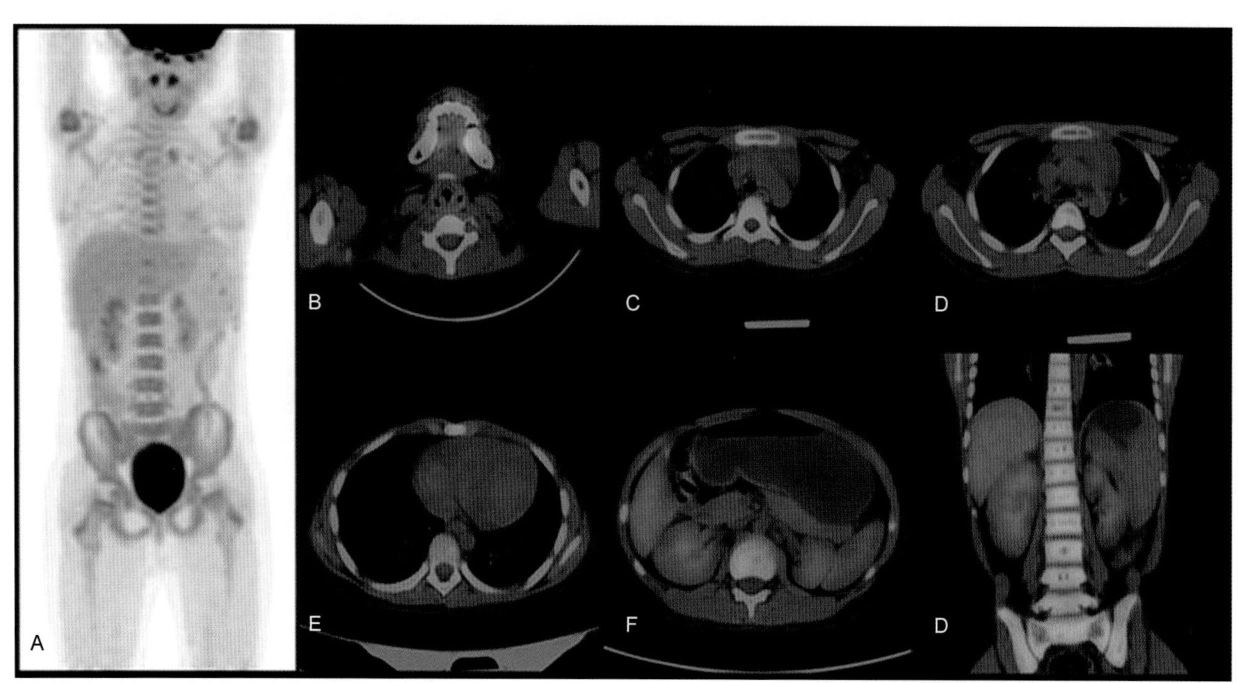

病例图 27-3　A. 躯干 MIP 图；**B ～ G.** 不同层面 PET/CT 融合图像

大多数的儿童淋巴母细胞淋巴瘤来源于前体 T 细胞。这种亚型在成人中不常见，却占儿童 NHL 的 30%。淋巴母细胞淋巴瘤最常见的表现是外周淋巴结肿大，纵隔受累引起的呼吸窘迫、高调喘息，以及上腔静脉综合征。T 淋巴母细胞淋巴瘤在男性中更常见。诊断为淋巴母细胞淋巴瘤，且大于 25% 的骨髓被淋巴母细胞取代的儿童被归类为急性淋巴细胞白血病（acute lymphoblastic leukemia，ALL），并按此病治疗。

儿童淋巴瘤常伴有不同器官受累。经典霍奇金淋巴瘤常累及邻近的多组淋巴结，而非霍奇金淋巴瘤常出现结外器官受累。结外淋巴瘤几乎可以起源于身体的任何组织。^{18}F-FDG PET/CT 发现结外淋巴瘤在各个器官如乳腺、胃、胰腺、肝、肌肉、肾、骨骼和卵巢中都有过报道[2]。儿童淋巴瘤肾的受累很常见，最常见于 BL，其次为 LBL、DLBCL，在 ALCL 中则比较少见。淋巴瘤浸润肾可出现急性肾衰竭、血尿、腰部疼痛的症状，其多数表现为双肾的多发肿块（60% ～ 70%），其次为单侧单发病灶或双侧弥漫病灶（10% ～ 20%），还可表现为腹膜后肿块伴弥漫肾增大（5% ～ 10%）。超声及 CT 常能发现肾的增大，提示淋巴瘤浸润可能，但该表现并不特异，鉴别诊断如白血病（特别是急性髓细胞白血病）、肾癌、肉瘤、转移或感染，^{18}F-FDG PET/CT 可发现淋巴瘤病灶有明显的 ^{18}F-FDG 高摄取，可被清楚地识别[3]。

对于淋巴母细胞淋巴瘤，以前纵隔的肿块最为常见（70% ～ 75% 患者）。纵隔肿块是由胸腺肿瘤细胞的弥漫浸润所致，呈弥漫性肿大。淋巴结常常受累肿大，特别是颈部及锁骨下淋巴结。胸膜及心包膜渗出也较常见。肾受累并不少见，表现为肾体积的增大及肾皮质多发低密度肿块。其他可累及的器官包括肝、脾、肺、中枢神经系统、骨髓和睾丸，上述表现常常与前纵隔病变同时出现。另外，骨骼及软组织受累也可以出现[4]。

本例患者 PET/CT 表现为全身多发肿大淋巴结；前纵隔胸腺明显肿大；胸腔内渗出有积液；脾增大；双肾增大，双肾实质内多发低密度结节；上述所有病灶 ^{18}F-FDG 代谢增高。并且，全身多发骨皮质及骨髓腔 ^{18}F-FDG 代谢增高。以上符合典型的非霍奇金淋巴母细胞淋巴瘤的表现。经过三个疗程的化疗，所有病灶不同程度减小、消失，治疗效果明显。其中，双侧肾的病灶由于 ^{18}F-FDG 经由肾排泄，若病灶较小，CT 图像上不能看到相应异常表现，容易出现假阳性或假阴性。如果怀疑肾受累可能，可行延迟显像，若同部位 ^{18}F-FDG 摄取持续增高，则提示为受累病灶。^{18}F-FDG PET/CT 对于淋巴瘤，在评估疾病的范围（分期或再分期）、监测疗效、预测预后及在治疗后寻找残留灶或发现早期复发灶方面都有重要作用。

参考文献

[1] Percy CL，Smith MA，Linet M，et al. Lymphomas and reticuloendothelial neoplasms//Ries LA，Smith MAS，Gurney JG，et al. Cancer incidence and survival among children and adolescents：United States SEER Program 1975-1995. National Cancer Institute，SEER Program. Bethesda，MD，1999.

[2] Bai X，Codreanu I，Kaplan SL，et al. Non-Hodgkin lymphoma dominated by multiple organ extranodal disease revealed on FDG PET/CT. Clin Nucl Med，2015，40（4）：360-363.

[3] Dhull VS，Mukherjee A，Karunanithi S，et al. Bilateral primary renal lymphoma in a pediatric patient：staging and response evaluation with（18）F-FDG PET/CT. Rev Esp Med Nucl Imagen Mol，2015，34（1）：49-52.

[4] Abramson SJ，Price AP. Imaging of pediatric lymphomas. Radiol Clin North Am，2008，46（2）：313-338.

（杨旭　阚英）

病例 28 ^{18}F-FDG PET/CT 检出 Burkitt 淋巴瘤

病史及检查目的

患儿，男，7 岁，因鼻塞就诊，临床考虑鼻窦炎，为改善通气、缓解症状，行手术治疗，但术中见鼻腔、鼻咽及鼻窦内多发软组织肿物，术后病理提示肿物为 Burkitt 淋巴瘤。为进一步评估患儿全身病变情况，明确病变累及范围，行基线 ^{18}F-FDG PET/CT 检查（病例图 28-1），并于化疗 3 个周期后再次行 ^{18}F-FDG PET/CT 检查进行中期评估（病例图 28-2）。

^{18}F-FDG PET/CT 检查

基线影像所见：鼻咽、口咽部见一巨大软组织肿块，周围骨皮质受压变薄（病例图 28-1 A ～ D 中粗箭头），双侧颈部多发肿大淋巴结（病例图 28-1 A ～ D 中细箭头），腹腔内及盆腔内小肠管壁局限性明显增厚，管腔扩张（病例图 28-1 A 和 H ～ J 中大三角箭头），^{18}F-FDG 代谢明显增高；胰腺体尾部见条状 ^{18}F-FDG 代谢增高灶，同机平扫 CT 上胰腺相应部位未见异常密度灶及形态异常（病例图 28-1 A 和 E ～ G 中小三角箭头）。

化疗中期影像所见：基线检查时所示鼻咽、口咽巨大软组织肿块伴周围骨皮质受压变薄本次未见明确显示（病例图 28-2 A ～ D 中粗箭头），双侧颈部淋巴结较前明显减少，体积明显减小，^{18}F-FDG 代谢明显减低（病例图 28-2 A ～ D 中细箭头）；盆腔内肠管局部管壁稍增厚，^{18}F-FDG 代谢轻微，较前明显范围减小、增厚程度减轻，^{18}F-FDG 代谢明显减低（病例图 28-2 A 和 H ～ J 中大三角箭头）；基线检查所示胰腺体尾部 ^{18}F-FDG 代谢增高灶本次未见显示（病例图 28-2 A 和 E ～ G 中小三角箭头）。

检查意见：患儿 ^{18}F-FDG PET/CT 图像符合 Burkitt 淋巴瘤表现，肿瘤累及鼻咽、口咽、颈部淋巴

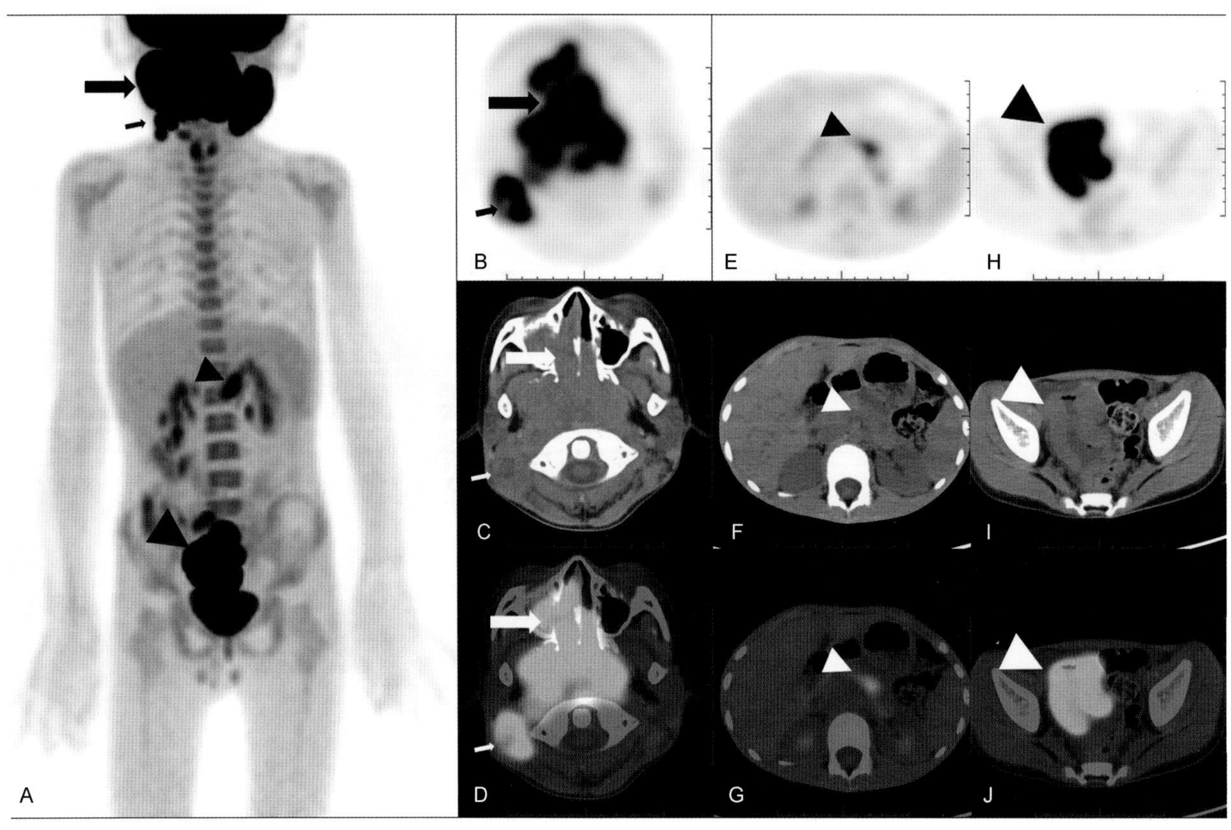

病例图 28-1 基线 ^{18}F-FDG PET/CT 显像

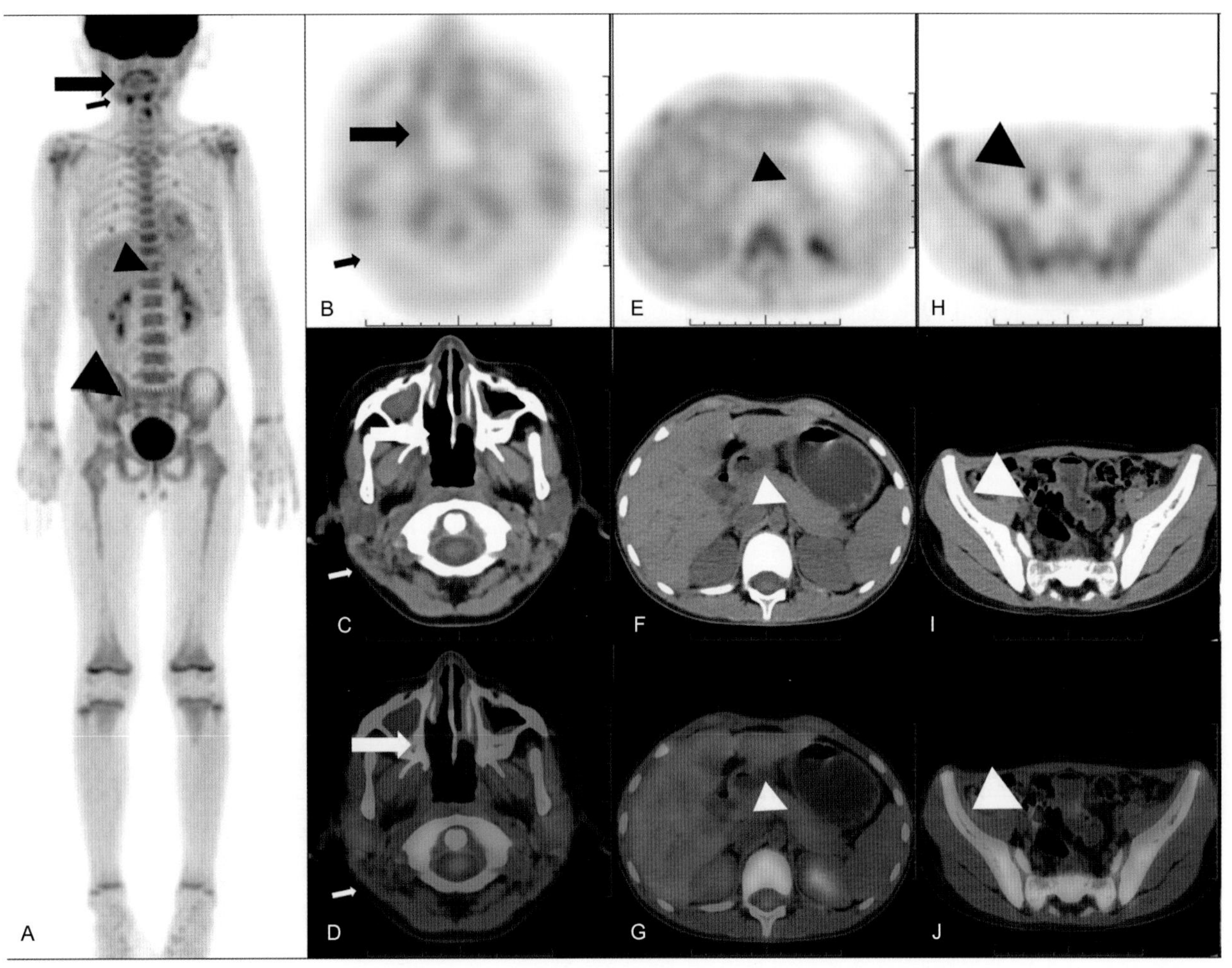

病例图 28-2　化疗中期 ^{18}F-FDG PET/CT 显像

结、小肠及胰腺。经 3 个周期化疗后病变范围减小、代谢减低。

病例相关知识及解析

淋巴瘤（包括霍奇金淋巴瘤和非霍奇金淋巴瘤）是儿童和青少年中第三常见的恶性肿瘤，其中非霍奇金淋巴瘤（NHL）约占 20 岁以下恶性肿瘤患者的 15%。与成人淋巴瘤表现不同的是，小儿 NHL 通常表现为高级别肿瘤，伴有结外器官受累。其中 Burkitt 淋巴瘤（Burkitt's lymphoma，BL）占据相当多的部分，据国外报道称，在美国约 1/3 的儿科 NHL 病例为 BL。BL 是一种高度侵袭性的 B 细胞非霍奇金淋巴瘤，来自生发或生发中心后 B 细胞，常累及结外部位。世界卫生组织（World Health Organization，WHO）将 BL 分为地方性、散发型（非疟疾区域中的主要类型）和免疫缺陷相关型三个亚型。这些类型在形态学、免疫表型和遗传特征上相似。地方性 Burkitt 淋巴瘤与疟疾流行有关，且几乎所有病例都有 EB 病毒感染。散发型主要发生在世界其他地区，没有特殊的气候或地理联系，很少与 EB 病毒感染有关。免疫缺陷相关型最常见于 HIV 感染患者。散发型和免疫缺陷相关型 BL 最常见的累及部位是腹部（60%～80%），常出现的症状包括腹痛（主要为回盲部，即右下腹）、腹胀、恶心、呕吐和消化道出血；其次常见的部位是头颈部，包括淋巴结、鼻、口咽、扁桃体以及鼻窦。大约 20% 的患者存在骨髓浸润。一些病例可被归类为 Burkitt 白血病，其特征是大量的骨髓浸润（原始细胞超过 25%），可能出现骨痛。罕见的累及部位包括纵隔、中枢神经系统、皮肤、睾丸、乳房和甲状腺。患有地方性 BL 的患者最常出现的表现是颌骨或眶周肿胀，也可出现腹部受累的表现，部分患者表现为突然截瘫和尿失禁[1]。胰腺在所有 Burkitt 淋巴瘤亚型中均不是常见的累及器官。

治疗方面，BL 可经手术切除全部或部分病灶，但与其他类型的淋巴瘤一样，化疗还是 BL 的主要治疗手段。分期在BL的诊疗过程中有着重要意义。常规的分期程序中通常包括实验室检查、骨髓穿刺和活组织检查、脑脊液（CSF）细胞学、EBV血清学和影像学检查（CT）[2]。但以上检查手段均难以实现真正的全身评估。

^{18}F-FDG PET已成功用于各种恶性肿瘤的诊断、分期和监测，包括儿科恶性淋巴瘤，灵敏度高达100%。^{18}F-FDG PET/CT结合了PET扫描和CT扫描的优点，能够精确定位病灶，并提供比单独使用任何一种模式更敏感和特异的成像[2]。国际协调项目和美国国家综合癌症网络推荐^{18}F-FDG PET/CT用于弥漫性大B细胞淋巴瘤和霍奇金淋巴瘤治疗前、后的显像。而其他类型的淋巴瘤，包括BL，由于显像剂摄取程度存在差异，其应用价值尚有待进一步探讨。考虑到细胞更新率高，尽管可能100%的BL病例是^{18}F-FDG高摄取，但^{18}F-FDG PET/CT对这些患者诊疗管理的潜在影响尚未得到广泛研究。因此，^{18}F-FDG PET/CT仅保留用于BL患者的临床试验。目前，越来越多的证据表明，初始分期^{18}F-FDG PET/CT对高级别NHL和HL患者的半定量参数具有预后价值。也有研究将BL作为一个独特的亚型来重点关注，发现^{18}F-FDG PET/CT参数与BL的预后存在相关性[3]。而对儿科患者来说，^{18}F-FDG PET/CT检查时患儿所受到的辐照剂量是安全的，比普通CT对儿童的辐射损伤更小。

胰腺不是BL常见的累及部位，其发生率为4%～10%。关于其受累时影像学表现的报道也较少。CT上，BL胰腺受累可表现为单发结节、多发结节或弥漫性病变，通常为低密度，增强扫描可见轻度均匀强化。但一些较小的病变或弥漫性病变在CT图像上很难识别，^{18}F-FDG PET和PET/CT在这些病灶的检出上具有优势。BL是一种具有高细胞更新和^{18}F-FDG高摄取的淋巴瘤，这在一些先前的研究中得到了证实[3]。BL胰腺受累在^{18}F-FDG PET/CT上的表现尚无确切报道。本例BL患儿的胰腺受累在平扫CT上未见明确异常，PET图像上观察到高摄取的病灶，并且在化疗后消失。对本例患儿，由于病灶较多，胰腺病灶的发现对分期影响不大，但若病灶较少或为胰腺单发病灶时，其准确检出便格外重要。^{18}F-FDG PET/CT可以反映组织的糖代谢情况，可以比单纯形态学检查更早、更灵敏地发现病灶，从而为后续诊疗计划的制订提供信息。

总之，^{18}F-FDG PET/CT在Burkitt淋巴瘤中的应用价值应得到重视，特别是在一些非常见部位受累时，可能比常规检查发现更多的病灶，从而影响患者的分期及后续诊疗。对儿科患者来说，^{18}F-FDG PET/CT并不增加患儿的辐照剂量，是一项安全、可靠且有效的检查。

参考文献

[1] Molyneux EM，Rochford R，Griffin B，et al. Burkitt's lymphoma. Lancet，2012，379（9822）：1234-1244.

[2] Carrillo-Cruz E，Marín-Oyaga VA，Solé RM，et al. Role of ^{18}F-FDG-PET/CT in the management of Burkitt lymphoma. Eur J Haematol，2015，94（1）：23-30.

[3] Albano D，Bosio G，Pagani C，et al. Prognostic role of baseline ^{18}F-FDG PET/CT metabolic parameters in Burkitt lymphoma. Eur J Nucl Med Mol Imaging，2019，46（1）：87-96.

（张抒欣　刘洁）

病例29 ^{18}F-FDG PET-CT检出横纹肌肉瘤

病史及检查目的

患儿，女，4岁，主因“腹痛1月余”就诊。患儿1月余前无明显诱因出现腹痛，伴右下肢近段疼痛，就诊于当地儿童医院，行腹部超声检查发现盆腔巨大实性肿瘤，大小约为13.6 cm×11.8 cm×6.7 cm，首先考虑横纹肌肉瘤，瘤体陈旧破裂。为进一步评估肿瘤累及范围行 ^{18}F-FDG PET/CT 检查。

^{18}F-FDG PET/CT 检查

检查方法及影像所见：禁食状态下，静脉注射 ^{18}F-FDG，1 h 后行全身 X-CT 透射断层和 PET 图像采集（病例图 29-1）。结果示腹盆腔见一巨大不规则实性肿块，大小约为 12.5 cm×17.8 cm×20.2 cm（前后径 × 左右径 × 上下径），边缘光滑，密度不匀，CT 值 14 ～ 34 Hu，^{18}F-FDG 摄取不均匀明显增高，SUV_{max}/SUV_{mean} = 6.3/2.9，可见多发结节状 ^{18}F-FDG 摄取增高灶及不规则 ^{18}F-FDG 摄取缺损区；肿块上界平胸 12 椎体下缘，下界达耻骨联合上缘，占据其间腹盆腔大部，肠管、腹膜后血管向外周移位，肿块与周围结构分界尚可，肿块部分疝入右侧腹股沟。双肾后移，双侧肾盂、肾盏及上、中段输尿管扩张。肝周、脾周及盆腔见水样液体密度影。腹膜后未见明显肿大及异常 ^{18}F-FDG 摄取增高淋巴结。膀胱受压向左下移位，子宫及双侧附件区未见明显异常密度影及 ^{18}F-FDG 摄取增高灶。腹盆、会阴部及双下肢皮下见多发索条，未见异常 ^{18}F-FDG 摄取增高。扫描野内其他区域未见明显异常。

检查意见：腹盆腔巨大不规则实性肿块，^{18}F-FDG 代谢不均匀明显增高，考虑软组织肉瘤可能性大，部分瘤体疝入右腹股沟；双侧肾盂、肾盏及输尿管扩张积水，考虑肿瘤压迫所致；腹盆腔积液；腹盆、会阴部及双下肢皮下水肿。

最终临床诊断

患者随后行盆腔肿物穿刺活检，病理学诊断结果：横纹肌肉瘤，组织形态为胚胎型。

病例相关知识及解析

儿童软组织肉瘤（soft tissue sarcoma）推测是来源于原始间充质细胞的一组异质性肿瘤，这些肿瘤可发生在许多解剖部位，可类似于脂肪、纤维组织和肌肉。横纹肌肉瘤（rhabdomyosarcoma，RMS）是

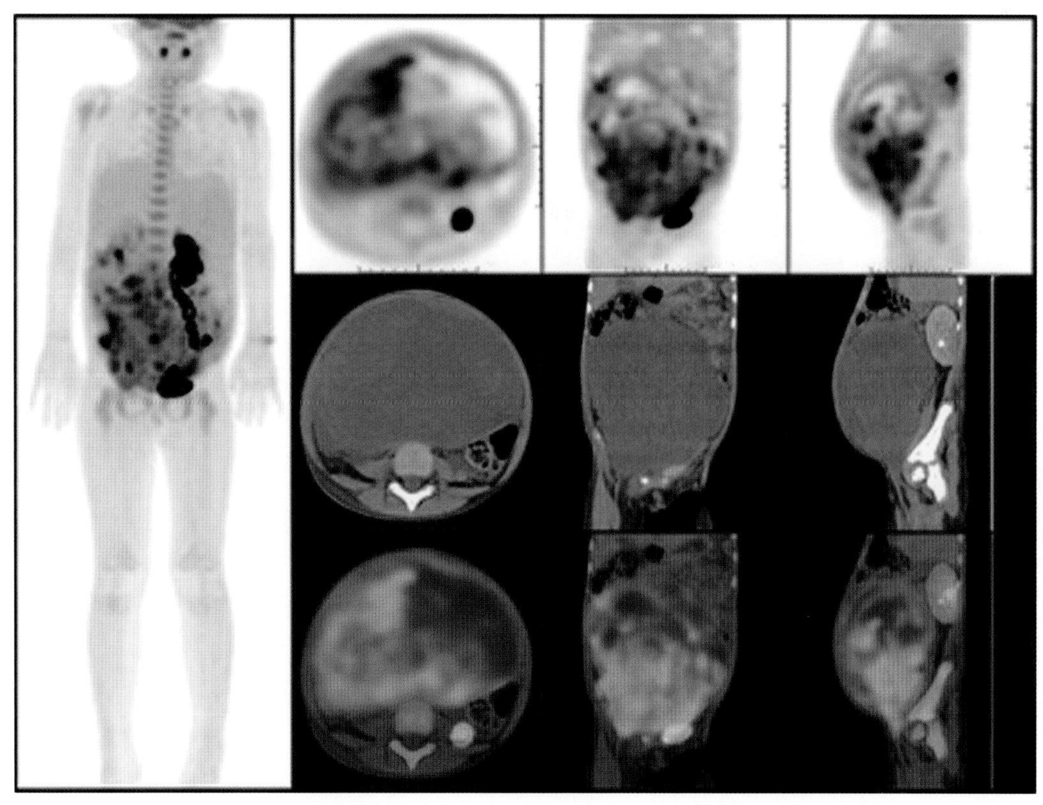

病例图 29-1 患儿 ^{18}F-FDG PET/CT 图像

一种特定类型的儿童软组织肉瘤，一般认为起源于肌干细胞或多能间叶干细胞，由不同分化程度的横纹肌母细胞组成，属于小蓝圆细胞肿瘤。RMS 约占儿童软组织肉瘤的一半，总体上占儿童恶性肿瘤的 3% ～ 4%，是继神经母细胞瘤、肾母细胞瘤后第三常见的儿童颅外实体肿瘤。其中约 2/3 的病例是 6 岁以下儿童，且男性发病率略高于女性（男 / 女发病率之比为 1.3 ～ 1.5）。

RMS 的病理类型主要有胚胎型、腺泡型和未分化型（或多形细胞型）。约 70% 的儿童 RMS 为胚胎型，常发生于眼眶、头颈及泌尿生殖道，预后相对较好（病例图 29-2）。葡萄状及梭形细胞型为胚胎型的少见变异型，预后较好。腺泡型多见于青少年，常发生于躯干、腹膜后、四肢，预后较差（病例图 29-3）。未分化型或多形细胞型常见于成人，在儿童中较罕见，预后差。70% ～ 80% 腺泡型 RMS 可见到 2 号染色体上 *PAX3* 基因或 1 号染色体上 *PAX7* 基因与 13 号染色体的 *FKHR*（*FOXO1*）基因融合，产生融合蛋白 PAX3/PAX7-FOXO1（PAX-FKHR）。部分研究显示融合基因阴性的腺泡型 RMS 的生物学行为更类似于胚胎型 RMS，较融合基因阳性的腺泡型 RMS 总体预后好[1]。

RMS 可发生于全身任何部位，最常见于头颈部、泌尿生殖道及四肢，预后较好的病变部位包括眼眶和眼睑、其他非脑膜旁的头颈部区域以及非膀胱、非前列腺的泌尿生殖系统肿瘤（如睾丸旁肿瘤），预后较差的病变部位包括四肢、膀胱和前列腺、头颅脑膜旁部位（中耳、鼻腔、鼻窦、鼻咽和颞下窝）、躯干以及腹膜后。RMS 临床症状和体征多样，通常表现为无压痛的肿块，偶伴上覆皮肤红斑，前驱创伤史不常见，发热极少出现。根据肿物的位置及大小，可因局部占位及压迫周围组织产生一些继发的症状，例如头颈部 RMS 可表现为眼球突出、眼肌麻痹、脑神经麻痹和脑膜症状，泌尿生殖道 RMS 可引起血尿、尿路梗阻、便秘、阴囊或腹股沟肿大、女孩黏液血性分泌物、息肉样肿块从阴道突出等。

约 25% 的 RMS 存在淋巴结转移，头颈部原发肿瘤较少发生淋巴结转移，10 岁以下的儿童尤其如此；而高达一半的四肢肿瘤患者以及超过一半的 10 岁以上睾丸旁原发肿瘤患者存在淋巴结受累。10% ～ 28% 的 RMS 存在远处转移，其中超过一半仅有一处转移，通常为肺部，其他远处转移部位包括骨髓（约 30%）、骨（30%）、网膜 / 腹水（16%）及胸膜（13%），罕见内脏和脑转移。年龄越大，原发病灶位置越差，远处转移的概率越高[2]。

RMS 的确诊需要活检病理。确诊后的分期评估包括原发病灶的部位和大小、局部淋巴结侵犯情况，以及有无远处转移。RMS 原发病灶具有软组织肿瘤的一般影像学表现，CT 和 MRI 表现缺乏特异性，大部分为单发、实性、边界清但无包膜的软组织密度肿块，密度较均匀，低于肌肉或与肌肉相仿，CT

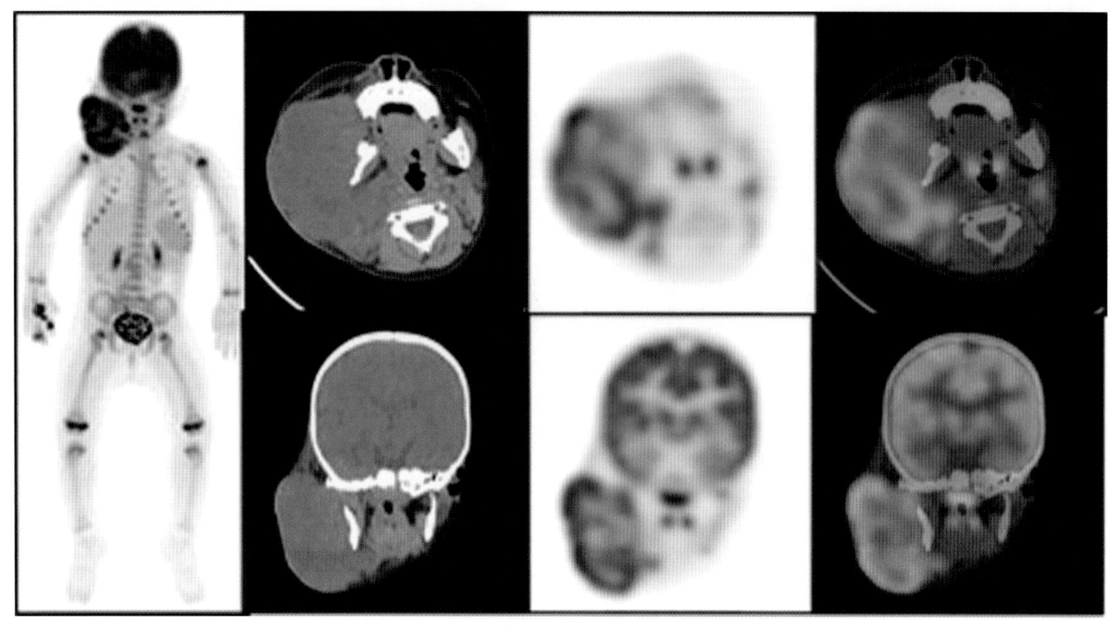

病例图 29-2 患儿，女，1 岁，左侧面颊部巨大软组织肿块，病理诊断为胚胎型 RMS

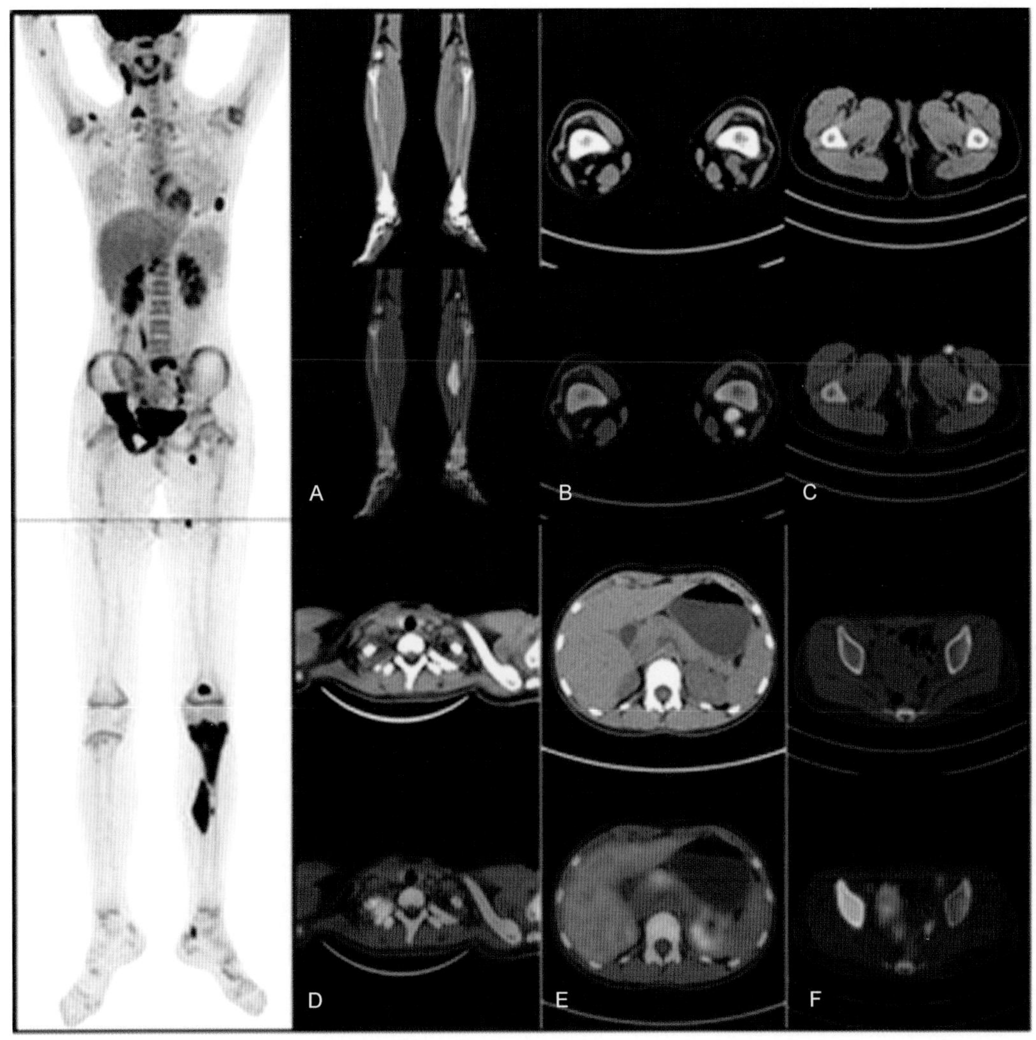

病例图 29-3 患儿，女，12 岁，左足腺泡型 RMS 术后随访 ^{18}F-FDG PET/CT 示全身多发转移（**A 和 D.** 左侧比目鱼肌深面及右侧第 1 后肋间肌转移；**B 和 C.** 左侧腘窝及左侧腹股沟淋巴结转移；**E.** 胰腺多发转移；**F.** 右侧髂骨骨转移）

平扫与 T1WI 以等密度或等信号为主，增强后呈轻-中度均匀或不均匀强化。根据可能的转移部位，常需进行胸部 CT、骨髓穿刺活检以及放射性核素骨扫描评估转移情况，对于原发于脑膜旁的肿瘤还应行脑脊液检查。

近些年，^{18}F-FDG PET 或 PET/CT 显像应用于 RMS 的研究报道日益增多，其在 RMS 的初始分期、疗效评估及复发监测方面均有重要的作用。^{18}F-FDG PET/CT 作为全身显像，是一种评估远处转移的有效手段，许多研究表明 ^{18}F-FDG PET/CT 在诊断淋巴结转移、骨或骨髓转移方面优于传统影像，有较高的敏感性及特异性，但在肺转移方面胸部 CT 更有优势。有文献指出因 ^{18}F-FDG PET/CT 在诊断骨及骨髓转移方面比全身骨显像和骨髓活检敏感性更高，若在 ^{18}F-FDG PET/CT 检查中未发现骨或骨髓转移的证据，则可省略骨扫描和骨髓活检。但 ^{18}F-FDG PET/CT 在预测 RMS 预后方面的价值还存在争议。Memorial Sloan-Kettering 癌症中心的两篇研究表明治疗后完全代谢缓解（CMR）和诊断时病灶的 SUV_{max} 与预后密切相关。但这个结果未得到其他研究的支持，2016 年美国临床肿瘤学会（ASCO）年会的一项研究表明 CMR 与预后无关。因此，^{18}F-FDG PET/CT 是否可以用作预后指标仍需进一步前瞻性和更大规模的研究[3]。

本例患儿因发现腹盆腔巨大软组织肿块行 PET/CT 检查，原发病灶的 PET/CT 表现并无特异性，仅提示软组织肉瘤，因此需要病理及免疫组化进一步鉴别诊断，明确病理类型。但 PET/CT 对于软组织肿瘤的分期有重要价值，基本可以一次检查完成分期，尤其是可以识别常规影像学检查遗漏的淋巴结或远处转移病灶，从而为治疗方案的制订提供更多的帮助。

参考文献

[1] Skapek SX，Anderson J，Barr FG，et al. PAX-FOXO1 fusion status drives unfavorable outcome for children with rhabdomyosarcoma：a children's oncology group report. Pediatr Blood Cancer，2013，60（9）：1411-1417.

[2] Kim JR，Yoon HM，Koh KN，et al. Rhabdomyosarcoma in children and adolescents：patterns and risk factors of distant metastasis. Am J Roentgenol（AJR），2017，209（2）：409-416.

[3] Harrison DJ，Parisi MT，Shulkin BL. The role of ^{18}F-FDG PET/CT in pediatric sarcoma. Seminars in Nuclear Medicine，2017，47（3）：229-241.

（杨旭 刘洁）

病例 30 ^{18}F-FDG PET/CT 用于评估儿童肝移植后淋巴组织增生性疾病及治疗疗效

病史及检查目的

患儿，男，2 岁，因鸟氨酸氨甲酰基转移酶缺乏，行活体肝移植术，术后口服免疫抑制剂 9 月余，出现颈部淋巴结肿大，行 ^{18}F-FDG PET/CT 检查，于颈部及腹腔见多发淋巴结，^{18}F-FDG 代谢增高，结合病史，诊断为移植后淋巴组织增生性疾病（post-transplantation lymphoproliferative disorder，PTLD）可能，行右下颌淋巴结活检证实为 PTLD，早期病变。患者治疗方案为降低免疫抑制剂剂量。为评价 PTLD 的治疗效果，患者分别于治疗半年及 1 年后复查 ^{18}F-FDG PET/CT（病例图 30-1）。

^{18}F-FDG PET/CT 检查

检查方法：禁食 6 h 以上，通过静脉三通管注入 ^{18}F-FDG。随后患者安静等待约 60 min，排空膀胱后进行 ^{18}F-FDG PET/CT 显像，显像包括 CT 及 PET 扫描。

检查所见：患者于治疗前行 PET/CT，颈部及腹腔内见多发大小不等淋巴结，显像剂分布增高，SUV_{max} = 7.8（病例图 30-1 A 和 D 白箭头）。PTLD 治疗后半年复查 ^{18}F-FDG PET/CT，前述淋巴结体积较前减小，代谢较前减低，SUV_{max} = 1.2（病例图 30-1 B 和 E 白箭头）。PTLD 治疗后 1 年复查 ^{18}F-FDG PET/CT，前述淋巴结体积减小，代谢较前减低，SUV_{max} = 0.8（病例图 30-1 C 和 F 白箭头）。

检查意见：PTLD 患儿治疗有效。

病例相关知识及解析

移植后淋巴组织增生性疾病（PTLD）是指异体的器官移植或造血干细胞移植后机体在免疫抑制状态下发生的一种淋巴组织增生或淋巴瘤，可发生在全身任何部位，是移植术后最严重、甚至是致命性的并发症[1]。临床症状多为不明原因发热，扁桃体、肝、脾、淋巴结肿大及器官受累。PTLD 与多种因素相关，包括年龄、移植器官的类型、供体和受体 EB 病毒（EBV）感染情况以及免疫抑制程度。PTLD 的病理生理机制为，移植后患者使用免疫抑制剂导致 EBV 特异性 T 细胞功能下降，并在 6 个月后完全消失，无法有效监视 EBV 感染的 B 细胞发生增殖导致 PTLD，大多数 PTLD 是 B 细胞来源的。发生

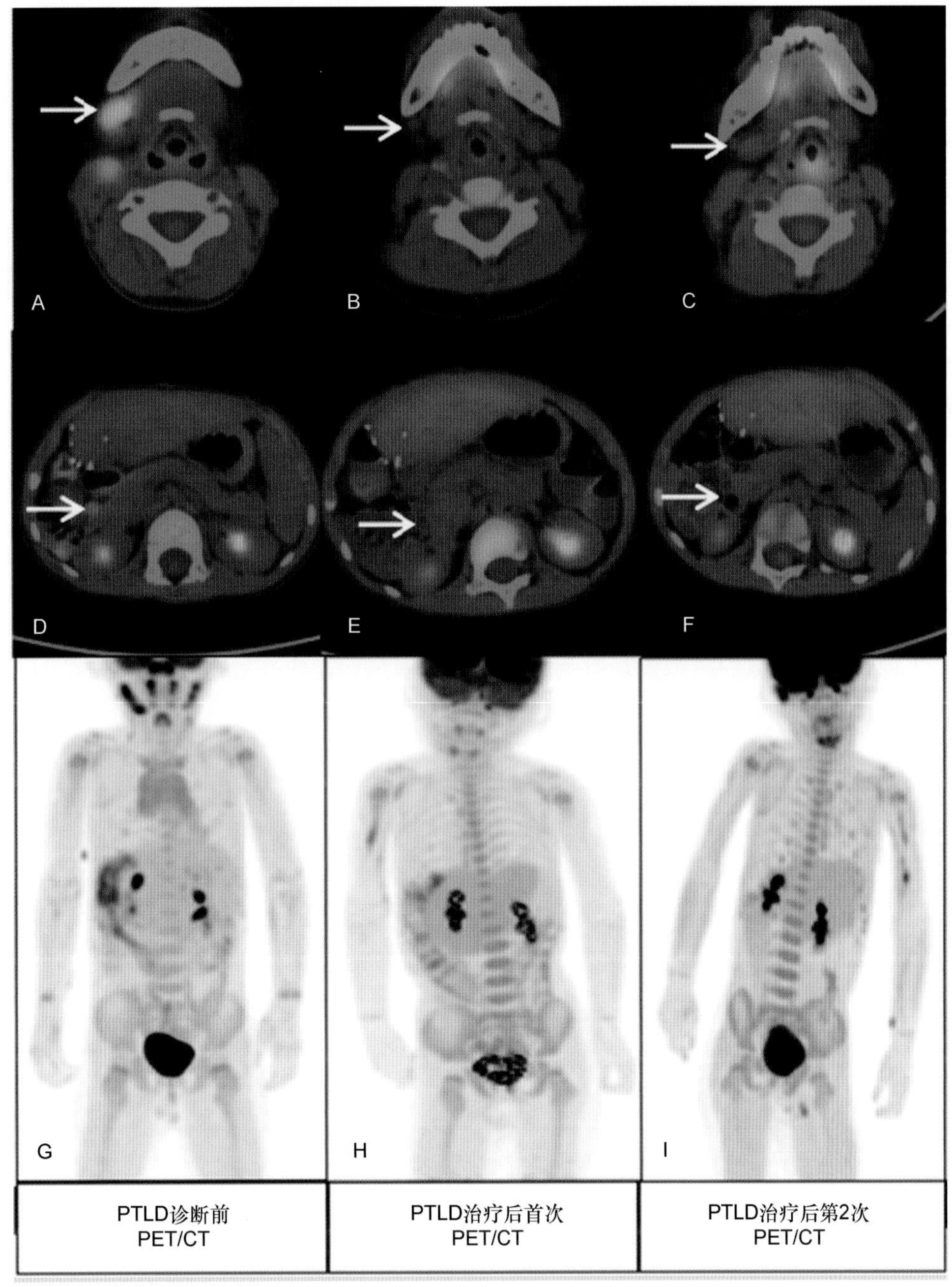

病例图 30-1 PTLD 患儿治疗前及治疗后 ^{18}F-FDG PET/CT 图像

PTLD 有两个峰时间，移植后 1 年内及移植后 4 ～ 5 年。在儿童器官移植后的恶性疾病中，PTLD 是最常见的；在成人中，PTLD 是仅次于非黑色素皮肤瘤之后的第二常见的器官移植后恶性并发症。

活体组织病理学检查是 PTLD 诊断的金标准。根据患者病理活检结果和 2008 年世界卫生组织的标准将患者 PTLD 分为 4 型：早期病变、多形性 PTLD、单形性 PTLD、经典的霍奇金淋巴瘤。PTLD 在 ^{18}F-FDG PET/CT 显像时一般平均标准摄取值（standard uptake value，SUV）较高，SUV_{mean} 和 SUV_{max} 分别为 8.2（参考值 3 ～ 30）和 17.4（参考值 2.6 ～ 26.4）[2]。但是由于有瘢痕、感染、炎性改变等，可导致假阳性表现，尤其是 PTLD 患者在长期免疫抑制状态上，感染发生概率更高。因此，PET/CT 更推荐在肿瘤分期、治疗效果及预后评估中应用。

本例患儿是 CD20（＋）PTLD 早期病变，在减低免疫抑制剂剂量后，颈部及腹部淋巴结代谢明显减低，体积明显减小，明显低于纵隔血池，认为治疗有效，PET/CT 检查为临床医师的下一步诊疗提供至关重要的信息。PTLD 治疗效果的早期评估，有助于临床医生决定治疗方案的选择，如果没有观察到早期治疗反应，临床医生可能会因过度减少免疫抑制剂而引起免疫排斥反应，或因长期化疗导致病毒或细菌感染的易感性增加，由此，^{18}F-FDG PET/CT 对 PTLD 治疗效果的研究开展有非常重要的临床价值，尤其是病变发展至肿瘤期时（单形性 PTLD 及经典霍奇金淋巴瘤）。部分回顾性研究表明弥漫性大 B 细胞淋巴瘤化疗结束时行 PET/CT，显像阴性患者的生存期明显延长。近期有学者[3]对 PTLD 患者评估治疗终期 PET/CT 与预后的关系，发现 PET/CT 阴性患者复发率低，可进行标准随访观察。因此，推荐 PTLD 患者在治疗结束后需要行 PET/CT 检查。

最初为评估其他淋巴系统恶性肿瘤的分期和反应制订的指南通常也适用于 PTLD。在评估其他 FDG 摄取淋巴增生性恶性肿瘤时，^{18}F-FDG PET/CT 的应用已纳入评估标准（Lugano Classification），目前将该标准也应用于 PTLD 肿瘤期患者。PTLD 肿瘤期患者治疗后行 PET/CT 检查可使用五分类法（Deauville 标准）及半定量法（ΔSUV_{max}）解读 PET/CT，从而判断治疗效果（病例图 30-2）。通常在评估时将 1、2 分认为完全缓解，3 ～ 5 分认为是 PET/CT 阳性。

目前对于 PTLD 仍采用经验性治疗，一般认为应该采用的主要措施包括恢复受者的免疫力（免疫抑制剂减量）、消除 EBV 感染（抗病毒药物）和去除肿瘤 B 细胞（抗 CD20 单抗、化疗、放疗及手术切除等）。预后方面，一些高危因素被发现影响 PTLD 患者的预后，如高龄、乳酸脱氢酶（LDH）水平升高、B 组症状①、多脏器受累、骨髓或中枢神经系统受累等。但是针对 PTLD 的不同病理类型，需要有不同的预后评价指标，需要研究合适的评分系统对 PTLD 进行预后评估。

五分类法（Deauville 标准）
1. 无摄取
2. 摄取≤纵隔
3. 摄取＞纵隔但≤肝
4. 摄取轻度高于肝
5. 摄取明显高于肝和（或）有新发病灶
X. 新增摄取不一定与淋巴瘤有关

病例图 30-2 Deauville 标准

参考文献

[1] Doak PB，Montgomerie JZ，North JDK，et al. Reticulum cell sarcoma after renal homotransplantation and azathioprine and prednisone therapy. Br Med J，1968，4（5633）：746-748.

[2] Blaes AH，Cioc AM，Froelich JW，et al. Positron emission tomography scanning in the setting of post-transplant lymphoproliferative disorders. Clin Transplantation，2009，23（6）：794-799.

[3] Zimmermann H，Denecke T，Dreyling MH，et al. End-of-treatment positron emission tomography after uniform first-line therapy of B-cell posttransplant lymphoproliferative disorder identifies patients at low risk of relapse in the prospective German PTLD Registry. Transplantation，2018，102（5）：868-875.

（杨园园　孙丽昕）

① 以下 3 种情况中出现任何 1 种即可诊断为 B 组症状：①不明原因发热＞38℃，连续 3 天以上，排除感染的原因；②夜间盗汗（可浸透衣物）；③体重于诊断前半年内下降＞10%。

病例 31　^{18}F-FDG PET/CT 与骨显像用于肿瘤分期诊断

病史及检查目的

患儿，男，3 岁，因突发间断腹痛、跛行 2 周就诊，行腹部超声检查发现左腹膜后混合回声包块，血神经元特异性烯醇化酶（NSE）、尿香草扁桃酸 / 高香草酸（VMA/HVA）明显升高，临床疑诊神经母细胞瘤，为进一步帮助判断病变性质及进行疾病分期，行全身骨显像及 ^{18}F-FDG PET/CT 检查。

全身骨显像检查

检查方法及影像所见：静脉注射显像剂 ^{99m}Tc-MDP 后 3 h 行全身骨显像。见全身骨骼显影清晰。骨盆骨、右侧胫骨近端可见形态不规整的放射性浓聚灶。加做骨盆局部 SPECT/CT 后，见骨盆放射性浓聚区内骨骼密度不均性增高，骨皮质毛糙（病例图 31-1）。

检查意见：骨盆骨、右侧胫骨近端放射性浓聚灶，考虑骨转移。

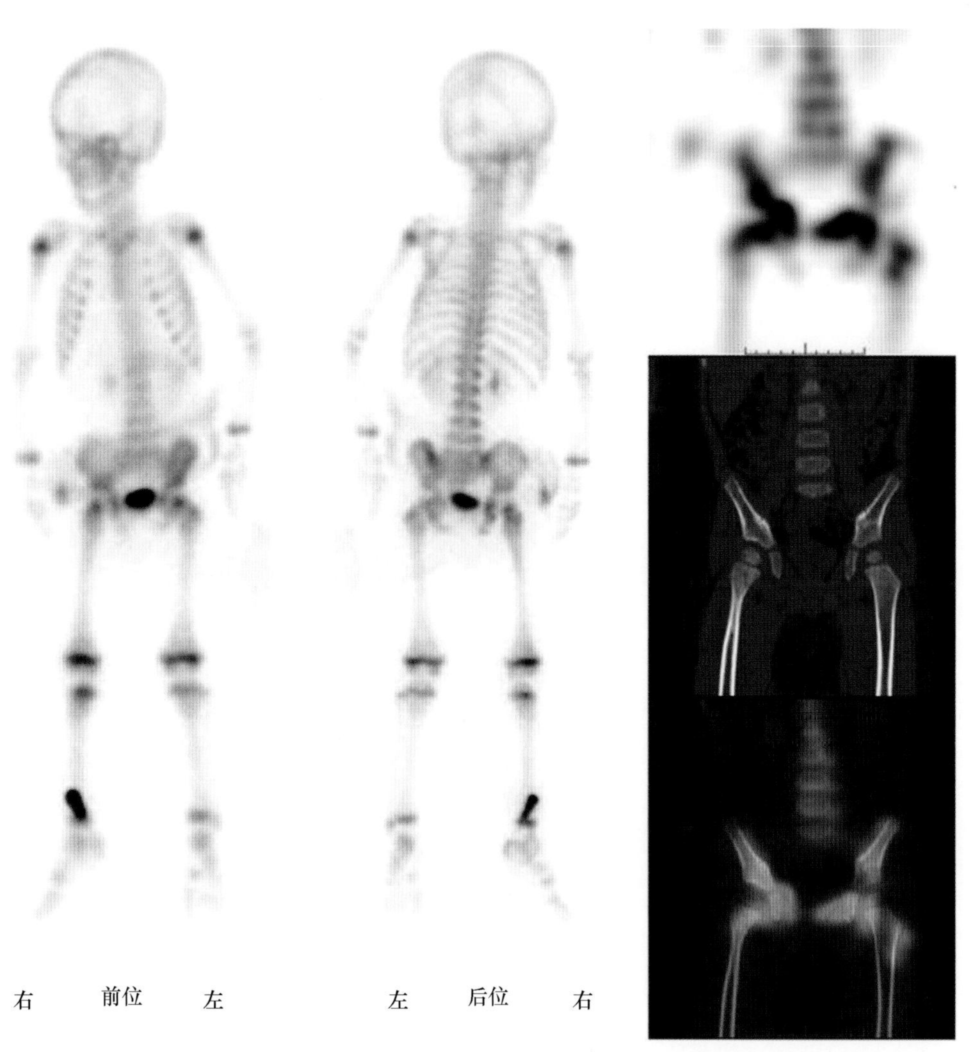

病例图 31-1　全身骨扫描前、后位平面像及盆部 SPECT/CT 断层图像

^{18}F-FDG PET/CT 检查

检查方法及影像所见：静脉注射 ^{18}F-FDG 60 min 后行 PET/CT 全身成像。左侧肾上腺区可见一 ^{18}F-FDG 摄取增高的软组织密度肿块，肿物大小约 7.0 cm×4.3 cm×5.7 cm，呈分叶状，其内密度不均匀，可见钙化灶。此外，胸骨、双侧肱骨近端、双侧股骨、双侧胫骨、骨盆骨、脊柱部分椎体、右侧第 5 ～ 7 前肋、左侧第 7 肋均可见 ^{18}F-FDG 摄取不均匀增高，相应部位 CT 示髓腔内密度略增高，皮质连续性差，但未见明显软组织肿物影（病例图 31-2）。

检查意见：肾上腺区 ^{18}F-FDG 代谢增高肿物伴全身多发骨 ^{18}F-FDG 代谢增高灶，考虑神经母细胞瘤伴多发骨转移。

最终临床诊断

患儿行髂骨穿刺活检，病理检查提示存在神经母细胞瘤细胞。最终临床诊断为神经母细胞瘤骨髓转移。后经 4 个疗程 CVA（克拉屈滨、维奈克拉、阿糖胞苷）化疗后，手术切除左腹膜后肿瘤，病理证实为节细胞性神经母细胞瘤。

病例相关知识及解析

常见于儿童的恶性肿瘤神经母细胞瘤（NB）是最易发生骨转移的肿瘤之一。近 60% 的神经母细胞瘤在发现时已经发生转移（临床Ⅳ期）。因此，使用影像学方法准确识别所有病变对于疾病的分期、预后以及确定最合适的治疗方案至关重要。

全身骨显像已被广泛用于儿童实体肿瘤骨转移的评估，NB 也不例外[1]。全身骨显像不仅可检出

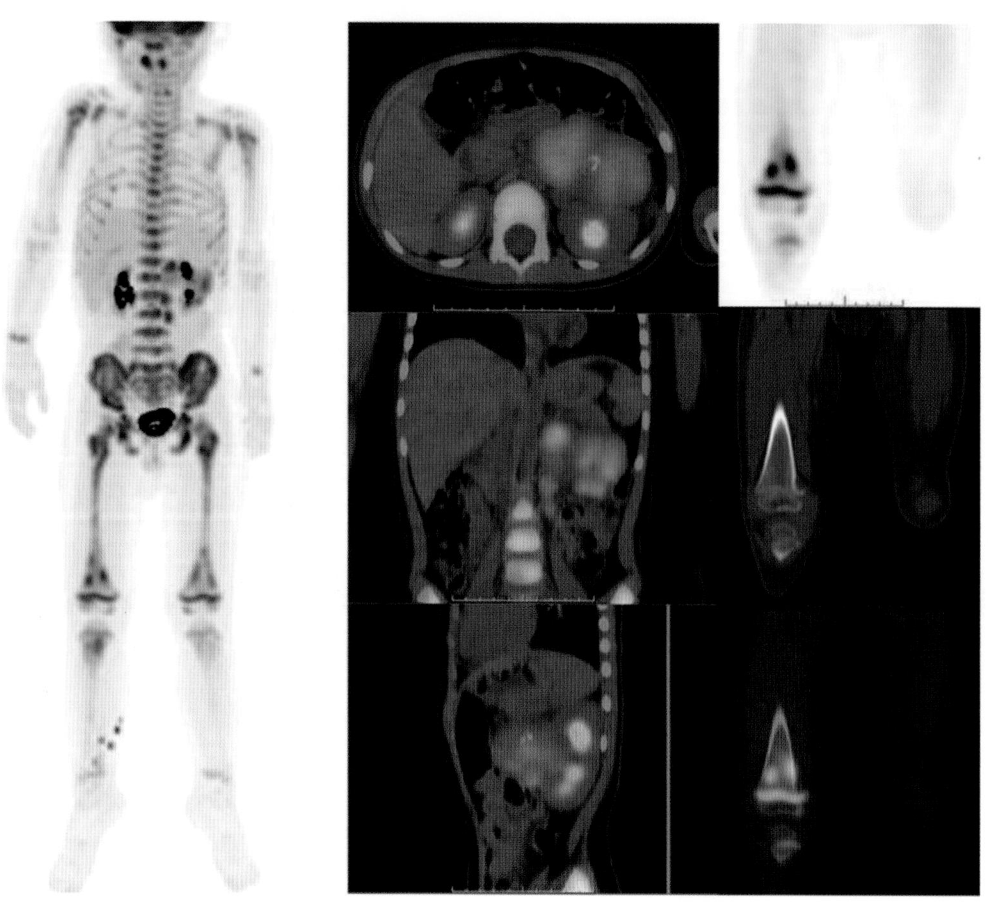

病例图 31-2　PET/CT 全身 MIP 图、肿物及下肢病变断层图像

NB 的骨转移病灶，若在软组织中发现局部 ^{99m}Tc-MDP 摄取增高灶，也可提示存在有钙化的转移性神经母细胞瘤。但是全身骨显像尚存在一定的局限性：由于儿童长骨的干骺端血供丰富，发生转移的概率明显高于其他部位骨，而干骺端的生理性 ^{99m}Tc-MDP 摄取，可能使较小的转移灶被掩盖。尽管近年来 SPECT/CT 技术的引入使得骨显像对小病灶的检出率提高，但由于显像剂只靶向骨骼，并不能灵敏地显示肿瘤的骨髓浸润情况，可能会导致假阴性的出现，而骨髓转移在 NB 转移发生率中占据首位。此外，一些良性骨病（良性骨肿瘤、骨折、炎性病变等）在骨显像中也会表现出假阳性结果。

随着 PET/CT 的临床推广应用，^{18}F-FDG PET/CT 也被用于 NB 的诊疗过程。大多数神经母细胞瘤摄取 ^{18}F-FDG，包括原发肿瘤病灶以及发生在软组织、骨骼部等处的转移性病灶。尽管部分分化良好的神经母细胞瘤可能不会显示 ^{18}F-FDG 高摄取，但 ^{18}F-FDG PET/CT 对肿瘤的评估更为全面。虽然骨髓本身存在生理性摄取或其他原因引起的骨髓弥漫性 ^{18}F-FDG 高摄取（如应用集落刺激因子），可能导致神经母细胞瘤的骨髓转移灶被掩盖，但局灶性的 ^{18}F-FDG 高摄取依旧可以提示骨转移瘤的存在，加之神经母细胞瘤的转移方式主要是溶骨性骨转移，而溶骨性小病灶在骨显像中易产生假阴性，因此 ^{18}F-FDG PET/CT 对神经母细胞瘤骨及骨髓转移灶的评估还是优于骨显像的。

除神经母细胞瘤外，儿童最常见的肉瘤包括骨肉瘤、尤文肉瘤和横纹肌肉瘤，转移性肉瘤的预后不良。小儿肉瘤最常转移到肺或骨，尤文肉瘤和横纹肌肉瘤也可转移至骨髓，因此目前的治疗方案需要在诊断后进行双侧骨髓活检。临床实践及多项研究表明，与骨显像相比，^{18}F-FDG PET/CT 在检测骨肉瘤、尤文肉瘤和横纹肌肉瘤远端骨转移时更为敏感[2]。然而，^{18}F-FDG PET/CT 也存在一定局限性，比如颅骨转移灶的检出，由于脑的葡萄糖代谢增高，颅骨的转移病变有时会被掩盖（病例图 31-3）。由此可见，在没有 PET/CT 设备的医疗单位，或者对于不能负担 PET/CT 检查的患者来说，^{99m}Tc-MDP 骨显像仍是诊断肿瘤骨转移的重要检查方法；若骨显像与 ^{18}F-FDG PET/CT 两种方法相互补充，可提供更准确的诊断信息。

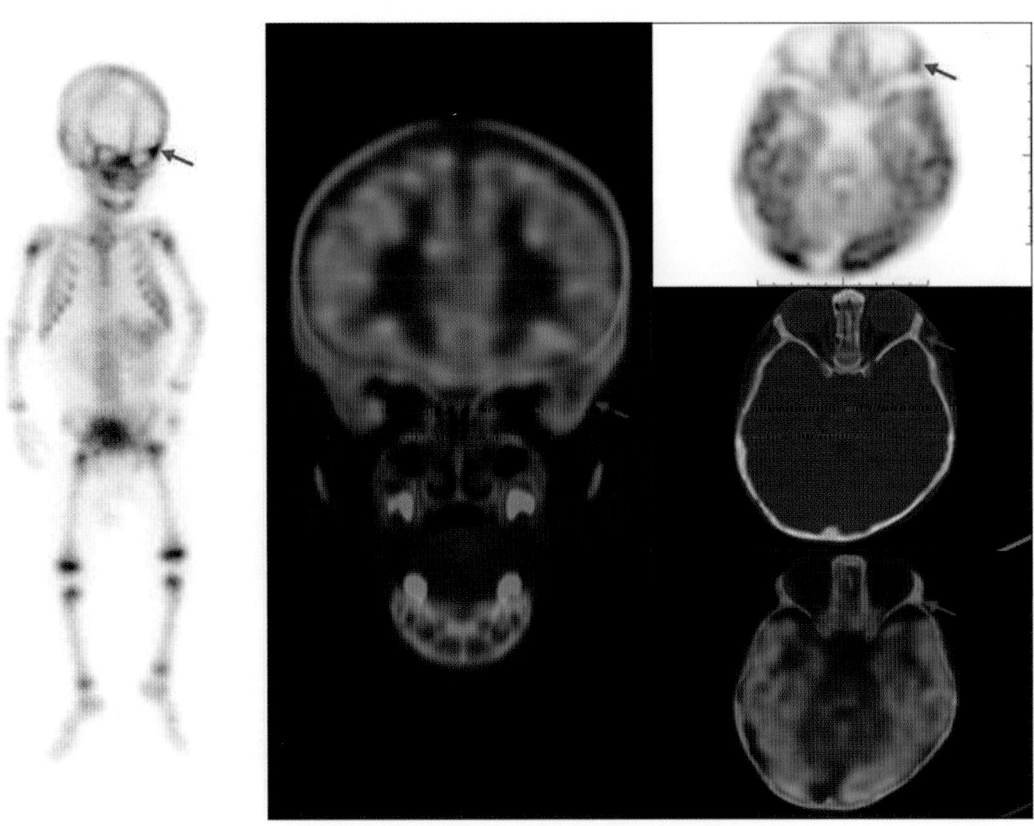

病例图 31-3 神经母细胞瘤患儿全身骨显像和 ^{18}F-FDG PET/CT

参考文献

[1] Bar-Sever Z, Biassoni L, Shulkin B, et al. Guidelines on nuclear medicine imaging in neuroblastoma. Eur J Nucl Med Mol Imaging, 2018, 45(11): 2009-2024.

[2] Harrison DJ, Parisi MT, Shulkin BL. The role of ^{18}F-FDG PET/CT in pediatric sarcoma. Semin Nucl Med, 2017, 47(3): 229-241.

(张抒欣　孙丽昕)

病例 32　^{18}F-FDG PET/CT 诊断朗格汉斯细胞组织细胞增生症

病史及检查目的

患儿，男，5 岁，因外伤行胸部 CT 检查发现多椎体异常。为进一步明确病因行 ^{18}F-FDG PET/CT 检查（病例图 32-1）。

^{18}F-FDG PET/CT 检查

检查所见： C1 ～ 3 椎体及附件、左侧第 2 前肋、右侧肩胛骨、T4 附件、S1 椎体可见多发骨质破坏，部分伴软组织肿物，^{18}F-FDG 摄取增高（SUV_{max} = 9.8，病例图 32-1 B、C 和 E）。C6、T8、T11、L1 椎体变扁，未见 ^{18}F-FDG 摄取异常增高（图 32-1 E）。胸腺饱满呈结节状，^{18}F-FDG 摄取增高（SUV_{max} = 7.1，病例图 32-1 C）。右肺中叶内侧段实性结节，^{18}F-FDG 摄取增高（SUV_{max} = 2.5，病例图 32-1 D）。

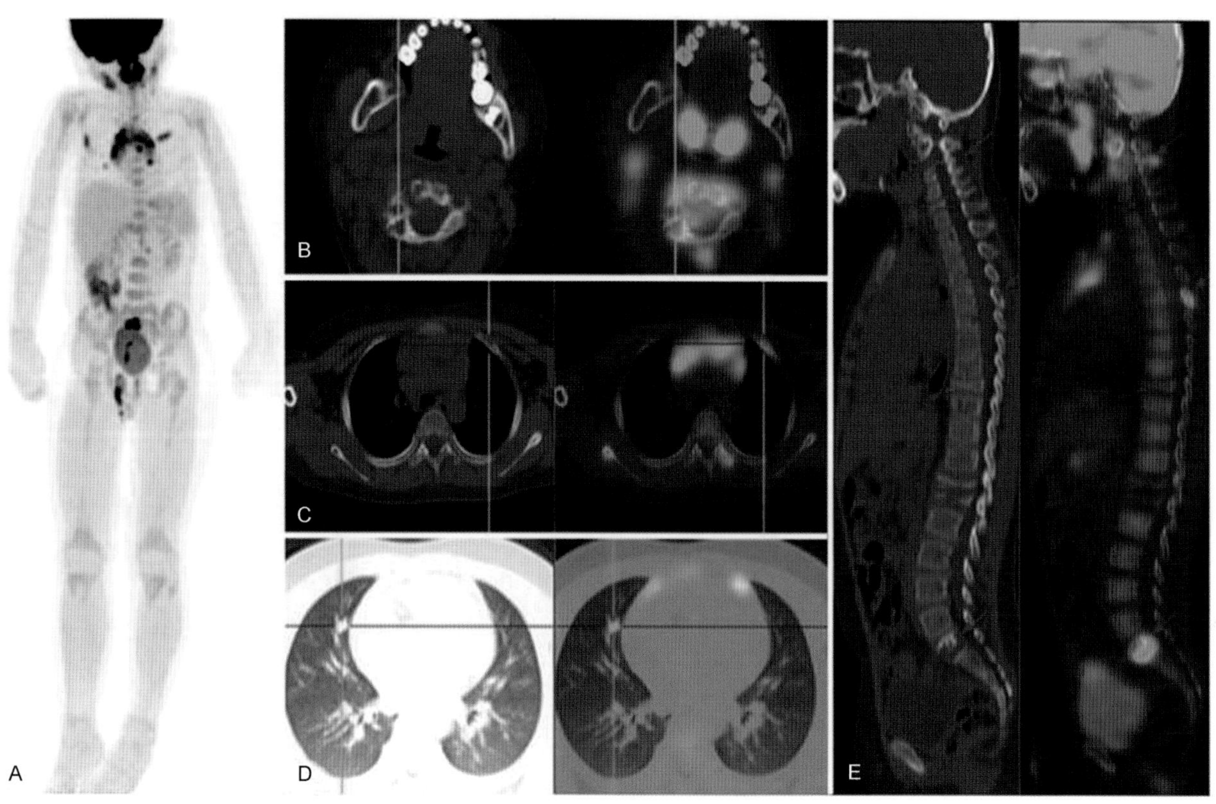

病例图 32-1　患儿 ^{18}F-FDG PET/CT 图像。**A.** 躯干 MIP 图；**B ～ E.**（左）不同层面 CT 图，（右）不同层面 PET/CT 融合图

检查意见：全身多发 ^{18}F-FDG 代谢增高灶，考虑朗格汉斯细胞组织细胞增生症（LCH）累及多处骨（部分椎体压缩变扁）、胸腺、肺可能。

临床诊断与随访

患者后行枢椎肿物活检，病理学提示：朗格汉斯细胞组织细胞增生症（LCH），*BRAF*^{V600E} 基因突变阳性。随即进行 LCH 一线治疗（泼尼松＋长春地辛）。28 周后，为评估疗效以确定下一步治疗方案，再次行 ^{18}F-FDG PET/CT 检查（病例图 32-2），见全身多处骨病变伴有骨修复，骨病变及胸腺 ^{18}F-FDG 代谢程度均减低，原右肺中叶内侧段实性结节未见显示。考虑 LCH 治疗后病变活性受抑。后续临床根据检查结果，继续对患者行一线治疗。

病例相关知识及解析

朗格汉斯细胞组织细胞增生症（LCH）是一种罕见的组织细胞疾病。其病理特征为大量的病理性朗格汉斯细胞（一种可抵御感染的免疫细胞）在组织中异常积累。该病好发于儿童，发病率为（2 ～ 5）/100 万。其临床表现多样化，从自限性的单纯骨破坏到危及生命的多系统病变均可发生，常见的受累器官包括骨、皮肤、肺、垂体等，表现为骨破坏、皮疹、肺囊性病变、尿崩症等。LCH 发病机制尚不十分明确，目前认为是一种炎性髓系肿瘤，可能是由于 MAPK 途径异常激活，引起髓系前体细胞的异常分化或募集，向 CD1a ＋ /CD207 ＋的组织细胞克隆性扩增，造成的肉芽肿性病变和炎症浸润。MAPK 途径中 *BRAF*^{V600E} 基因突变最常见，约见于 56% 的患者。LCH 诊断金标准是病理学检查，如骨、皮肤、淋巴结等组织病理学提示病理性组织细胞的克隆性肿瘤增生（表达 CD1a、CD207、S100）。通常同时还会对组织及血浆进行 *BRAF*^{V600E} 等基因突变检查。

LCH 几乎可累及全身各个脏器，包括骨骼（80%）、皮肤（33%）、垂体（25%）、肝（15%）、脾（15%）、造血系统（15%）、肺（15%）、淋巴结（5% ～ 10%）、中枢神经系统（不含垂体，2% ～ 4%）

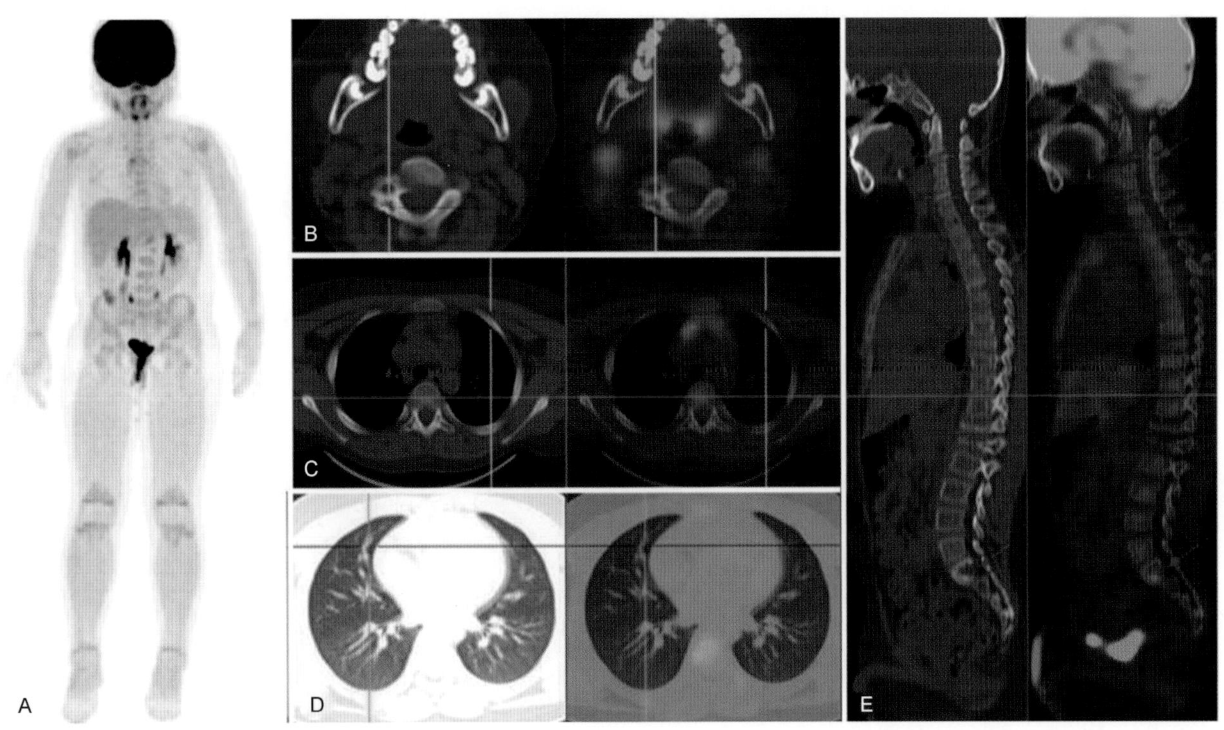

病例图 32-2 治疗后随访 ^{18}F-FDG PET/CT 图像。**A.** 躯干 MIP 图；**B ～ E.**（**左**）不同层面 CT 图；（**右**）不同层面 PET/CT 融合图

等[1]。根据器官受累部位可将LCH分为单器官或系统受累（single-system，SS）组和多系统受累（multisystem，MS）组。MS组中根据是否有高危器官（肝、脾和血液系统）的受累又可分为低危组和高危组。SS组预后较好，5年生存率、复发率及后遗症率分别约为100%、＜20%、＜24%[2]。MS组复发率及后遗症率分别约为≤50%、＞50%，无危险器官及有危险器官受累的MS组患者5年生存率分别约为98%、77%。由于LCH临床表现不特异，极易被误诊误治。虽然死亡率低但易复发，且易遗留尿崩症、生长发育障碍、骨骼畸形等后遗症，这些可严重危害患儿身心健康，因此尽早确立诊断并确认受累器官对治疗及预后十分重要。

LCH的治疗采取分层治疗。单器官或系统受累LCH（SS-LCH）中，受累器官为骨、皮肤或淋巴结的患者具有良好的预后，仅需要小剂量的化疗甚至不需要治疗。多系统受累的LCH需要给予全身化疗。根据中国儿童组织细胞病协作组的治疗方法，一线治疗方案包括泼尼松、长春新碱、巯基嘌呤等，二线治疗方案包括阿糖胞苷、克拉屈滨、地塞米松等。针对*BRAF*^{V600E}突变的靶向药物如达拉非尼也显示出了良好的作用。对于LCH患者，初始治疗后定期进行随访及疗效评估十分重要，关系着后续治疗方案的确立。

LCH的影像学表现呈多样化。骨受累多表现为溶骨性骨质破坏，如颅骨穿凿样改变、椎体“钱币样”压缩变扁等；皮肤受累表现为多种多样的皮疹；肺受累主要表现为囊性病变、网格影、实性结节等；中枢神经系统受累可表现为占位性病变（可见于颅内任何部位，其中垂体占位最常见），也可为退行性改变；肝、脾受累时可见器官肿大，肝受累亦可表现为脉管病变，晚期可表现为肝硬化；胸腺、甲状腺、淋巴结、胃、胰腺、肾等均可受累，表现为肿瘤样病变。

本例患者以无痛性骨破坏为首发表现，椎体出现特征性“钱币样”改变。^{18}F-FDG PET/CT检查进一步发现多发骨破坏、胸腺肿物、肺结节等LCH典型受累表现，且骨质^{18}F-FDG摄取部分增高、部分减低，考虑为活动性病灶与非活动性病灶并存。且通过在^{18}F-FDG显像提示活动性病灶（枢椎肿物）处取活检，最终病理证实为LCH。同时治疗后复查^{18}F-FDG PET/CT提示病变明显好转，但部分病灶仍具有活动性，指导临床确定下一步继续行一线化疗。本病例体现出^{18}F-FDG PET/CT在LCH的早期诊断、疾病分期、疗效评估以及协助制订合适的治疗方案方面具有重要作用。

参考文献

[1] Krooks J，Minkov M，Weatherall AG. Langerhans cell histiocytosis in children：History，classification，pathobiology，clinical manifestations，and prognosis. J Am Acad Dermatol，2018，78：1035-1044.

[2] Agarwal KK，Seth R，Behra A，et al. ^{18}F-Fluorodeoxyglucose PET/CT in Langerhans cell histiocytosis：spectrum of manifestations. Japanese Journal of Radiology，2016，34：267-276.

（鲁霞　王巍）

病例33 ^{18}F-FDG PET/CT诊断幼年特发性关节炎

病史及检查目的

患儿，男，2岁，主诉“腿疼、发热4个月”。患儿4个月前开始出现腿疼，发热呈弛张热，体温最高可达39.5℃，同时伴有前胸部及双侧小腿的红色斑点状皮疹，皮疹发生程度与发热相关，高热时皮疹增多，显示清楚，热退后皮疹部分消失；超声检查发现双侧腋窝淋巴结肿大。实验室检查提示全血细胞减少、肝功能异常、铁蛋白升高、红细胞沉降率及C反应蛋白（CRP）升高，骨穿提示噬血现象。临床噬血细胞综合征诊断明确，为明确其病因行 ^{18}F-FDG PET/CT 检查（病例图 33-1 和 33-2）。

^{18}F-FDG PET/CT 检查

检查所见：双侧颞下颌关节、肩关节、肘关节、腕关节、髋关节、膝关节及踝关节可见对称分布的 ^{18}F-FDG 摄取增高灶（SUV_{max} = 3.8），以双侧髋关节为著，同机 CT 相应部位示滑膜增厚，同时关节腔内可见积液；双侧颈部 I ～ V 区、锁骨上区、腋窝、腹膜后、髂血管旁、腹股沟区、滑车、腘窝可见多发大小不等、对称分布的 ^{18}F-FDG 摄取增高淋巴结（SUV_{max} = 4.6），呈长椭圆形，较大者位于左颈部

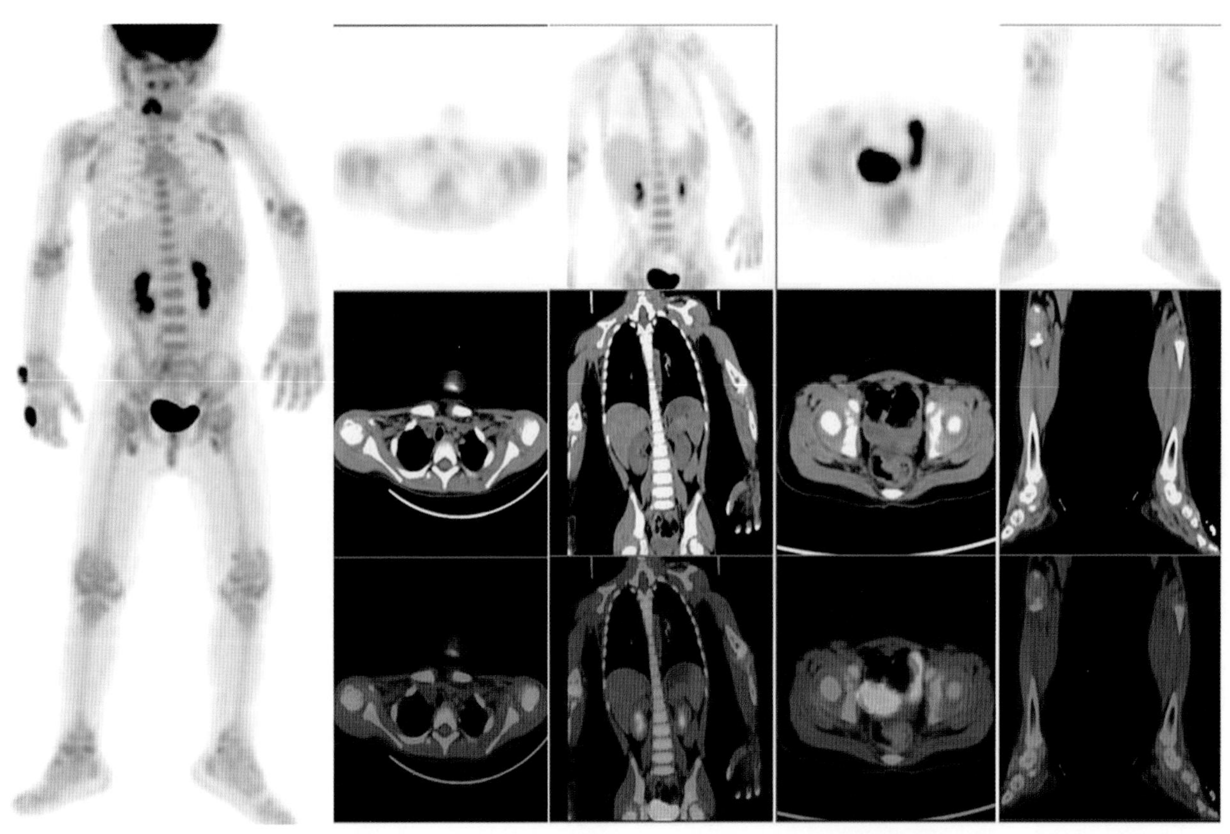

病例图 33-1　^{18}F-FDG PET/CT 示多关节滑膜 ^{18}F-FDG 摄取增高

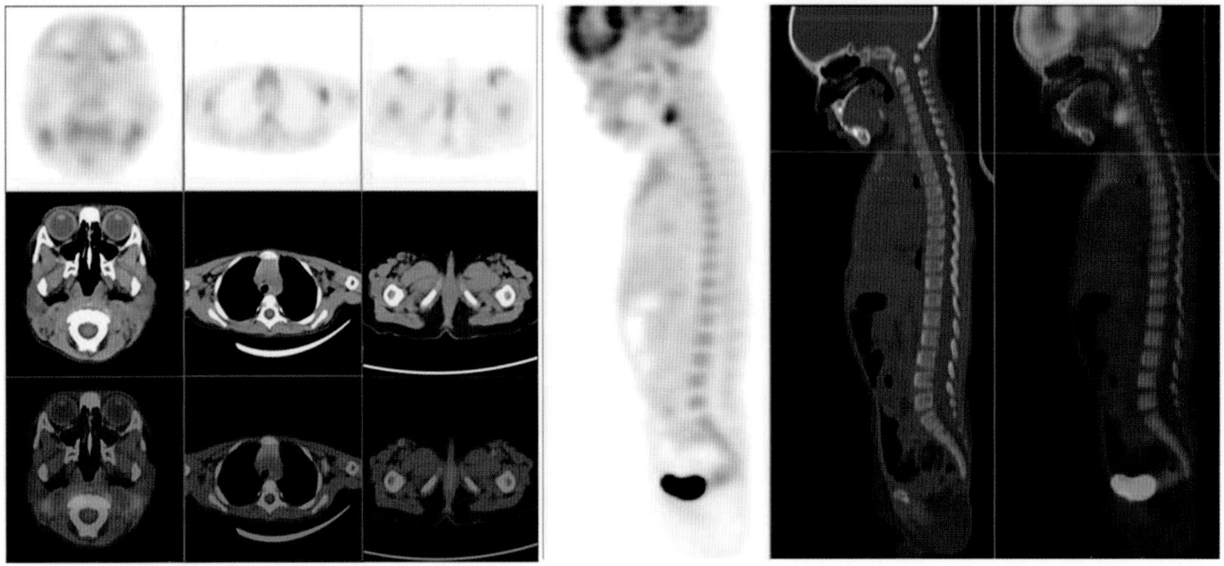

病例图 33-2　双侧颈部、腋窝及腹股沟区多发 ^{18}F-FDG 摄取增高淋巴结，富含红骨髓区 ^{18}F-FDG 摄取增高

Ⅱ区，短径约1.0 cm；肝体积增大，未见异常 ^{18}F-FDG摄取增高。脾不大，^{18}F-FDG摄取弥漫性轻度增高（SUV_{max} = 3.0）；富含红骨髓区 ^{18}F-FDG摄取弥漫性增高（SUV_{max} = 3.8），同机CT相应部位未见骨质异常；前纵隔可见胸腺影。扫描野内其余部位未见异常结构及 ^{18}F-FDG摄取增高灶。

检查意见： ^{18}F-FDG PET/CT显像未见恶性病变及局灶性感染征象；全身多关节对称性 ^{18}F-FDG代谢增高，膈上、下多发 ^{18}F-FDG代谢增高淋巴结，肝大，脾及红骨髓区 ^{18}F-FDG代谢弥漫增高，结合临床考虑可符合幼年特发性关节炎合并噬血细胞综合征。

临床诊断及随访

患儿随后行风湿免疫系统疾病相关自身抗体谱检测，结果均为阴性；淋巴结穿刺活检病理提示为反应性增生，结合临床表现、实验室检查及PET/CT结果，最终临床确诊为幼年特发性关节炎（全身型）。之后患儿先后行激素及生物制剂治疗，发热、皮疹及关节痛等症状均得到有效控制，复查超声肿大淋巴结基本消失。

病例相关知识及解析

幼年特发性关节炎（juvenile idiopathic arthritis，JIA）是指16岁以下儿童持续至少6周病因不明的慢性非化脓性关节炎[1]，发病率为16/（10～15）万，男女患病率相当，小于1岁的儿童也可发生。根据临床症状和病理生理的不同，可分为全身型JIA（systemic-onset juvenile idiopathic arthritis，sJIA）、少关节型JIA、类风湿因子阳性的多关节JIA、类风湿因子阴性的多关节JIA、银屑病型JIA、与附着点炎症相关的JIA及未分类的JIA共7个类型，而本例sJIA是其中较为特殊的一个类型，具有与其他6种类型不同的免疫学发病机制，占JIA的10%。sJIA被认为是一种自身炎症性疾病，IL-1、IL-6、IL-18等炎性细胞因子的过度分泌在该病的发病机制中起重要作用。

sJIA最常见的临床表现为关节炎，可累及任何关节，以膝关节受累最常见，其次是踝、肘、肩、腕等大关节，有时手部小关节及颞下颌关节也可受累，既往也有以寰枢关节受累导致其半脱位为首发症状的病例报道。该病关节受累常表现为滑膜增生、滑膜渗出增多，炎症细胞浸润并血管翳形成，最终引起关节畸形、破坏及关节功能障碍。关节外最多见的临床表现是发热和皮疹，发热多表现为典型弛张热，皮疹表现为一过性红斑，以胸部和四肢近端多见，常与发热平行，热退疹退；除此以外也可表现为肝、脾及淋巴结肿大。sJIA与成人Still病在临床表现上相似，被认为是同一种疾病，因发病年龄不同而单独命名。不同于成人Still病，咽炎、咽痛在儿童sJIA中并不常见。此外，sJIA患者可能出现巨噬细胞活化综合征（macrophage activation syndrome，MAS）的症状[2]。MAS是指继发于风湿性疾病的噬血细胞综合征，以T淋巴细胞和巨噬细胞持续过度活化和增殖为特征，最常继发于sJIA、系统性红斑狼疮，也见于成人Still病，是一种死亡率高、危及生命的并发症。约7%的sJIA患者会出现MAS，甚至有些患者以MAS为首发症状[3]。MAS可在sJIA起病数日至数周内发生，临床表现为持续发热、不典型皮疹、凝血病，白细胞、红细胞和血小板计数持续降低，以及肝炎、严重高铁蛋白血症等特征。

目前sJIA的诊断仍沿用2001年加拿大埃德蒙顿国际风湿病学联盟制订的标准：一个或一个以上的关节炎，同时或发生在关节炎之前的发热至少2周以上，其中弛张热至少连续3天以上，并伴有以下至少一项：①短暂的、不固定的红斑样皮疹；②全身淋巴结肿大；③肝大或脾大；④浆膜炎；并除外以下情况：a. 银屑病或一级亲属患有银屑病；b. 伴有HLA-B27阳性的男童在6岁后开始发生的关节炎；c. 强直性脊柱炎、炎症性关节炎、伴有炎症性肠病的关节炎、Reiter综合征、急性前葡萄膜炎，或一级亲属患以上任意一种疾病；d. 至少2次出现IgM类风湿性因子阳性，间隔至少3个月。

sJIA在 ^{18}F-FDG PET/CT中通常表现为多发对称性关节 ^{18}F-FDG摄取增高，有时也可见对称分布的反应性增生淋巴结，肝、脾大，富含红骨髓区及脾 ^{18}F-FDG摄取弥漫增高。有研究发现[3]，不同时期

sJIA 的 ^{18}F-FDG PET/CT 表现不同，在疾病早期多表现为富含红骨髓区及脾非特异性 ^{18}F-FDG 摄取增高，而随着疾病进展，多表现为受累关节滑膜弥漫性 ^{18}F-FDG 摄取增高。本例患儿的 PET/CT 图像上述影像表现均可见，结合实验室检查及临床表现，倾向于 sJIA 继发巨噬细胞活化综合征。

综上所述，sJIA 临床表现不特异，诊断时除了需全面结合患者病史、临床表现及辅助检查结果外，还需除外肿瘤、感染及其他结缔组织病，故诊断中存在一定难度。^{18}F-FDG PET/CT 可以帮助除外恶性肿瘤及局灶性感染等病变，在早期提示此病，或者为临床指导活检部位，使患儿尽早得到诊治；另外当以 MAS 为首发表现时，^{18}F-FDG PET/CT 还可用于病因筛查。

参考文献

[1] Prakken B，Albani S，Martini A. Juvenile idiopathic arthritis. Lancet，2011，377（9783）：2138-2149.

[2] Okamoto N，Yokota S，Takei S，et al. Clinical practice guidance for juvenile idiopathic arthritis（JIA）2018. Mod Rheumatol，2019，29（1）：41-59.

[3] Kanetaka T，Mori M，Nishimura K，et al. Characteristics of FDG-PET findings in the diagnosis of systemic juvenile idiopathic arthritis. Mod Rheumatol，2016，26（3）：362-367.

（杜立晴　王巍　杨吉刚）

病例 34 ^{18}F-FDG PET/CT 诊断慢性复发性多灶性骨髓炎

病史及检查目的

患儿，男，11 岁，腰痛 2 个月就诊。患儿近 2 个月无明显诱因出现腰痛，不伴发热、皮疹，未予特殊处理。就诊于首都儿科研究所附属儿童医院，查体见脊柱活动明显受限，双侧“4”字征阳性，双下肢无水肿，双侧浮髌试验阴性，双侧髋关节无压痛，余关节无红、肿、热、痛。期间查血常规示白细胞 6.74×10^9/L，中性粒细胞相对值 61.2%，血红蛋白 121 g/L，血小板 328×10^9/L，红细胞沉降率（ESR）26 mm/h；血生化未见异常，感染八项（－），多项血清肿瘤标志物及免疫相关因子测定均未见异常。MRI 检查示 L5 椎体局部变扁，内见异常信号并明显强化，双侧髂骨及骶骨骨缘骨质信号增高，骶 1～3 骨质内可见 FSPD 序列高信号，增强扫描明显强化，均考虑为炎性病变；双侧股骨颈、右侧大转子见片状 STIR 序列高信号，增强扫描见片状异常强化，右侧病灶周围软组织见条状强化灶，考虑骨髓水肿（右侧为著）。临床高度怀疑慢性复发性多灶性骨髓炎，为除外恶性病变行 ^{18}F-FDG PET/CT 检查（病例图 34-1）。

^{18}F-FDG PET/CT 检查

检查方法及影像所见：禁食 4 h 后静脉注射 ^{18}F-FDG 0.14 mCi/kg，60 min 后行头部及体部 X-CT 透射断层和 PET 图像采集。结果示：腰 5 椎体稍变扁，形态欠规则，骨质密度不均匀增高，椎体下缘 ^{18}F-FDG 摄取增高，SUV_{max} ＝ 3.5。双侧大转子骺板下方低密度灶，大者位于右侧，大小约 0.9 cm×1.3 cm，^{18}F-FDG 摄取增高，SUV_{max} ＝ 5.0。右侧胫骨上端骨骺下方低密度灶，直径约 1.1 cm，^{18}F-FDG 摄取增高，SUV_{max} ＝ 5.6。左侧股骨下端外侧骺板下方小片状低密度灶，^{18}F-FDG 摄取增高，SUV_{max} ＝ 5.1。

检查意见：腰 5 椎体稍变扁，骨质密度增高，椎体下缘代谢增高；双侧大转子骺板下方、右侧胫骨上端骨骺下方、左侧股骨下端外侧骺板下方多发低密度灶，代谢增高；综合上述，结合病史，首先考虑慢性复发性多灶性骨髓炎可能大，请结合临床除外其他。

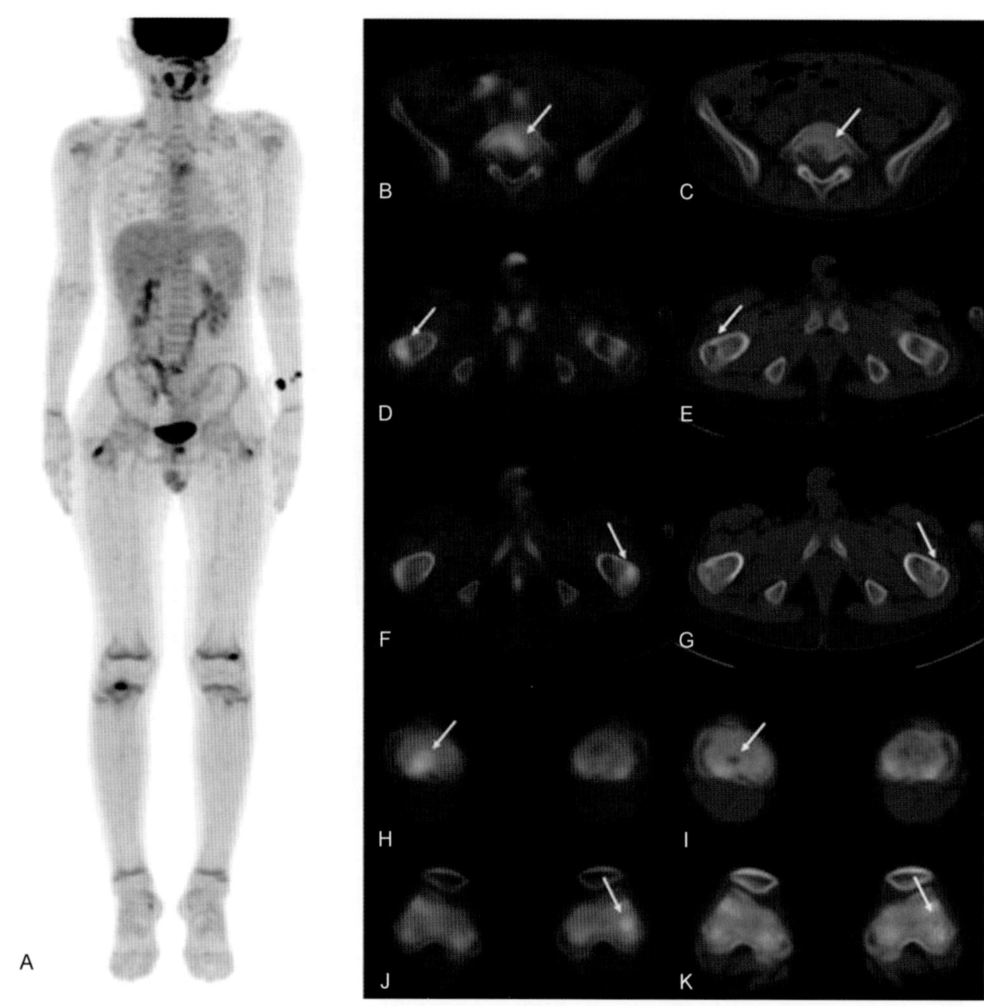

病例图 34-1　^{18}F-FDG PET/CT 图像。**A.** 全身 MIP 图；**B ～ K.** 不同病灶 PET/CT 融合图及 CT 图

临床诊断与随访

患者随后行骨活检，病理学检查结果提示：无菌性炎症。该患者随即进行了止痛药物治疗，后疼痛明显缓解，随访 4 个月疼痛未见复发加重。最终临床诊断考虑慢性复发性多灶性骨髓炎。

病例相关知识及解析

慢性复发性多灶性骨髓炎（chronic recurrent multifocal osteomyelitis，CRMO）是一种慢性自身免疫性炎症性疾病。该病好发于儿童和青少年，患病率为（0.4 ～ 2）/10 万[1]，女性较为多见。目前有关其发病机制尚不清楚，推测与遗传和环境因素均有关联。无菌性骨骼炎症的确切病理生理学机制同样不详，但推测很可能是破骨细胞介导的疾病。

CRMO 的主要特征是隐匿起病的骨痛，疼痛部位可有肿胀，并伴有局部压痛，偶尔皮温增高。病变可见于任何骨骼，可单发或多发[2]，常见于下肢长骨干骺端，其次是骨盆、椎骨、锁骨、上肢长骨和下颌骨，颅骨受累较为少见。持续性单灶性病变中锁骨受累最为常见，然而，大部分单灶性病变患者都会在进一步检查中发现更多病变（无症状病变）或在随访过程中出现新病变。一项研究显示，随访 4 年后仍为单灶性病变的患者仅 7%[3]。CRMO 还可伴有其他疾病，如银屑病、掌跖脓疱病、痤疮、炎症性肠病、脊柱关节病 / 附着点相关关节炎等。

CRMO 诊断主要依靠包括临床表现、实验室检查、影像学检查和组织病理学检查在内的综合评价。临床症状包括发热、肿胀和疼痛，局部皮肤发红少见，其他伴随症状还包括周围神经和（或）血管炎症、皮肤或肠道炎症以及滑膜炎。实验室检查可见白细胞计数、CRP 和 ESR 正常或轻-中度升高，乳酸脱氢酶（LDH）、尿酸和碱性磷酸酶水平可能异常。骨活检常用于排除感染、恶性肿瘤和其他全身性疾病，但当患者的临床症状、实验室检查和影像学检查强烈提示疑似 CRMO 时，可避免进行有创病理检查[4]。目前临床多采用 Jansson 标准和 Bristol 标准（病例表 34-1），但需排除恶性肿瘤、感染及其他全身疾病。

病例表 34-1　用于 CRMO 诊断的 Jansson 标准和 Bristol 标准

Jansson 标准	Bristol 标准
主要标准	**必要条件**
1. 影像学检查证实的溶骨或硬化性骨病灶。 2. 多灶性骨病灶。 3. PPP 或牛皮癣。 4. 骨活检提示无菌性骨炎，可伴纤维化、硬化征象。	1. 有典型的临床表现（骨痛、局部肿胀，无明显的局部或全身炎症或感染特征）。 2. 有典型的影像学表现（MRI STIR 序列显示骨髓水肿 ± 骨膨胀、溶骨和骨膜反应，或 X 线平片显示骨溶解、硬化和新骨形成）。
次要标准	**加上下面任意一条**
1. 血细胞计数正常，总体健康状况良好。 2. CRP 和 ESR 轻度至中度升高。 3. 观察时间大于 6 个月。 4. 骨肥大。 5. 与除 PPP、牛皮癣外的其他自身免疫性疾病相关。 6. Ⅰ级或Ⅱ级亲属患有自身免疫性或自身炎症性疾病或无菌性骨髓炎。	A. 超过 1 处骨病灶（或仅锁骨受累），CRP 无明显升高（CRP ＜ 30 g/L）。 B. 除锁骨外的单发骨病灶，或 CRP 低于 30 g/L，骨活检提示炎性病变（浆细胞、破骨细胞、纤维化或硬化症），无细菌生长，同时未接受过抗生素治疗
诊断阈值：≥ 2 个主要标准或 1 个主要标准加 3 个次要标准。	诊断阈值：1 和 2，加 A 或 B。

PPP：掌跖脓疱病；CRP：C 反应蛋白；ESR：红细胞沉降率；STIR：短反转时间反转恢复序列

在 CRMO 的诊断过程中，影像学检查起着重要的作用。CT 和 MRI 是最常用的影像学法。有人认为全身 MRI 是 CRMO 诊断性影像学检查和疾病监测的金标准，主要的阳性发现包括骨髓内 STIR 信号强度增加、周围组织内 STIR 信号强度增加、骨扩张等。然而，近些年的研究已证实 ^{18}F-FDG PET/CT 在炎性疾病中可以早期检出病变、检测病变活动性、监测治疗效果等，故具有独特的临床应用价值。从本例患者可以看出，PET/CT 检出的全身多发骨病灶，与临床表现及实验室检查相结合，提示符合典型 CRMO 表现，从另一方面说明了 ^{18}F-FDG PET/CT 对 CRMO 的诊断作用。

参考文献

[1] Nuruzzaman F，Zhao Y，Ferguson PJ. Chronic nonbacterial osteomyelitis：insights into pathogenesis，assessment，and treatment. Rheum Dis Clin North Am，2021，47（4）：691-705.

[2] Schnabel A，Range U，Hahn G，et al. Unexpectedly high incidences of chronic non-bacterial as compared to bacterial osteomyelitis in children. Rheumatol Int，2016，36（12）：1737.

[3] Wipff J，Costantino F，Lemelle I，et al. A large national cohort of French patients with chronic recurrent multifocal osteitis. Arthritis Rheumatol，2015，67（4）：1128-1137.

[4] Hofmann SR，Kapplusch F，Girschick HJ，et al. Chronic recurrent multifocal osteomyelitis（CRMO）：presentation，pathogenesis，and treatment. Curr Osteoporos Rep，2017，15（6）：542-554.

（许燕峰）

第二部分

消化系统疾病

显像技术篇

一、肝胆显像

（一）^{99m}Tc-EHIDA 肝胆动态显像

1. 显像原理

与儿童肝胆动态显像的原理一样，请参见儿科核医学部分的肝胆动态显像原理。

2. 显像方法

显像前的准备、采集方法与儿科核医学肝胆动态显像相似，唯一不同点就是显像剂的剂量不同，一般使用剂量为 185 MBq（5 mCi）。

3. 正常影像

与儿科核医学部分的正常影像相似。另外 ^{99m}Tc-RBC 肝血池显像、肝胶体显像的显像原理、显像方法、正常影像也请参见儿科核医学部分的肝血池显像和肝胶体显像。

（二）去唾液酸糖蛋白受体显像

1. 显像原理

去唾液酸糖蛋白受体（asialoglycoprotein receptor，ASGPR）显像是近几年提出来的一种核医学受体显像技术。ASGPR 只是广泛存在于哺乳动物肝细胞表面的一种受体蛋白质，在肝炎、肝硬化等病理状态下其分布明显减少。利用放射性核素标记的 ASGPR 特异性配体，静脉注入体内后可以特异地与 ASGPR 结合，通过 SPECT 显像能定量地显示其分布和功能状态，从而准确评价肝的储备功能。

2. 显像剂

目前研究较多的 ASGPR 配体显像剂主要有 ^{99m}Tc-NGA、^{99m}Tc-GSA 和 ^{99m}Tc-LSA，其中 ^{99m}Tc-GSA 是比较理想的一种，并已在临床上应用于评价肝储备功能。术前根据 ^{99m}Tc-GSA 显像计算获得的肝功能参数估计肝的剩余功能，从而预测手术切除范围，以保证术后有足够的肝功能，降低术后死亡率。

3. 显像方法

注射显像剂后行 30 min 的动态扫描，动态扫描结束后，必要时行肝的局部断层显像。^{99m}Tc-GSA 功能参数的计算方法主要包括简单的计算比值的半定量法和通过较复杂的药代动力学模型及其曲线拟合获得受体结合容量的精确定量法。

二、腹腔显像

1. 显像原理

腹腔显像原理的技术基础是：核医学的示踪技术。将腹腔不容易吸收或吸收率较低的放射性显像剂注入（可以腹腔注射，或将显像剂与腹膜透析液混合后注入）腹腔，根据放射性显像剂的分布情况来做出诊断。

2. 显像方法

将腹腔不容易吸收或吸收率较低的放射性显像剂注入腹腔，可用的显像剂有 ^{99m}Tc-SC、^{99m}Tc-DTPA、高锝酸盐，最理想的显像剂是 ^{99m}Tc-SC，但国内由于放射性药品的供应问题，最为常用的显像剂是 ^{99m}Tc-DTPA。使用剂量是：111 ～ 185 MBq（3 ～ 5 mCi），可将显像剂直接注入腹腔，也可将显像剂与腹膜透析液混匀后灌注到腹腔。注入显像剂后 30 min、60 min、2 h、4 h、6 h 行以腹腔为中心的局部前、后位静态显像，静态采集（5～10）×10^5计数，如腹腔之外任何部位（较为常见的是会阴部和胸腔）出现异常放射性，可行局部SPECT/CT断层显像。根据患者临床情况，可以对扫描过程做出适当的调整，如有些患者在某个姿势时，渗漏可能较为严重，则建议患者在扫描间隔保持某个姿势（如站立时局部的肿胀明显比卧位时严重、左侧卧位比右侧卧位时局部肿胀明显等），这样可提高诊断的阳性率；有些情况下，由于渗漏量较小，局部的放射性也较少，腹腔内灌注的透析液可能影响诊断，可将透析液引流出来之后，再行局部的静态显像，可明显提高诊断的阳性率（可称之为“水落石出”，即通过降低本底的放射性计数水平，来提高诊断的阳性率）。

3. 正常影像

正常情况下，腹腔内注入的放射性出现在腹腔之外的任何部位，均有病理意义。根据临床即可做出诊断。

4. 主要临床应用

（1）腹膜透析患者出现会阴部肿胀或胸腔积液，特别是单侧的胸腔积液，为明确上述积液与腹膜透析液之间的关系，这种患者应将放射性显像剂与透析液混合后通过腹膜透析管注入到腹腔。

（2）腹水患者（最常见的是肝硬化腹水）出现会阴部肿胀或胸腔积液，为明确上述肿胀或积液与腹水之间的关系，这种患者应将显像剂直接注入到腹腔。

三、胃排空显像

胃排空显像的显像原理、显像方法、正常影像在成人与儿童相似，请参见儿科核医学部分的胃排空显像。

四、消化道出血显像

消化道出血显像的显像原理、显像方法、正常影像在成人与儿童相似，请参见儿科核医学部分的消化道出血显像。

五、异位胃黏膜显像

异位胃黏膜显像的显像原理、显像方法、正常影像在成人与儿童相似，请参见儿科核医学部分的异位胃黏膜显像。但成人患者较少行异位胃黏膜显像，由于异位胃黏膜引起的症状多发生在10岁之前的儿童。

六、唾液腺显像

唾液腺显像的显像原理、显像方法、正常影像在成人与儿童相似，请参见儿科核医学部分的唾液腺显像。唯一的不同点在于，成人唾液腺显像最常见的临床适应证是干燥综合征的辅助诊断。

（杨吉刚）

临床应用篇

病例 35 肝胆动态显像用于判断胆囊排空功能

病史及检查目的

患者，女，57 岁，主因“反复发作性右上腹绞痛半年”入院。患者半年前进食油腻食物后突然出现右上腹绞痛，伴恶心，无发热、寒战，自行服用止痛药物（具体不详）后症状缓解；后反复出现餐后右上腹疼痛，行腹部 B 超检查未见结石。临床怀疑慢性非结石性胆囊炎可能，为评估胆囊排空功能，行放射性核素肝胆动态显像。

肝胆动态显像

检查方法：静脉注射 ^{99m}Tc-EHIDA 5 mCi，注射后 1 h 开始动态扫描，每帧 1 min，共采集 60 帧，扫描开始 2 min 后患者进食定制标准脂肪餐，2 min 内吃完。采集影像经计算机处理勾画胆囊 ROI，并获得胆囊时间-放射性曲线（time-activity curve，TAC）及相关参数（病例图 35-1 和 35-2）。

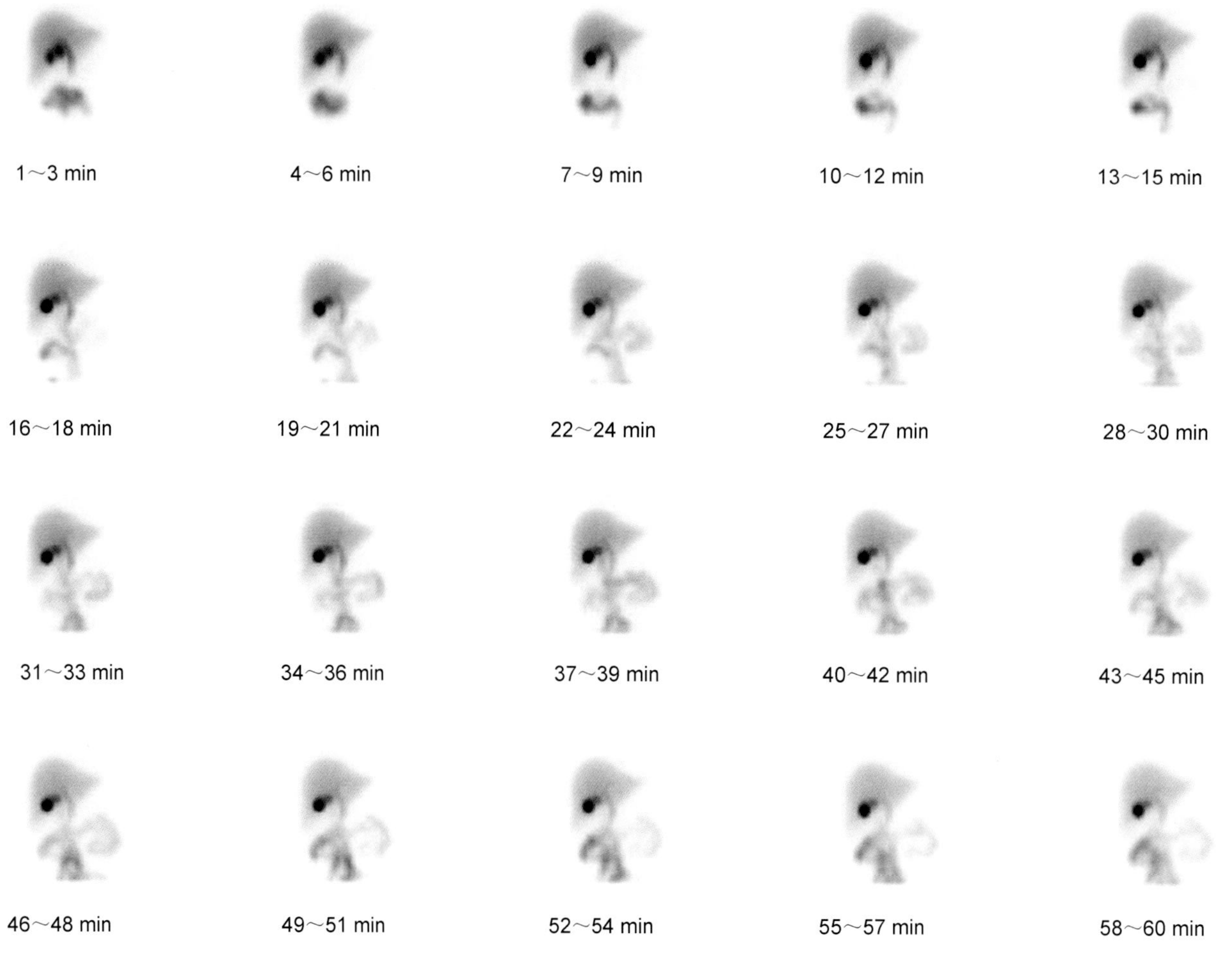

病例图 35-1 肝胆动态显像

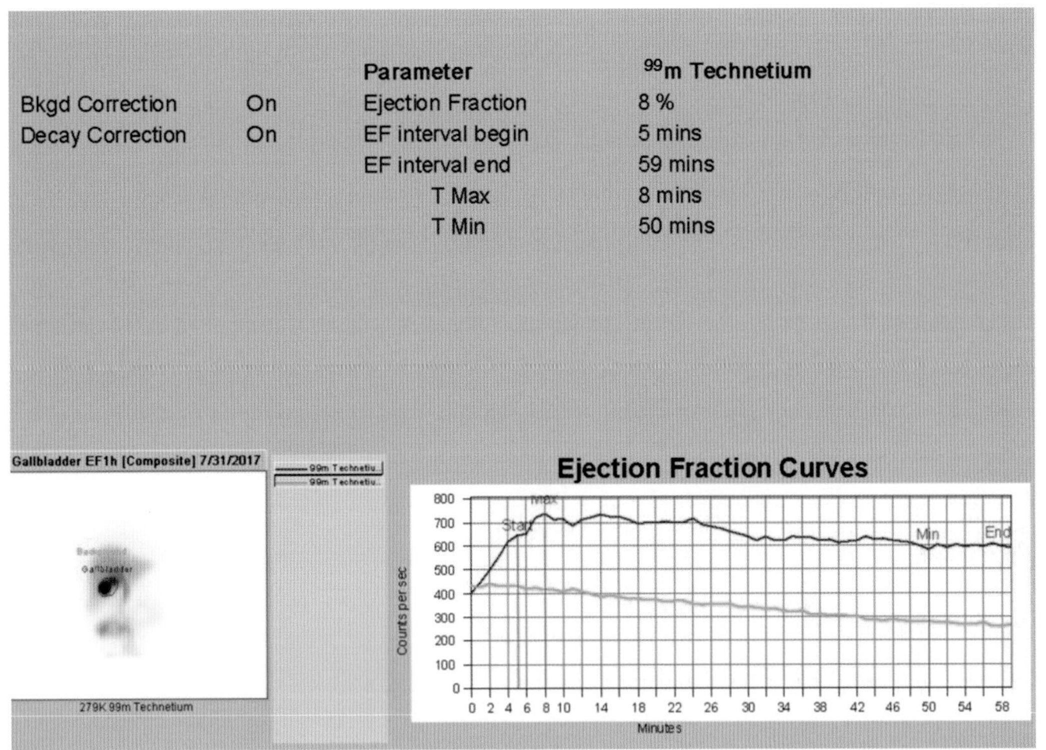

病例图 35-2 胆囊时间-放射性曲线（TAC）及相关参数

检查所见：注射后 1 h，肠道内可见显像剂分布，随时间延长，肠道内显像剂分布增加，胆囊影一直清晰可见。扫描开始后 5 min，胆囊开始收缩，胆囊区 ROI 曲线开始下降，下降极缓慢，胆囊排胆分数（GBEF）8%。

检查意见：胆囊收缩功能下降，GBEF 8%，结合病史，考虑慢性非结石性胆囊炎可能大。

最终临床诊断

患者随后行腹腔镜胆囊切除术，术后患者症状解除，病理证实为慢性胆囊炎。

病例相关知识及解析

胆囊运动是整个消化系统运动的一部分，它与胆管、oddi 括约肌三者在功能上是统一协调的结构，共同将肝分泌的胆汁有节奏地输送到十二指肠，参与消化活动。应用核素显像评价胆囊功能具有计算简便、结果准确且不受胆囊几何形状因素影响等优点。通过对胆囊进行连续动态显像并勾画感兴趣区（ROI），应用计算机分析，计算每帧胆囊 ROI 放射性计数，可生成时间-放射性曲线（TAC），对曲线进行分析处理可获得以下参数，定量地评价胆囊功能。①胆囊排胆分数（GBEF，%）:（脂餐后胆囊开始收缩前的最高计数－胆囊缩至最小计数）/ 收缩前最高计数 ×100。②潜伏期（LP）：脂餐后到胆囊开始收缩的时间（min）。③排胆期（EP）：胆囊开始收缩至不再收缩的时间（min）。④排胆率（ER，%/min）：GBEF/EP×100。其中，GBEF 是最常用的评估胆囊排空功能的参数。文献报道，慢性胆囊炎患者较正常对照组排胆分数、排胆率均明显降低，潜伏期随病情加重而延长[1]。国外多采用静注或肌注胆囊收缩素（CCK）作为胆囊收缩刺激剂研究胆囊运动功能，但不符合生理状况，而且有较高的恶心、呕吐及腹痛等不良反应的发生率。为了符合生理状况又可精确定量，国内多采用标准脂肪餐为胆囊收缩刺激剂。由于 GBEF 的影响因素较多，不同研究给出的参考值有所不同。使用 CCK 后的 GBEF 参考值与注射的时间和剂量相关，Sincalide 60 min（0.02 μg/kg）注射法参考值范围被认为较窄，正常的最低值为 38%。口服利胆剂的正常参考值取决于这一餐中脂肪和蛋白质含量。全脂牛奶（300 ml）、不含乳糖的 Ensure-plus（237 ml）和脂肪乳剂（30 ml）的最低正常参考值分别为 51%、33% 和 20%[2]。

慢性胆囊炎根据胆囊内是否存在结石，分为慢性结石性胆囊炎与慢性非结石性胆囊炎。慢性结石性胆囊炎的患者临床症状为反复发作的胆绞痛，可经超声确诊。当发现胆石症时，患者通常会行胆囊切除。这些患者很少进行放射性核素肝胆显像。大多数怀疑慢性非结石性胆囊炎（chronic acalculous cholecystitis，CAC）的患者采用可以获得 GBEF 的肝胆动态显像，GBEF 对 CAC 的发生有预测作用，也可预示胆囊切除术对症状改善的效果。超声未发现结石而最终组织病理学诊断为慢性胆囊炎的患者中，有 5% ～ 10% 是无结石性的；近期腹腔镜的研究发现此概率可能会更高，约为 25%。疑似 CAC 还可以称作胆囊管综合征、胆囊痉挛、胆囊活动障碍和功能性胆囊疾病。这些患者有反复的胆绞痛和较差的胆囊收缩功能，可通过手术治愈。胆囊的组织病理学表现为淋巴结细胞浸润和纤维化，与结石性胆囊炎的病理类似，只是没有结石存在。

此外，对于有胆囊结石并腹痛的患者，当临床怀疑腹痛可能不是由于胆囊内的结石造成时，应建议患者行肝胆动态显像来获得 GBEF。GBEF 正常时不太可能是慢性胆囊炎，此时临床会考虑无症状的胆石症且患者的腹痛症状是由其他原因造成的（病例图 35-3）[2]。无症状的胆石症患者的胆囊没有炎性改变，手术切除胆囊不会解除症状，肝胆动态显像可以避免患者遭受不必要的手术。

需要注意的是，在一些情况下，行肝胆动态显像时可出现胆囊不显影，此时，则不能通过 GBEF 判断胆囊排空功能。例如在急性胆囊炎或慢性胆囊炎急性发作期，胆囊管黏膜水肿、管腔闭塞，放射核素标记的胆汁不能进入胆囊，可使胆囊不显影[1]。充满型结石（病例图 35-4）结石嵌顿、瘢痕挛缩等因素也可造成慢性胆囊炎患者胆囊不显影。

总之，放射性核素肝胆动态显像，不仅可直接观察胆汁排泄及胆道通畅情况，并对胆囊收缩功能进行多种定量测定，可以区分有症状的胆道疾病和其他非胆囊功能失调但有相同症状的疾病，为临床治疗方法的选择提供了有价值的客观依据。

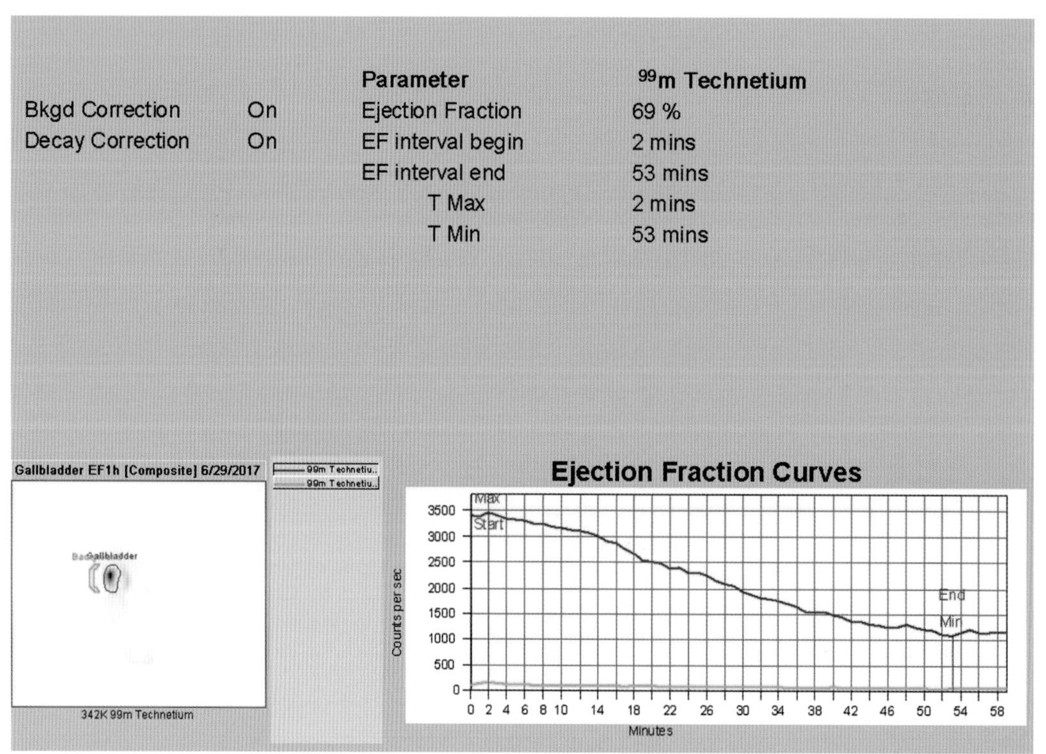

病例图 35-3　一例 63 岁女性患者患胆囊结石 10 余年，半月前突然出现中腹部疼痛，肝胆动态显像提示胆囊排空功能正常

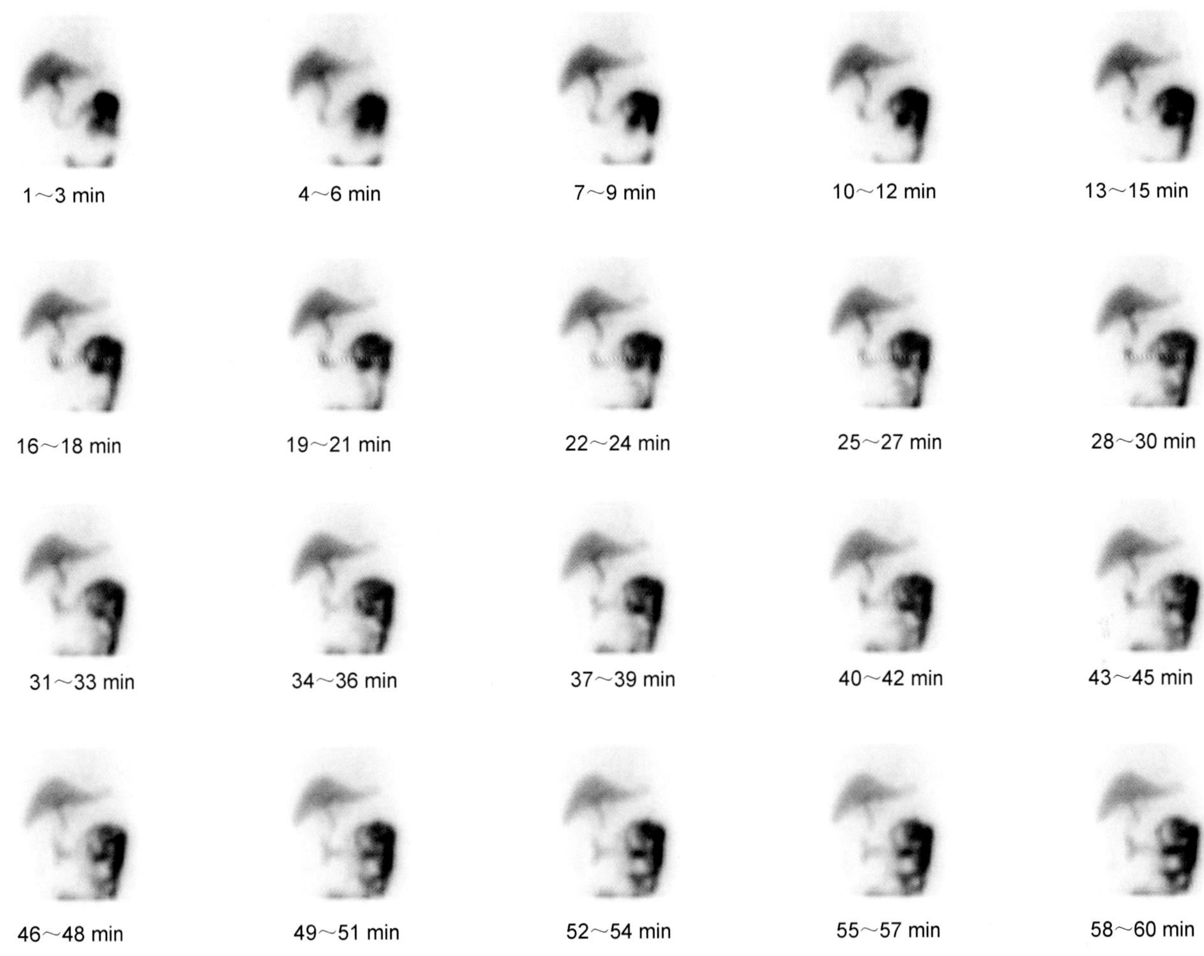

病例图 35-4　患者，女，68 岁，充满型胆囊结石，胆囊始终未显影

参考文献

[1] 张燕燕，陈曼，孔和花，等. 胆囊炎及结石性胆囊炎 ^{99m}Tc-EHIDA 肝胆显像研究. 中华核医学杂志，2001，21（5）：288-290.

[2] Ziessman HA. Hepatobiliary scintigraphy in 2014. J Nucl Med. 2014，55（6）：967-75.

（刘洁）

病例 36　肝胆动态显像诊断胆漏

病史及检查目的

患者，女，54 岁，10 年余前外院体检时发现胆囊结石，未行特殊处理。近 7 个月前餐后感上腹隐痛，无背部放射痛，无恶心、呕吐，无发热，无皮肤巩膜黄染，无小便深红，无大便陶土样。未予重视，未行特殊处理。1 个月前因腹痛就诊于我院门诊，查腹部超声提示：肝内钙化灶；胆囊缩小，胆囊壁厚。遂于 15 天前，在我院日间病房行腹腔镜胆囊切除术＋经胆囊管胆道镜辅助胆道探查取石术。术后即刻患者诉腹痛，为中上腹疼痛，皮肤巩膜有黄染，有恶心无呕吐。术后 2 h 患者出现体温升高，最高 39℃，伴畏寒、寒战，肠鸣音弱，有排气无排便。期间查血常规示：白细胞 7.86×10^9/L，中性粒细胞相对值 97.8%，C 反应蛋白＞160 mg/L；查血生化示：谷丙转氨酶（ALT）515 U/L，谷草转氨酶（AST）118.2 U/L，总胆红素 68.22 μmol/L，直接胆红素 42.74 μmol/L，间接胆红素 25.48 μmol/L，血清淀粉酶 38 U/L。为明确诊断及缓解症状，12 天前于我院行经内镜逆行胰胆管造影（ERCP）＋内镜鼻胆管引流术（ENBD）。ERCP 示进镜至十二指肠降段，十二指肠乳头黏膜充血肿胀，乳头视野右侧黏膜粗糙伴充血，切开刀配合导丝选择胆管插管成功，造影示胆总管下段见一结石负影，行乳头肌小切开后，沿导丝置入鼻胆管，胆汁引流畅，复透位置佳。术后患者仍诉腹痛，发热症状仍存在。遂于 10 天前在我院内镜中心行 ERCP＋内境下十二指肠乳头括约肌切开术（EST）＋球囊及网篮取石＋细胞刷检＋胆道支架引流术（ERBD）。术后患者腹痛症状缓解，体温正常，复查血常规示中性粒细胞百分比及 C 反应蛋白较前明显下降。复查腹部超声示：胆囊切除状态，原胆囊区可见范围约 3.3 cm×0.9 cm 的低至无回声区，内透声不佳。患者病情迁延不愈，胆囊结石诊断明确，在除外胆道病变后，现临床高度怀疑胆漏，为明确诊断至核医学科行 ^{99m}Tc-EHIDA 肝胆动态显像。

肝胆动态显像

检查方法及影像所见：静脉注射 ^{99m}Tc-EHIDA 10 min 起行肝胆间断前、后位图像采集，采集时间分别在注射后 10 min、30 min、1 h、2 h、4 h 和 6 h（病例图 36-1）。结果示，10 min 肝显影清晰，放射性分布均匀，同时双肾显影；30 min 肝门区、胆囊窝区及肠道可见显像剂分布增高影，随时间延长，肝显影逐渐减淡，肠道内显像剂分布增强，显像至 6 h 时，肝显影浅淡，肝门区可见团状显像剂浓聚灶。4 h 局部 SPECT/CT 断层显像（病例图 36-2），肝门区可见团状显像剂浓聚，相应部位 CT 未见胆囊显示，胆囊窝、肝门区及肝下极下方见液体密度影，邻近腹膜增厚，液体呈包裹性改变。

检查意见：胆囊切除术后肝门区放射性增高灶，同机 CT 示胆囊窝、肝门区及肝下极下方局限性液体密度影，邻近腹膜增厚，考虑胆漏，建议治疗后复查。

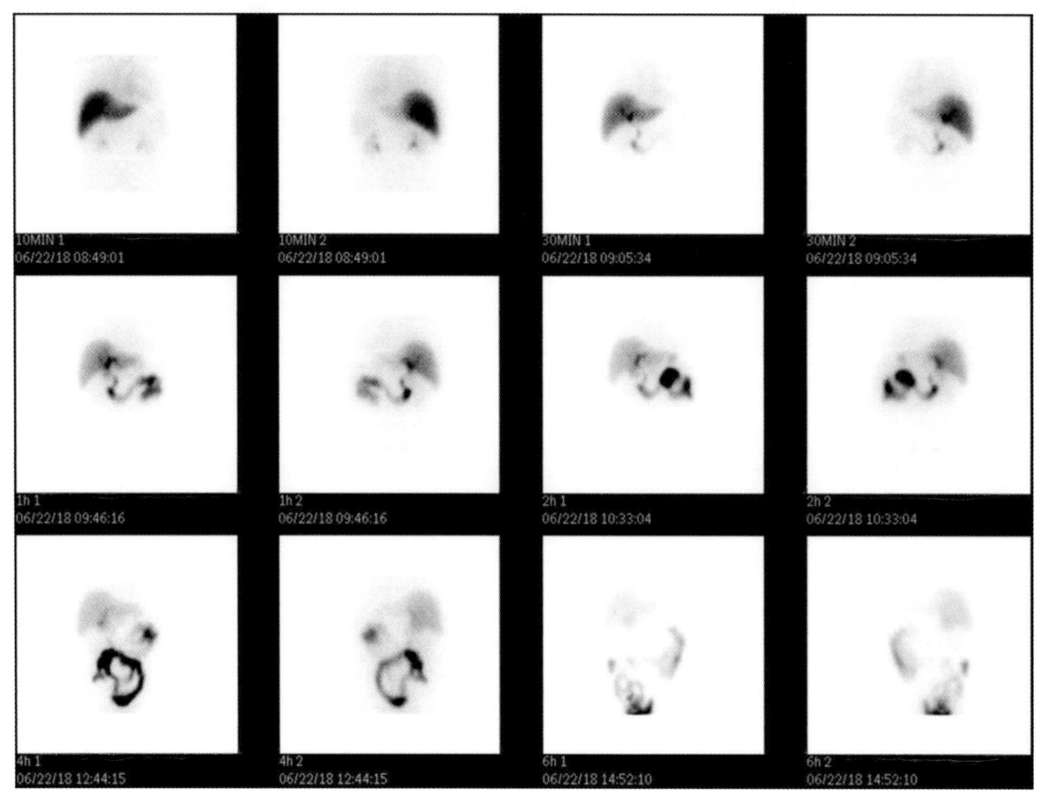

病例图 36-1 肝胆动态显像前、后位平面图像

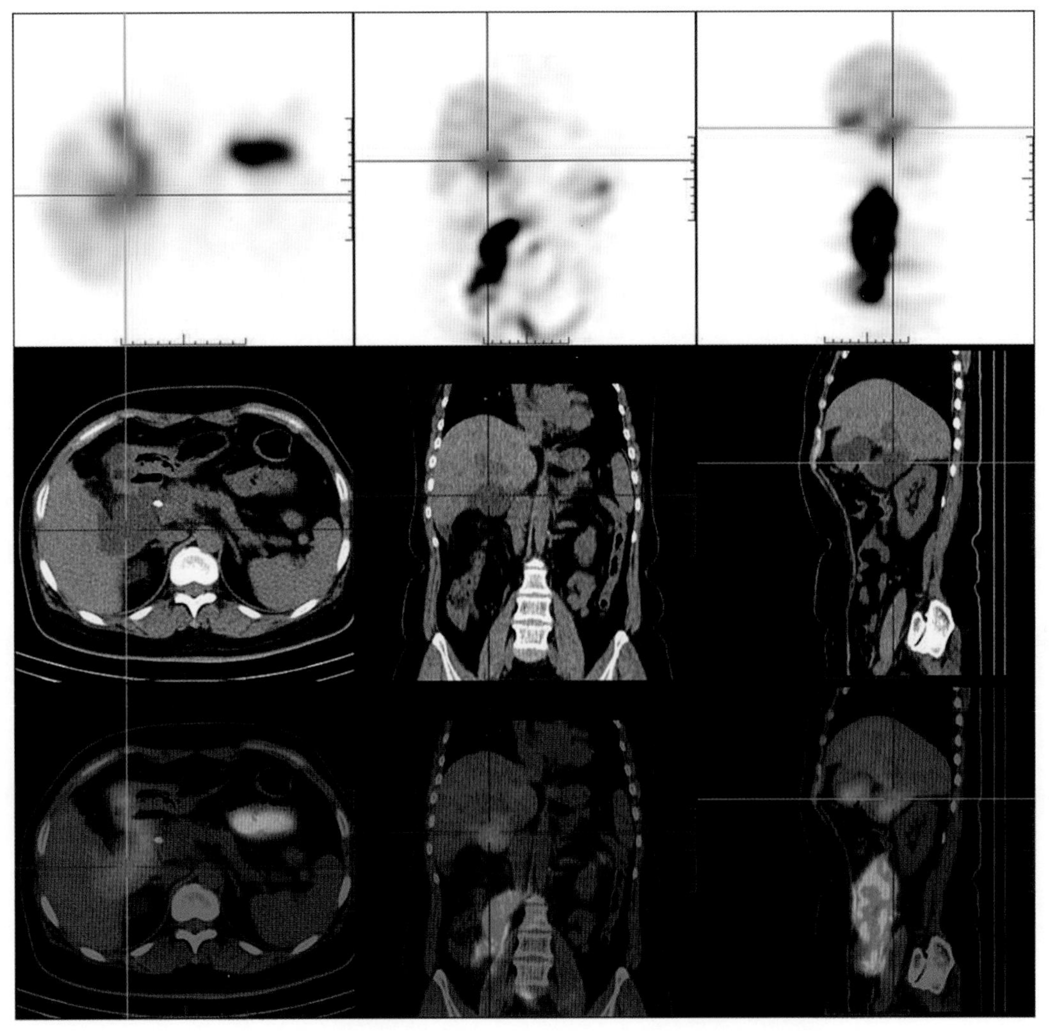

病例图 36-2　4 h 局部 SPECT/CT 图像

最终临床诊断

患者择日行超声引导下肝下积液穿刺术，抽出褐色液体约 50 ml，后送入导丝，扩张穿刺通路，沿导丝置入 7.0F 引流管，引流出褐色液体，保留并固定引流管，接无菌引流袋，将抽出液体及引流液体送至检验科，回报：胆红素浓度均＞ 1000 μmol/L。

病例相关知识及解析

胆漏（bile leak）是指胆汁从胆管树持续地流出。常见原因是手术或外伤导致的肝、胆管损伤，好发部位为胆囊管残端或胆囊下肝管。处理不及时，可形成瘘道，成为胆瘘（biliary fistula）。同时，胆漏（瘘）容易引起胰腺炎[1]。腹腔镜手术导致的胆漏，一般发生在术后即刻，持续 1 周以内，日均胆漏量 150 ～ 200 ml。临床上，常用的胆漏诊断标准是：①放置引流管者，在引流液中连续检测到胆汁超过 24 h，或胆汁引流每天超过 100 ml；②未放置引流管者，检测到腹膜炎体征，并通过穿刺或再次手术于腹水中发现胆汁。胆漏发生的直接原因是腹腔镜胆囊切除术中对患者的胆囊及胆总管等部位造成了损伤。对于腹腔镜胆囊切除术并发胆漏的患者来说，手术失误、胆囊床毛细胆管破裂、迷走胆管损伤、胆囊管损伤和胆总管损伤是主要病因。

本病例中，患者病情迁延不愈，术后 2 周仍有较为严重的腹膜刺激症状，B 超提示原胆囊区低至无回声区，因此临床高度怀疑胆漏，为综合判断病情行肝胆动态显像。^{99m}Tc-二乙基乙酰苯胺亚氨二醋酸

（^{99m}Tc-EHIDA）是常用的肝胆动态显像剂，被注射入血液后，可以在血液循环中与白蛋白结合，并被运输到肝，进而被肝细胞（多角细胞）摄取，并通过近似于处理胆红素的过程，将其分泌入胆囊，继而经由胆道系统排泄至肠道。应用 ^{99m}Tc-EHIDA 肝胆动态显像剂可以有效地观察其被肝摄取、分泌、排出至胆道和肠道的过程，取得一系列肝、胆动态影像，从而了解肝胆系统的形态，评价其功能。

目前肝胆动态显像广泛应用于胆道损伤。当在非胆汁生理性分布的位置——腹腔内，观察到放射性分布积聚，并逐渐增多时，可以认为是发生胆漏。应用 SPECT/CT 断层显像可以更加精准地判断胆漏的情况。首先经过 SPECT/CT 断层显像，可以避免由于平面显像的重叠所带来的困扰，精准判断有无发生胆漏。我们可以轻而易举地排除一些假阴性或假阳性结果，轻松分辨放射性分布是位于肠道、肾内，还是腹腔内，也可以将平面显像上不易察觉的轻微放射性分布显示清晰。其次，可以粗略估计胆漏发生的位置、程度和严重性[2]。核医学图像与 CT 图像的融合可以清晰显示腹水中哪些是漏出的胆汁、漏出的范围，甚至应用感兴趣体积（volume of interest，VOI）技术对漏出的量进行定量化。

胆漏（瘘）的诊断方式有多种，包括 CT、超声内镜、ERCP 及肝胆动态显像，但是 B 超和 CT 仅仅能提示积液的存在，无法评估积液性质。而只有肝胆动态显像是非侵袭性、灵敏度高的检查手段，不仅能够观察胆管树对胆汁的收集，还能观察胆汁流出路径[3]。因此，在临床高度怀疑胆漏存在时，肝胆动态显像不仅可鉴别是否存在胆漏，还可寻找漏口位置，为临床下一步治疗明确方向。

参考文献

［1］McMahon AJ，Fullarton G，Baxter JN，et al. Bile duct injury and bile leakage in laparoscopic cholecystectomy. Brit J Surge，1995，82（3）：307-313.

［2］Naeem S，Li H，Yang Z. Precise localization of a bile leak with hepatobiliary scintigraphy. J Nucl Med Technol，2016，44（1）：44-45.

［3］Sharma P，Kumar R，Das KJ，et al. Detection and localization of post-operative and post-traumatic bile leak：hybrid SPECT-CT with ^{99m}Tc-Mebrofenin. Abdom Radiol，2012，37（5）：803-811.

（刘志谋　孙丽昕）

病例 37 肝胆动态显像评估多米诺肝移植术后移植肝与原肝功能平衡情况

病史及检查目的

患者，女，32 岁，因反复右上腹疼痛伴间断鲜血便 3 年余就诊，入院后完善相关检查，考虑“系统性淀粉样变性，伴肝、消化道受累”，随后行双多米诺供肝交叉辅助式肝移植Ⅰ期手术，手术切除患者右半肝，辅助供肝移植物来源于肝豆状核变性儿童；一个月后行Ⅱ期手术，手术切除患者左半肝，移植供肝为鸟氨酸氨甲酰基转移酶缺乏症患儿。现拟评估移植肝及左、右半肝血流灌注及功能情况，分别行 ^{99m}Tc-EHIDA 肝胆动态显像及 ^{99m}Tc-GSA 肝储备功能显像。

^{99m}Tc-EHIDA 肝胆动态显像

检查方法及影像所见：静脉注射 ^{99m}Tc-EHIDA 5 mCi，于 10 min 后采集肝胆前、后位平面像（病例图 37-1）。左半肝及右半肝显影清晰，沿着两个肝分别勾画感兴趣区，获得左、右半肝比值。图 A 示双多米诺供肝交叉辅助式肝移植Ⅰ期手术（右半肝切除＋辅助肝移植）后，移植肝：自体肝＝64%：36%；

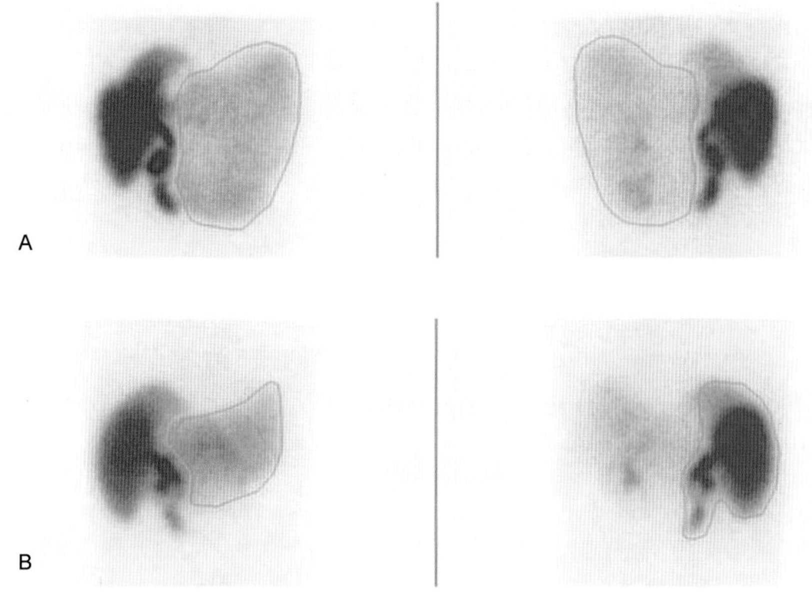

病例图 37-1　患者Ⅰ期手术后（**A**）和Ⅱ期手术后（**B**）^{99m}Tc-EHIDA 肝胆动态显像

图 B 示双多米诺供肝交叉辅助式肝移植Ⅱ期手术（左半肝切除＋移植供肝）后，首次移植肝（右半肝）：再次移植肝（左半肝）＝72%：28%。

检查意见：^{99m}Tc-EHIDA 肝胆动态显像示：残余肝（左半肝）功能较差；首次移植肝（右半肝）功能明显优于再次移植肝（左半肝）。

^{99m}Tc-GSA 肝储备功能显像

检查方法及影像所见：患者禁食，取仰卧位，双上臂抱头，肝位于双探头视野中心。"弹丸"式静脉注射 ^{99m}Tc-GSA 5 mCi，即刻行肝胆动态断层显像。动态断层扫描条件：双探头围绕肝旋转 180° 采集。第一阶段 25 min，每帧 1 min，采集 25 帧；第二阶段 5 min，每帧 5 min，旋转 5 圈采集 1 帧（病例图 37-2）。取第 15 min 图像，对心脏和肝区绘制感兴趣区，得到第 15 min 肝及心脏放射性计数，计算 LHL15 ＝第 15 min 肝放射性计数 /（第 15 min 肝放射性计数＋心脏放射性计数），LHL15 比值＞90% 时，提示移植肝功能良好。本例患者 SPECT/CT 断层显像示 LHL15 ＝ 94%，提示移植肝功能较好；在右前斜位腹部前、后位平面像勾画左、右移植肝 ROI，分别计算左、右移植肝的肝功能比例（左半肝：右半肝＝ 10.7%：89.3%）。

检查意见：^{99m}Tc-GSA 肝储备功能显像示，移植肝储备功能较好，首次移植肝（右半肝）功能明显优于再次移植肝（左半肝）。

临床随访结果

根据患者的临床症状及实验室检查结果，提示双多米诺肝移植术后移植肝功能较好。

病例相关知识及解析

近年来，肝移植常作为终末期肝病及急性肝衰竭患者最有效的方法。供肝短缺常造成患者等待移植期间死亡或病情加重而无法接受移植手术。为了满足供体肝的供给，各种扩大供肝来源的技术相继用于临床，如亲体肝移植、劈离式肝移植和多米诺肝移植（domino liver transplantation，DLT）。DLT 是指将来自严重先天代谢性疾病患者形态正常的肝（排除其他病因引起的肝病）作为供肝，移植到另一患者

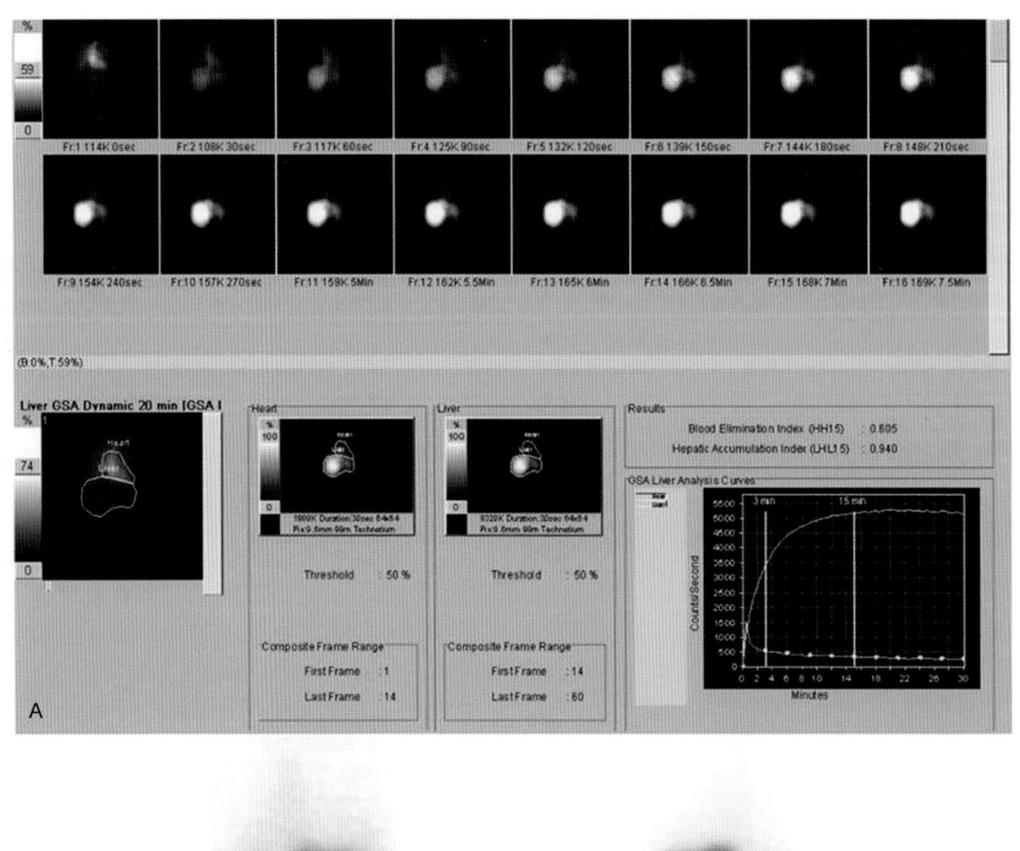

病例图 37-2 ^{99m}Tc-GSA 肝储备功能显像。**A.** ^{99m}Tc-GSA SPECT/CT 断层显像示 LHL15 ＝ 94%，提示移植肝功能较好；**B.** 右前斜位腹部前、后位平面像，勾画左、右移植肝 ROI，分别计算左、右移植肝的肝功能比例（左半肝：右半肝＝10.7%：89.3%）

体内。活体肝移植有效避免了肝源的短缺，但是临床却仍面临着一些亟待解决的问题。一方面是如何克服解剖学及残余肝体积的限制有效评价局部肝功能，为手术方案提供参考，避免肝衰竭的发生；另一方面是如何减少术后并发症，主要包括移植物排异反应、胆道并发症、血管并发症、感染及移植物功能衰竭，其中移植物排异反应及胆道并发症更为常见。因此，早期、准确地评估移植物及残肝功能情况，并识别胆道并发症具有重要的临床意义。目前，评估肝功能及肝储备功能的指标主要分为四大类：常规血清学指标、Child-pugh 评分、肝细胞代谢排泄功能（吲哚氰绿试验）及肝体积测量。但上述指标仅孤立、片面地评价肝储备功能，部分检查受肝血流影响很大。

作为无创性影像学检查法，^{99m}Tc-EHIDA 肝胆动态显像常被用于评价肝功能。^{99m}Tc-DTPA-半乳糖人血清白蛋白（technetium-99m-DTPA-galactosyl human serum albumin，^{99m}Tc-GSA）亦也可用于肝功能评价，其与肝胆动态显像基于不同原理。^{99m}Tc-GSA 显像作为一种受体介导的显像剂，主要与肝细胞膜表面去唾液酸糖蛋白受体（ASGPR）特异性结合，反映有功能的肝细胞数量；而肝胆动态显像主要反映肝细胞摄取及胆管排泄功能情况。上述两种显像，均可用于术前评估残余肝功能、术后评估肝再生情况；在肝移植中主要用于评价移植物功能情况及胆道并发症[1]。由于 ^{99m}Tc-GSA 显像不受胆红素的影响，能更加准确地评价功能性肝细胞数量，从而评估全肝及部分肝功能情况。在定量评价指标中，肝摄取率（LHL15）和血液清除率（HH15）是最常用的指标。LHL15 又称肝受体指数，为静脉注射 ^{99m}Tc-GSA 后第 15 min 肝 ROI 放射性计数（L15）与肝 ROI、心 ROI 放射性计数总和（L15 + H15）的比值；HH15 称血液清除指数，为静脉注射 ^{99m}Tc-GSA 后 15 min 与 3 min 心 ROI 放射性计数比值（H15/H3）。有研究指出，术前 ^{99m}Tc-GSA 动态显像能预测术后肝移植并发症的情况。当 LHL15 ＜ 0.9 时，提示术后出现并发症的可能性增加。与此同时，^{99m}Tc-GSA 平面像能较好地评估部分肝的功能情况，并测量功能性肝体积。而肝胆动态显像能较好地反映胆道通畅情况，对肝移植术后胆漏的发生有较高的敏感性。当腹腔内肠道以外部位出现放射性，且随时间延长放射性逐渐增加，可提示胆漏的存在，进一步行 SPECT/CT 断层显像，可显著提高阳性率，增加病灶检出[2]。

综上所述，^{99m}Tc-GSA 显像能可靠、无创地提供定量指标，更好地评估全肝功能及部分肝功能情况；肝胆动态显像则能较好地显示胆道通畅情况。将二者联合应用，能较好地评估肝移植术后并发症及部分肝功能情况。

参考文献

[1] de Graaf W，Bennink RJ，Vetelainen R，et al. Nuclear imaging techniques for the assessment of hepatic function in liver surgery and transplantation. J Nucl Med，2010，51：742-752.

[2] Singh AK，Nachiappan AC，Verma HA，et al. Postoperative imaging in liver transplantation：what radiologists should know. Radiographics，2010，30：339-351.

（阚英）

病例 38 肝胆动态显像诊断 Rotor 综合征

病史及检查目的

患者，男，16 岁。自出生后反复出现皮肤、巩膜黄染，近 1 个月加重，其余无特殊不适。实验室检查：血常规正常；血生化示总胆红素 111.0 μmol/L（参考值 1.7 ～ 25.7 μmol/L），直接胆红素 57.9 μmol/L（参考值 1.7 ～ 6.8 μmol/L），尿胆红素（+）；转氨酶、转肽酶均正常；乙肝表面抗原、丙肝抗体、HIV 抗体、梅毒特异性抗体均阴性。腹部超声及 MRI（病例图 38-1）均未见明显异常。曾行肝穿刺活检，病理结果示肝细胞及小胆管均未见异常。患者既往无肝炎病史，但家族中父亲、姐姐及叔叔均有类似的临床表现。为进一步明确黄疸原因行肝胆动态显像。

肝胆动态显像

检查方法：使用 SPECT 成像仪，配低能高分辨准直器，能峰为 140 keV，窗宽为 20%。于静脉注射 ^{99m}Tc-EHIDA 185 MBq 后，分别于 5 min、15 min、30 min、45 min、1 h、2 h 采集上腹部平面图像，每帧图像采集 5 min（病例图 38-2）。

检查所见：前位肝胆动态显像示显像剂注射后肝、胆囊及胆管始终未见明显显影，肠道内未见明显放射性出现，心脏可见浅淡显影，示踪剂主要通过泌尿系统排泄。

检查意见：肝和胆道系统未见明确显影，肠道内无放射性出现，可符合“Rotor 综合征”表现。

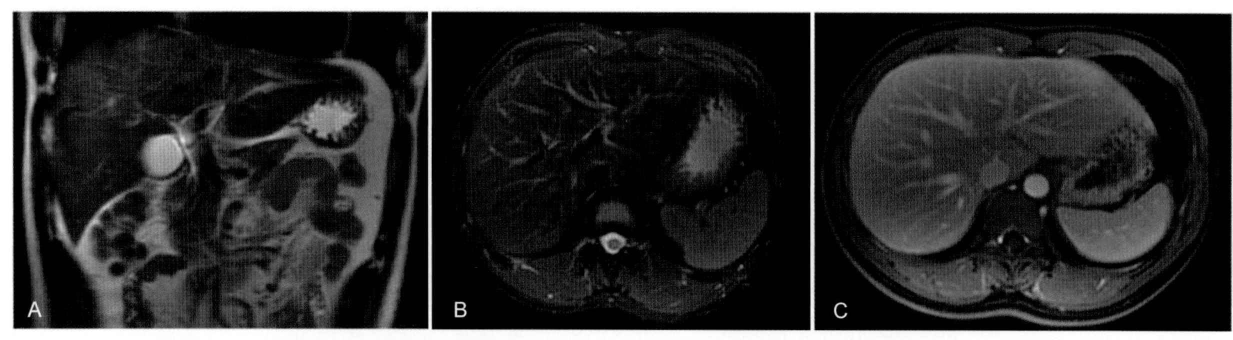

病例图 38-1 腹部 MRI 冠状位 T2 加权像（**A**）、轴位 T2 抑脂像（**B**）、轴位增强动脉期图像（**C**）

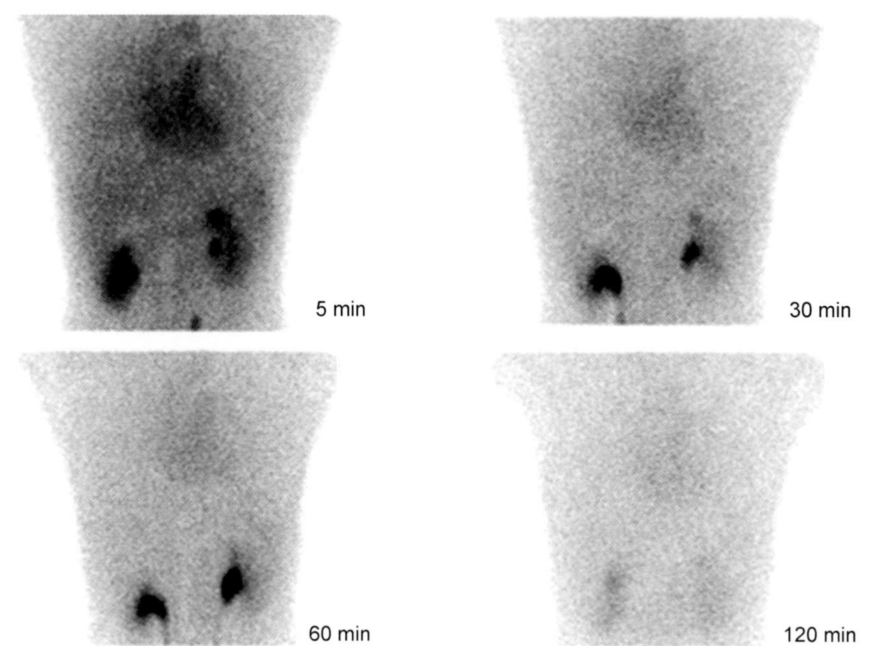

病例图 38-2 ^{99m}Tc-EHIDA 肝胆动态显像

病例相关知识及解析

Rotor 综合征是一种罕见的家族性非溶血性高结合胆红素血症，属常染色体隐性遗传性疾病，1948 年由 Rotor 首先报告，此后国内、外均有报道。该病主要是由于肝细胞对胆红素和有机阴离子的摄取、储存和排泄障碍，导致血清结合胆红素和非结合胆红素均增高。临床主要表现为间歇性黄疸，通常无肝大，肝组织活检正常，肝细胞内无色素颗粒。该病一般预后较好，不会演变为肝癌或肝硬化，也不需要特殊治疗。由于本病的黄疸症状极易使人联想到肝炎等累及肝实质的病变，正确诊断此病将会减轻患者及他人不必要的思想负担。但也有临床报道 Rotor 综合征可合并慢性肾衰竭。

临床上常将肝胆显像用于胆道梗阻的鉴别诊断，显像剂 ^{99m}Tc-EHIDA 可被肝细胞从血液中摄取，继而分泌到毛细胆管，并与胆汁一起经胆道系统排至肠内。由于肝摄取及排泄 ^{99m}Tc-EHIDA 及类似化合物的速率可反映肝实质损害程度，当出现肝摄取显像剂减低或不摄取时，通常认为存在肝细胞受损的情况。本例患者为青少年男性，肝胆动态显像中肝未见明显显影，这与胆道梗阻所致肝细胞功能严重受损患者的显像结果类似。然而，该患者的肝功能、肝炎指标、肝 MRI 及超声检查均为阴性，肝穿刺活检也证实了肝组织无异常改变，所以此种肝不显影以肝功能受损解释似乎不合理。而另一方面临床已发现，Rotor 综合征患者在肝功能正常的情况下，其摄取非结合胆红素和排泄结合胆红素障碍反映在肝胆显像中即表现为肝不显影或显影浅淡，且这种表现被认为是 Rotor 综合征所特有的。此病例再次提示我们，核医学的影像判读必须结合患者的临床资料。

另一方面，临床所说的家族性非溶血性高结合胆红素血症除了 Rotor 综合征外，还包括 Dubin-Johnson 综合征。最初曾认为 Rotor 综合征是 Dubin-Johnson 综合征的一个亚型，但随后研究证实两者各为一独立性疾病。虽然两者肝组织学上均无明显异常，但前者肝组织颜色正常，而后者肝组织多为黑色、墨绿色或灰黑色。由于两者均表现为慢性、良性和非溶血性黄疸，因此存在临床上鉴别困难的情况。但根据其不同的发病机制（Rotor 综合征存在的胆红素代谢障碍是从血浆到肝转运以及肝贮存水平的紊乱，而 Dubin-Johnson 综合征是肝细胞分泌途径的紊乱），肝胆显像可帮助两者的鉴别：Dubin-Johnson 综合征患者的肝胆显像表现为肝显像清晰并伴胆囊显像延迟，而 Rotor 综合征患者表现为肝显影浅淡或不显影。

Rotor 综合征患者可在肝功能正常的情况下表现出类似肝功能严重受损的肝胆显像，但这种改变也从另一方面帮助证实了该病在体内所发生的病理改变。只要密切结合临床，肝胆动态显像可帮助对高胆红素血症发病机制的鉴别提供重要的参考信息。

参考文献

［1］Rotor AB，Manahan L，Florentin A. Familial nonhemolytic jaundice with direct van den Bergh reaction. Acta Med Phil，1948，5：37-49.

［2］Berthelot P，Dhumeaux D. New insights into the classification and mechanisms of hereditary，chronic，non-haemolytic hyperbilirubinaemias. Gut，1978，19：474-480.

［3］Meholic AJ，Houston JD. Hepatobiliary scintigraphy in an exacerbation of Dubin-Johnson syndrome. Clin Nucl Med，2001，26（7）：643-644.

［4］Strassburg CP. Hyperbilirubinemia syndromes（Gilbert-Meulengracht，Crigler-Najjar，Dubin-Johnson，and Rotor syndrome）. Best Pract Res Clin Gastroenterol，2010，24（5）：555-571.

（高平　王茜）

病例 39 胃排空显像诊断胃轻瘫综合征

病史及检查目的

患者，女，77 岁，因餐后反复饱胀、恶心、呕吐 4 年余入院，入院后消化道造影、胃镜均未见明显异常表现，为进一步明确病因，行核素胃排空显像。

胃排空显像

检查方法：将 1 mCi ^{99m}Tc-DTPA 注入煎鸡蛋中，嘱患者于 3 min 内服完，随后行固体胃排空显像，分别采集 5 min、30 min、1 h、2 h、3 h、4 h 前、后位平面像（病例图 39-1）。采集结束后，在胃区勾画感兴趣区，获得胃排空曲线（病例图 39-2）。

检查所见：进食煎鸡蛋后 5 min 胃内出现放射性浓聚，但随时间延长，胃内放射性分布未见明显减淡，胃排空曲线示不同时间点胃内放射性计数未见明显改变。

检查意见：不同时间点胃内放射性计数未见明显改变，考虑胃轻瘫综合征。

病例相关知识及解析

胃轻瘫综合征（gastroparesis syndrome）是以胃排空延迟为主要特征的一组临床症候群，主要表现

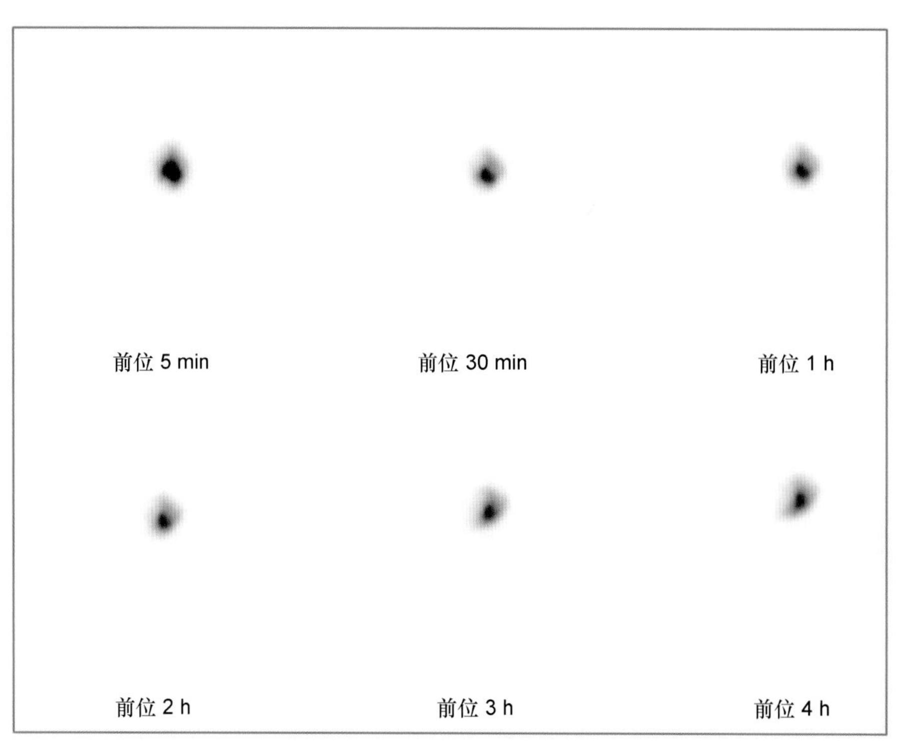

病例图 39-1 胃排空显像不同时间点平面像

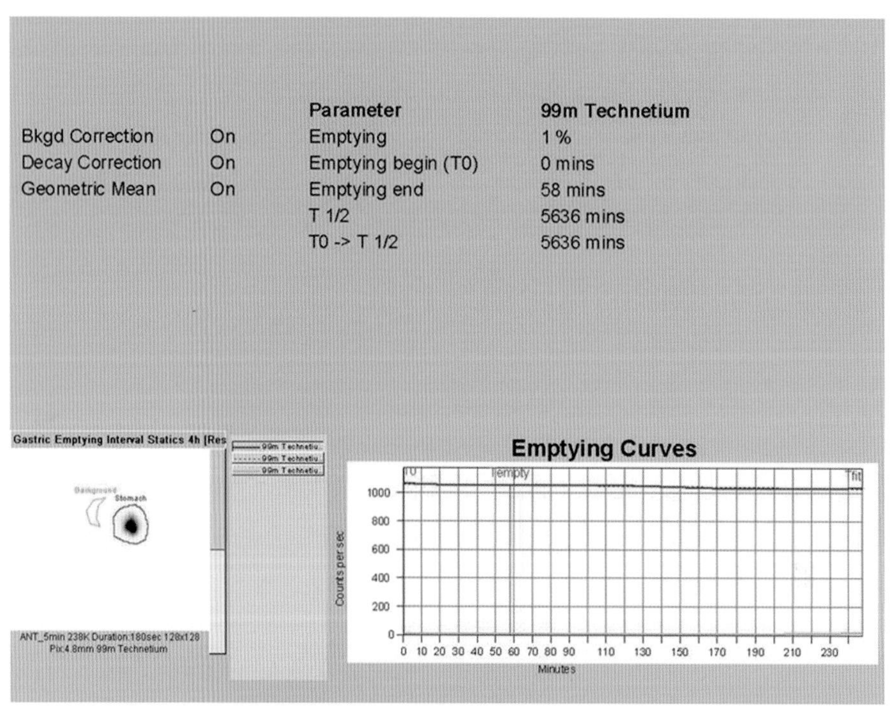

病例图 39-2 胃排空显像曲线及半定量参数

为早饱、餐后上腹饱胀、恶心、发作性干呕、呕吐、体重减轻等，但无胃输出道器质性梗阻病变的证据存在，发生率为 0.3% ～ 10.0%。多种机械性及非机械性因素均可导致胃排空延迟，按病因来源不同主要包括：特发性（多见于年轻女性，与胃食管反流性疾病和肠易激综合征等胃肠功能紊乱性疾病有较密切关系）、糖尿病性（1 或 2 型糖尿病患者中伴胃轻瘫者占 50% ～ 76%）、药物性（阿片类药物、抗生素类、抗心律失常药物及镇静药）、神经系统疾病（帕金森病、淀粉样变性及家族性自主神经功能异常）、手术相关（胃底折叠术、迷走神经切断术）、病毒感染（EB 病毒、巨细胞病毒及疱疹病毒）、结缔组织疾病（硬皮病、系统性红斑狼疮）及肾功能不全[1]。目前，发病机制主要与迷走神经或固有神经功能紊乱，导致控制胃肠道肌肉功能的间质细胞及平滑肌细胞功能受损，从而导致胃排空功能延缓有关。胃排空的检查方法有多种，可分为直接法和间接法两类，前者包括插管吸取胃液测定法、核素胃排空显像、超声法；后者包括醋酸吸收法和 ^{13}C、^{14}C 标记呼气试验。其中核素胃排空显像法被认为是检测胃排空的“金标准”。临床上对于怀疑胃轻瘫的患者，应常规行胃镜、消化道造影等检查首先除外器质性疾病，随后行功能性检查（如固体胃排空显像、^{13}C 标记呼气试验或胃-十二指肠测压）以明确。

核素胃排空显像适用于下列情况：不明原因的恶心、呕吐，糖尿病患者血糖控制不佳，胃手术后疑诊倾倒综合征或难治性胃食管反流性疾病。固体胃排空显像检查前需禁食 4 ～ 6 h，并于检查前两天停用影响胃排空的药物，如加速胃排空的药物（甲氧氯普胺、红霉素类药物等）、减慢胃排空的药物（阿片类药物、抗胆碱能药物、镇静药、三环类抗抑郁药、孕酮、奥曲肽或酒精等）。如空腹血糖大于 15.1 mmol/L 时，需注射胰岛素。

有关固体胃排空显像，通常推荐进食标准餐为将 ^{99m}Tc-SC 混入 120 g 蛋白中，两片面包配 30 g 草莓酱及 120 ml 水，并于 10 min 内吃完，对固体胃排空分别采集进食后 60 min、180 min 及 240 min 图像，且由于常规仰卧位可能会减缓胃排空，显像过程中患者需取坐位采集。根据以往研究，正常人 2 h 排空率为 40%，4 h 排空率为 90%；若 30 min 排空率达 30% 或 1 h 排空率为 70%，可定义为排空加快[2]；若显像至 4 h 胃内仍有较多放射性残留，则视为排空延迟[3]。然而，在实际工作中各医疗单位进行胃排空显像时可根据临床情况，适当选择固体或液体食物，并建立相对应的合理采集程序，同时应建立自己的正常参考值。胃排空显像作为一种胃肠道功能性检查方法，在胃镜等除外器质性病变后，通过对胃排空时间的测定，可对不同功能性消化不良进行鉴别诊断[4]，从而解释患者症状并最终做出诊断。

参考文献

[1] Lacy BE，Parkman HP，Camilleri M. Chronic nausea and vomiting：evaluation and treatment. Am J Gastroenterol，2018，113：647-659.

[2] Solnes LB，Sheikhbahaei S，Ziessman HA. Nuclear scintigraphy in practice：gastrointestinal motility. Am J Roentgenol（AJR），2018，211：260-266.

[3] Camilleri M，Chedid V，Ford AC，et al. Gastroparesis. Nat Rev Dis Primers，2018，4：41.

[4] Spandorfer RM，Zhu Y，Mekaroonkamol P，et al. Gastric emptying scintigraphy before gastric per oral endoscopic myotomy：imaging may inform treatment. Gastrointest Endosc Clin N Am，2019，29：127-137.

（阚英）

病例 40 心 / 肝血流比显像测定门静脉高压

病史及检查目的

患者，男，56 岁，主因“呕血伴黑便 1 个月”就诊。患者 1 个月前进食 2 h 后出现呕血，为鲜血，共 400 ml，伴黑便，每天 2 ～ 3 次。既往饮酒史 20 余年，合酒精量 150 ～ 200 g/d。实验室检查：谷丙转氨酶（ALT）52 U/L（参考值 9 ～ 50 U/L），谷草转氨酶（AST）64 U/L（参考值 15 ～ 40 U/L），γ-谷氨酰转移酶（γ-GT）271 U/L（参考值 10 ～ 60 U/L），总胆红素 31.4 μmol/L（参考值 3.0 ～ 21.0 μmol/L），直接胆红素 16.9 μmol/L（参考值 0 ～ 7 μmol/L）。胃镜示食管胃底静脉曲张，腹部 CT 示肝弥漫性病变，合并脾大、腹水。临床诊断为：酒精性肝硬化及门静脉高压症。为进一步了解门静脉高压情况行核素心/肝血流比显像。

心 / 肝血流比显像

检查方法及影像所见：经直肠注入 ^{99m}Tc-MIBI 20 mCi，60 min 后行心脏至肝前位平面静态显像（病例图 40-1）。结果示心脏显影基本清晰，肝形态欠规整，左叶相对增大，肝内示踪剂分布基本均匀，脾增大并可见显影。分别勾画心脏和肝感兴趣区（ROI），根据公式计算得出：

心 / 肝血流比（H/L）为 0.97（参考值< 0.53）；

门体分流指数（SI）为 0.49（参考值< 0.33）；

门静脉压力（PVP）为 3.74 kPa（参考值 1.27 ～ 2.35 kPa）。

检查意见：心 / 肝血流比、门体分流指数及门静脉压力增加，符合门静脉高压表现。

病例相关知识及解析

门静脉高压（portal hypertension，PHT）是指由各种原因导致的门静脉系统压力升高所引起的一组临床综合征，最常见的原因为肝硬化。门静脉由肠系膜上静脉和脾静脉汇合而成，收集胃肠道、胆囊、胰腺和脾的静脉血，进入肝后反复分支注入肝窦，经肝静脉注入下腔静脉，回流入心。门静脉与体静脉之间存在丰富的吻合支，正常情况下，这些吻合支细小，血流量很少。当门静脉血不能顺利通过肝回流入下腔静脉就会引起门静脉压力增高，造成上述吻合支开放，大量门静脉血在未进入肝前就直接通过吻合支形成侧支循环回流入心。而吻合支处的细小静脉很容易发生静脉曲张甚至破裂出血，造成严重后果，是门静脉高压症致死的主要原因。此外，由于肠道产生的毒性物质未经肝代谢而直接进入体循环，还会引起肝性脑病。因此，测定门静脉压力，了解门体分流程度，对于客观地评价门静脉高压的病情程度和各种治疗方法的治疗效果非常重要。直接测定门静脉压力均为有创性检查，风险较高，难以在临床中普遍应用。放射性核素心 / 肝血流比测定法简单、无创，可以多次重复显像。

放射性核素心 / 肝血流比测定法的原理：直肠内注入 ^{99m}Tc-MIBI 被直肠黏膜吸收后，正常情况下通过直肠上静脉至肠系膜下静脉进入门静脉而运行至肝，被肝处理之后再经肝静脉汇入下腔静脉，因此 ^{99m}Tc-MIBI 绝大部分首先被肝摄取，肝显影清晰，而心影不显影或显影浅淡（病例图 40-2）。当门静脉

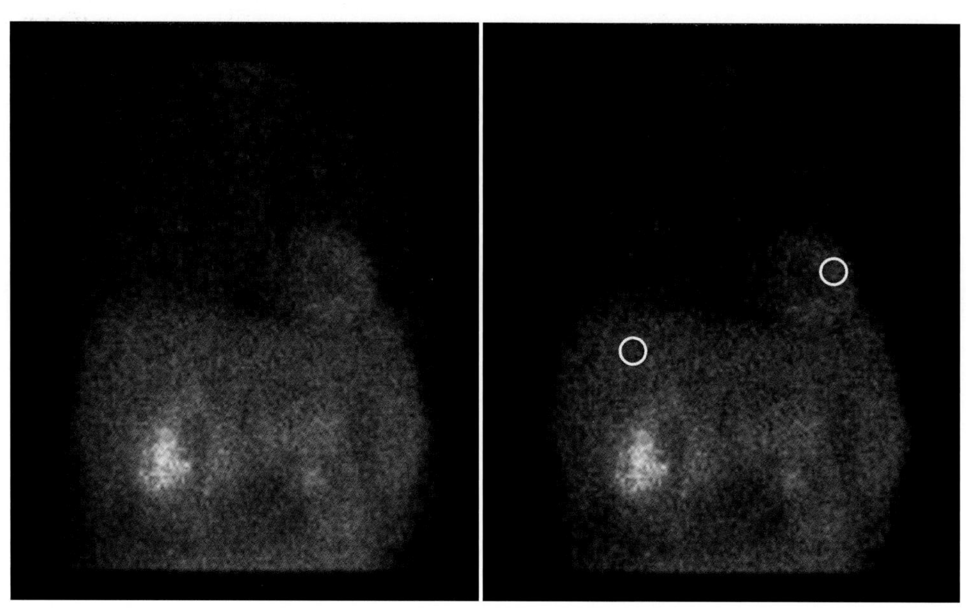

病例图 40-1　^{99m}Tc-MIBI 心 / 肝血流比显像

压力增高时，由于位于直肠下段黏膜下层的吻合支（即直肠静脉丛）开放，使部分显像剂绕过肝而直接回心，从而使心脏较早地清晰显影，心肌摄取显像剂明显增高，且对显像剂的摄取量与分流程度成正比。

心/肝血流比测定的操作方法：检查前晚做肠道清洁准备。先将导管经肛门插入 20 cm，使之到达直肠肠腔中，将 740 MBq 的 ^{99m}Tc-MIBI 注入，并以 3 ～ 5 ml 生理盐水冲洗，随后再注入空气 60 ml，嘱患者侧卧位休息 20 min（避免排便）。显像剂注射后 60 ～ 90 min 行静态平面图像采集，患者取仰卧位，探头覆盖心脏及肝。分别在心脏和肝勾画相同大小的感兴趣区（ROI），但注意避开胆囊，按照下列公式可分别计算心/肝血流比（H/L）和门体分流指数（SI）：

H/L ＝心脏 ROI 计数 / 肝 ROI 计数

SI ＝心脏 ROI 计数 /（心脏 ROI 计数＋肝 ROI 计数）×100%

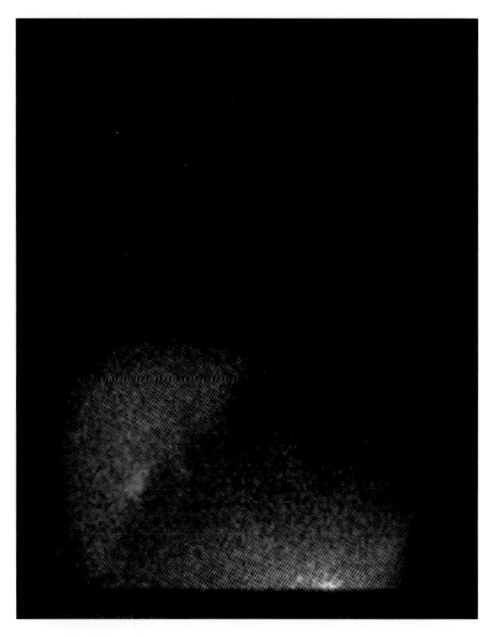

病例图 40-2 正常人心/肝血流比显像

在心肌功能正常的前提下，H/L 和 SI 反映了肝门静脉血流灌注和门体分流程度。北京大学人民医院对 51 例门静脉高压患者及 21 例对照组在术前测定 H/L，与术中实测门静脉压力（PVP）比较，建立了推算 PVP 的回归方程：PVP（kPa）＝ 0.95 ＋ 2.88 H/L。以 H/L ≥ 0.53、SI ≥ 34% 为标准，诊断肝硬化门静脉高压的灵敏性为 100%，特异性为 95%，准确率 98%[1]。值得注意的是，齿状线上、下静脉回流路径不一致，因此在操作过程中，我们推荐插入 20 cm，这样一方面可保证显像剂尽可能多地到达直肠远端，并通过直肠上静脉汇入门静脉，另一方面也避免插入过浅刺激患者产生便意，导致显像剂排出体外，影响显像测量结果的准确性。

通过本病例我们可以了解，作为核医学常用的显像剂，^{99m}Tc-MIBI 不仅可以通过静脉注射用于心肌血流灌注显像、甲状旁腺显像和亲肿瘤显像，也可以通过直肠给药进行心/肝血流比测定，体现出显像剂的灵活应用以及核素示踪技术这一本质特征。

参考文献

[1] 齐桂英，冷希圣，高伯山，等. 放射性核素显像无创伤性测定门静脉压力. 北京医科大学学报，1997，29（42）：360-361，374.

（李河北　王茜）

病例 41 唾液腺显像诊断干燥综合征

病史及检查目的

患者，女，67 岁。5 年前因出现对称性多关节肿痛，主要累及双手掌指关节、近端指间关节、双足趾间关节，伴晨僵，类风湿因子阳性，被诊断为类风湿关节炎，间断应用甲氨蝶呤、雷公藤多甙、白芍总苷胶囊（帕夫林）等治疗，效果不佳。1 年前上述症状加重，同时出现眼干、泪少，无明显口干及猖獗性龋齿，但进干食需水送服。实验室检查：类风湿因子（RF）3310 IU/ml（参考值 0 ～ 30 IU/ml），C-反应蛋白（CRP）22.9 mg/L（参考值< 7.9 mg/L），红细胞沉降率（ESR）90 mm/h（参考值 0 ～ 20 mm/h）、α-胞衬蛋白抗体 5.456 U/ml（参考值 0 ～ 18 U/ml），抗核抗体（ANA）1：160 均质型，抗 ENA、SSA、SSB、SM、RNP 均阴性，Schirmer 试验< 5 mm/5 min。临床考虑类风湿关节炎，继发性干燥综合征。为进一步明确诊断行唾液腺显像。

唾液腺显像

检查方法：“弹丸”式静脉注射 $^{99m}TcO_4^-$ 后即刻行唾液腺动态显像，每分钟采集一帧，连续采集 30 min，在第 20 min 时向口腔注入维生素 C 溶液进行酸刺激，继续采集至检查结束。分别勾画双侧腮腺、颌下腺以及各自本底的感兴趣区，生成时间-放射性曲线（病例图 41-1 和病例图 41-2）。

检查所见：双侧腮腺及颌下腺显影清晰，摄取显像剂基本正常；酸刺激后各个腺体未见明显分泌，口腔内未见明显显像剂分布。时间-放射性曲线显示各个腺体于酸刺激后均未见下降段。

检查意见：双侧腮腺及颌下腺摄取功能大致正常，未见明显分泌。

病例相关知识及解析

干燥综合征（Sjogren’s syndrome）是以灶性淋巴细胞浸润外分泌腺为特征的自身免疫性疾病，分为原发性和继发性两类。原发性干燥综合征不具有另一诊断明确的结缔组织病，继发性干燥综合征是指

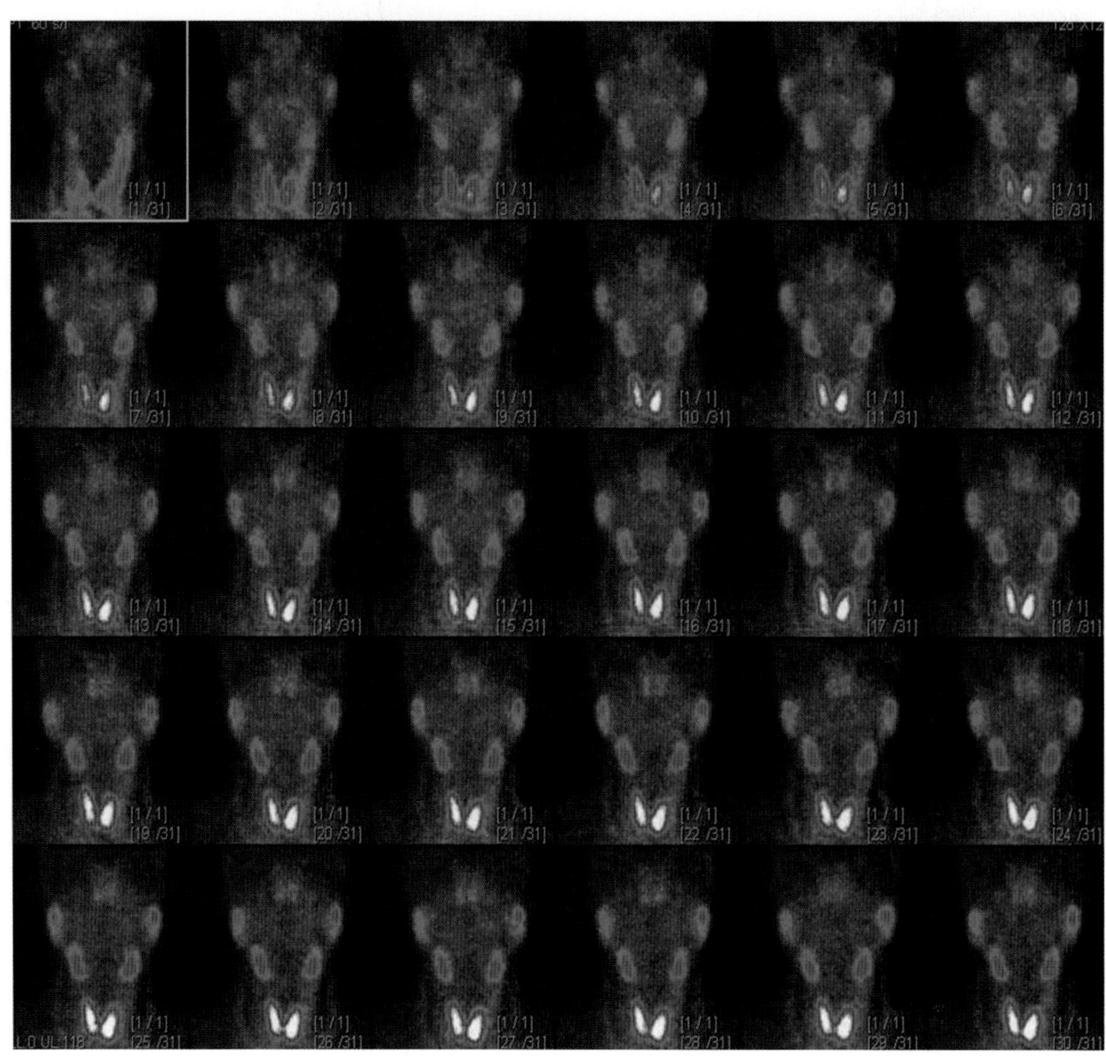

病例图 41-1　$^{99m}TcO_4^-$ 唾液腺动态显像

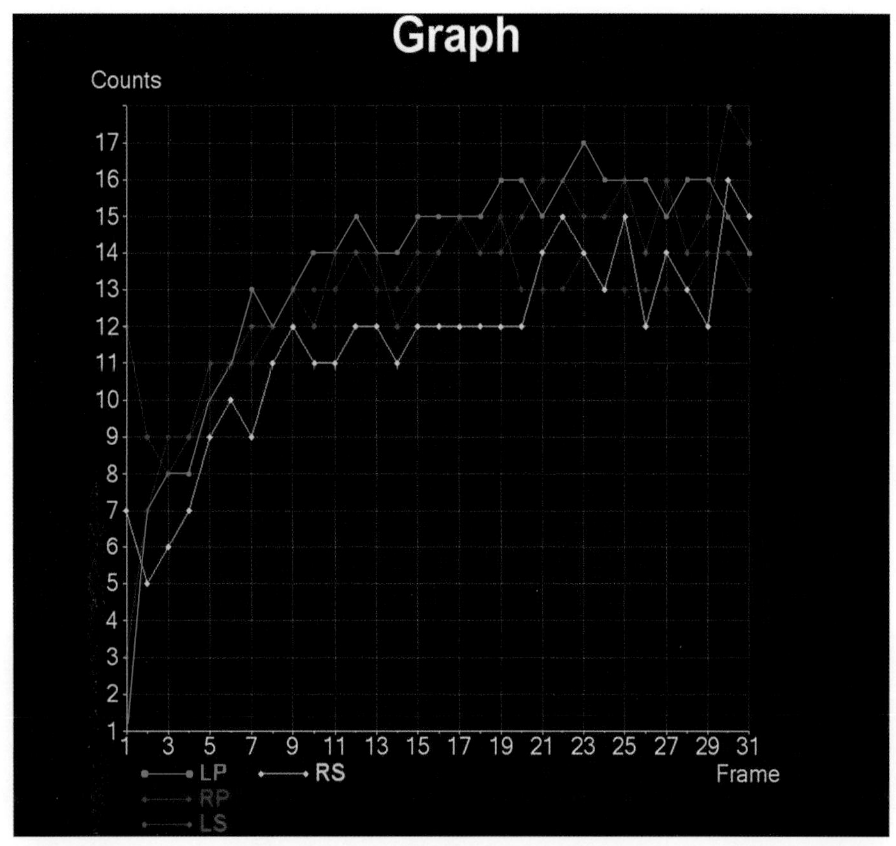

病例图 41-2 唾液腺显像时间-放射性曲线（LP：左侧腮腺，RP：右侧腮腺；LS：左侧颌下腺，RS：右侧颌下腺）

发生于另一诊断明确的结缔组织病（如系统性红斑狼疮、类风湿关节炎等）的干燥综合征。唾液腺是干燥综合征的常见受累部位，患者常出现口干，需频繁饮水，进固体食物需用水送下，有的患者还会出现猖獗性龋齿，即短时间内全口多数牙齿同时患龋，这是由于唾液量明显减少造成的。唾液腺显像是了解唾液腺功能的简单而无创的方法。唾液腺小叶内导管上皮细胞具有从血液中摄取和分泌 $^{99m}TcO_4^-$ 的功能，静脉注射的 $^{99m}TcO_4^-$ 随血流到达唾液腺，被小叶细胞从周围毛细血管中摄取并积聚于腺体内，并在一定的刺激下逐渐分泌到口腔。因此在体外对唾液腺进行显像，可以了解唾液腺的摄取及分泌功能。唾液腺显像曾经作为诊断标准之一被列入 2002 年美国-欧洲共识小组关于干燥综合征的分类标准中。由于唾液腺显像能够分别观察双侧腮腺及颌下腺的摄取及分泌功能，因此可以对各个腺体受累情况进行比较全面的评价。从动态显像得到的时间-放射性曲线还可以对唾液腺功能进行半定量分析，反映摄取功能的常用参数为唾液腺相对摄取率和唾液腺最大摄取指数，反映分泌排泄功能的常用参数为唾液腺排泄率[1]。

正常情况下，注射显像剂后，双侧腮腺和颌下腺显影清晰，随着时间延长腺体内显像剂逐渐增多，分布均匀，轮廓清晰。酸刺激后腺体影像迅速减淡，口腔内显像剂明显增多，时间-放射性曲线上可以观察到曲线的上升段与下降段（病例图 41-3）。颌下腺在酸刺激前经常出现自发性分泌而显像剂分布减少，提示颌下腺的主要作用是润滑口腔[2]。而腮腺的主要作用是帮助咀嚼、吞咽和分泌唾液淀粉酶以消化淀粉，较少出现自发性分泌。干燥综合征患者唾液腺显像表现为双侧腮腺及颌下腺的摄取及分泌功能不同程度减低，早期常仅出现分泌功能减低，特别是自发性分泌的减低或消失，继之以刺激后分泌功能的减低，之后是摄取功能减低，代表着腺体实质的破坏；而且颌下腺较腮腺受累更常见。当疾病较严重时，双侧腮腺及颌下腺可均不显影，呈无功能状态（病例图 41-4）。除干燥综合征以外，慢性唾液腺炎、头颈部放射治疗以及某些药物的使用也可引起唾液腺功能减低。

本病例为双侧腮腺及颌下腺摄取功能正常，未见明显分泌，需要和涎石症鉴别。涎石症的唾液腺显

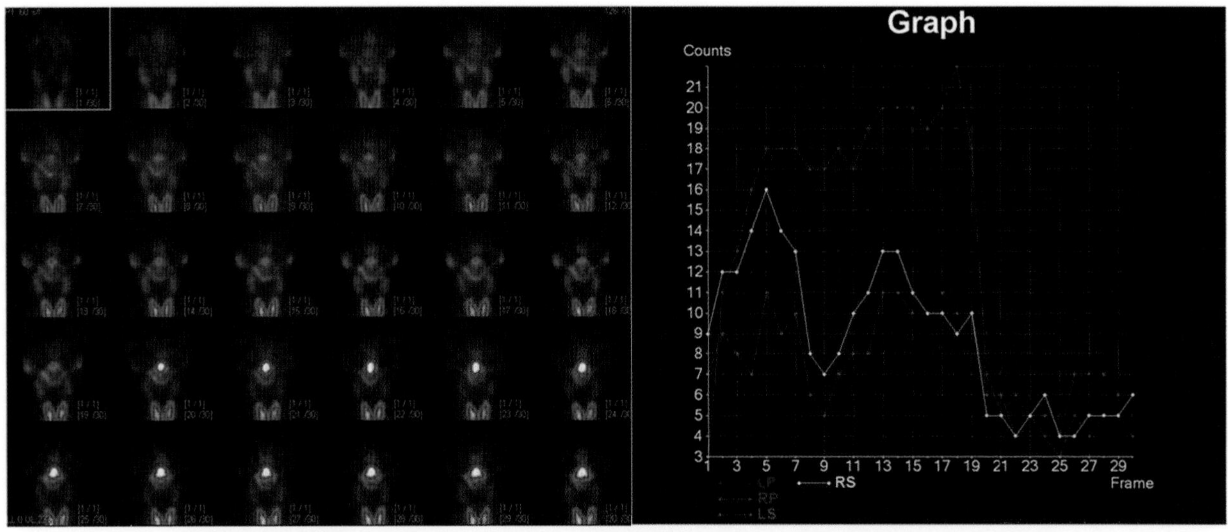

病例图 41-3 唾液腺显像正常影像，时间-放射性曲线示双侧颌下腺在酸刺激前出现 2 次自发性分泌

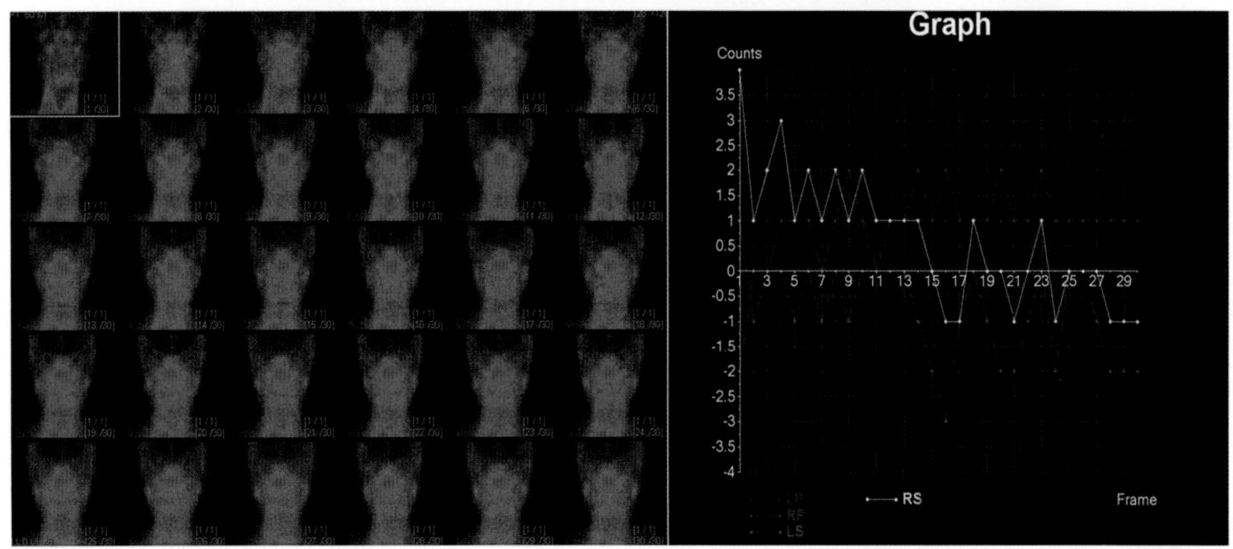

病例图 41-4 唾液腺显像示双侧腮腺及颌下腺未见明确显影，时间-放射性曲线示双侧腮腺及颌下腺未见明显示踪剂摄取

像表现为酸刺激后唾液腺显像剂分布不但不减少，反而呈不同程度增加，常见于颌下腺，临床表现为腺体肿胀、疼痛，于进食时明显，进食后症状可逐渐减轻、消退。本病例患者主要的症状为口干、猖獗性龋齿，与唾液分泌减少有关，并无与进食有关的唾液腺肿痛等症状，且 4 个腺体均受累，可以排除涎石症。

参考文献

[1] 张永学，黄钢 . 核医学 . 北京：人民卫生出版社，2010，344-347.

[2] Aung W，Murata Y，Ishida R，et al. Study of quantitative oral radioactivity in salivary gland scintigraphy and determination of the clinical stage of Sjögren's syndrome. J Nucl Med，2001，42：38-43.

[3] Herman GA，Vivino FB，Goin JE. Scintigraphic features of chronic sialadenitis and sjögren's syndrome：a comparison. Nucl Med Commun，1999，20：1123-1132.

（李河北）

病例 42 肺灌注显像诊断肝肺综合征

病史及检查目的

患儿，女，15 岁，6 年前因鞍区生殖细胞肿瘤行手术治疗，术后行放、化疗 1 年余，近 2 年发现转氨酶和胆红素升高、血氧含量降低，并逐渐出现杵状指、活动后呼吸困难、甲床和唇发绀等症状，且近两周症状加重。来医院检查腹部超声、腹部 CT 提示有肝硬化，超声心动图、肺功能、肺 CTA 均未发现明显异常。临床为进一步明确是否有肝肺综合征行 ^{99m}Tc-MAA 肺灌注显像。

肺灌注显像

检查方法及影像所见：静脉注射 ^{99m}Tc-MAA 后采集全身前、后位平面像（病例图 42-1）。结果示双肺显影清晰，双肺野内放射性分布基本均匀，未见明显异常放射性稀疏缺损区；此外，颅内、双肾可见大量放射性分布。通过勾画感兴趣区（ROI）计算分流率（病例图 42-2）：

$$分流率（\%）=\frac{\frac{\sqrt{56322\times40792}}{0.13}}{\frac{\sqrt{56322\times40792}}{0.13}+\sqrt{114644\times156430}}\times100=73.4。$$

检查意见：颅内、双肾可见大量放射性分布，考虑为肝肺综合征所致。

最终临床诊断

患儿因鞍区生殖细胞肿瘤，行术后化疗，化疗后转氨酶、胆红素升高，考虑为化疗药物所致肝损伤。动脉血气示血氧分压减低，肺灌注显像提示存在肺外 ^{99m}Tc-MAA 摄取，行超声心动图除外先天性

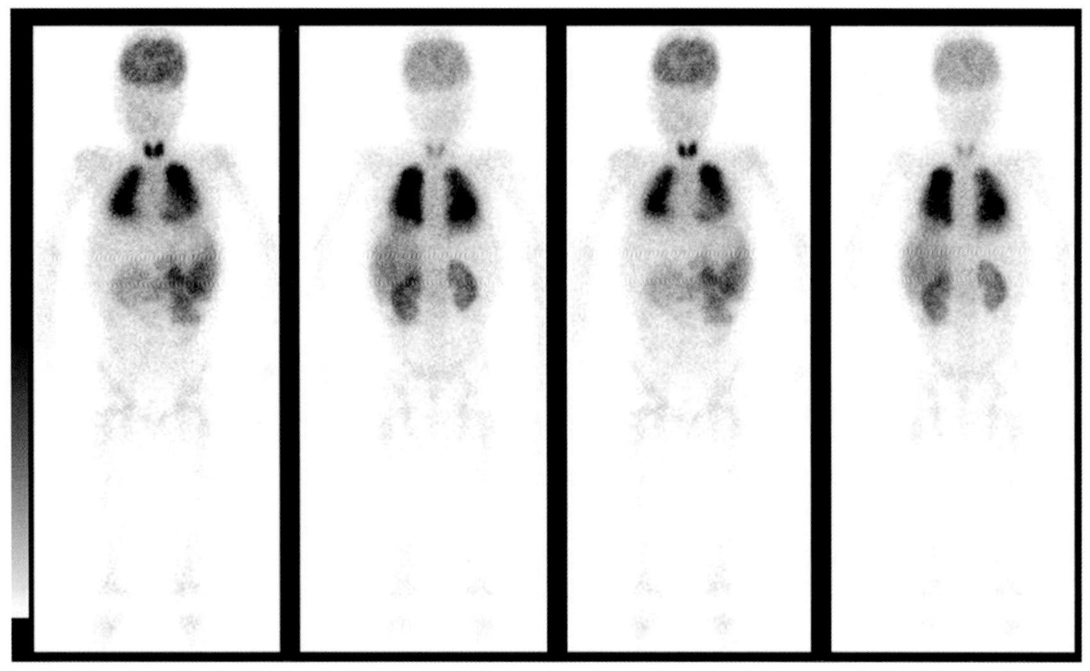

病例图 42-1　^{99m}Tc-MAA 肺灌注显像前、后位平面像

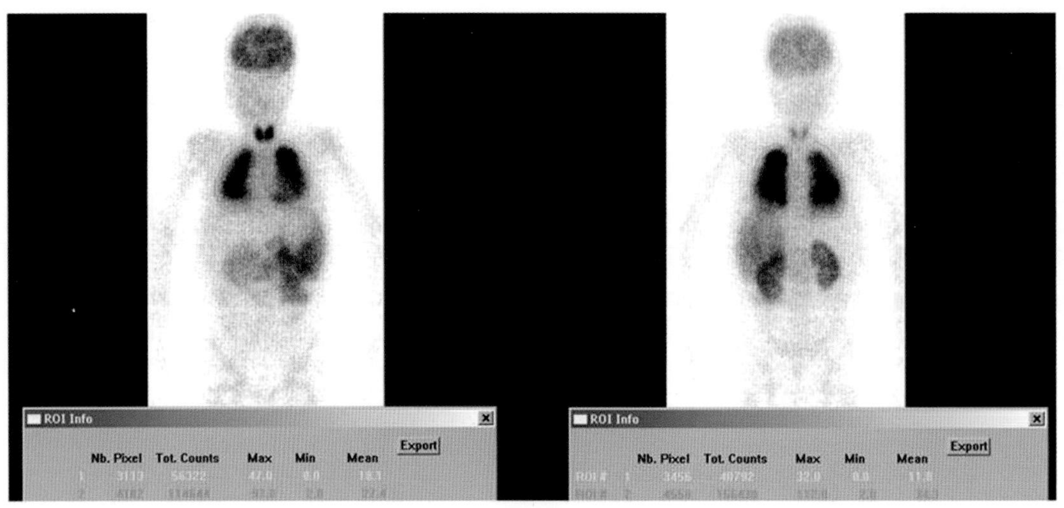

病例图 42-2 肺灌注显像前、后位：头和肺分别勾画的感兴趣区及计数

心脏病，行肺 CTA 除外肺动静脉瘘，考虑为肺内血管扩张，临床可诊断肝肺综合征。

病例相关知识及解析

肝肺综合征（hepatopulmonary syndrome，HPS）以三联征为特征，即在发生严重肝病、门静脉高压或先天性门体静脉分流的情况下出现肺内血管扩张（intrapulmonary vascular dilatation，IPVD）所致的动脉氧合异常[1]。虽然在非肝硬化性门静脉高压及急性肝病中也可发现有 HPS，但肝硬化是导致 HPS 最常见的原因，不管是何种原因引起的肝硬化。HPS 的病理生理机制尚不清楚，目前认为循环内的扩血管物质，如 NO 与内皮素-1（endothelin-1，ET-1）的增多、血管内的单核细胞积聚是导致肺内血管扩张的主要致病机制。肺内新生血管形成，肺内毛细血管及肺毛细血管前血管扩张使流经肺泡的血流增多，这导致通气 / 灌注比例（V/Q）失调及氧气弥散障碍，进一步导致低氧血症。

肝硬化患者 HPS 的临床表现缺乏特异性，常以呼吸症状为主要表现，特别是呼吸困难。约 70% 的肝硬化患者主诉存在逐渐加重的活动性呼吸困难。该症状或许是由 HPS 的其他并发疾病所致，包括严重肝病和门静脉高压的并发症（腹水、肝性胸腔积液）、原发肺疾病、高容量负荷或贫血。HPS 可以和这些疾病共同导致低氧血症。由于体位的变化可以改变肺部血流分布，可使肺底部扩张的血管灌注更多，直立性缺氧和仰卧呼吸是 HPS 的典型表现。直立性缺氧是指患者由仰卧位改为站立位时，动脉血氧分压（PaO_2）降低超过 10%；而仰卧呼吸是指患者由仰卧位改为站立位时出现气短的症状，但这些典型表现不是本病的敏感指征。如果患者低氧血症较严重，还会出现杵状指与肢端发绀。

HPS 的诊断标准包括三点：①氧合受损；②存在肺内血管扩张；③肝脏疾病[2]。氧合受损指在静息状态下呼吸室内空气时，动脉血气肺泡-动脉氧分压差（$P_{A\text{-}a}O_2$）＞ 15 mmHg（若年龄大于 64 岁则放宽至 20 mmHg）或血氧分压（PaO_2）＜ 80 mmHg。HPS 低氧血症的严重程度根据 PaO_2 分为 4 级，≥ 80 mmHg 为轻微，≥ 60 mmHg 并＜ 80 mmHg 为中度，≥ 50 mmHg 并＜ 60 mmHg 为严重，＜ 50 mmHg 为非常严重。肺内血管扩张可由经胸的对比增强超声心动图（contrast-enhanced transthoracic echocardiogram，CEE）或肺灌注显像（脑部放射性分布比例＞ 6%）发现。肝脏疾病主要指肝硬化或门静脉高压。

在显示肺内血管扩张的影像学检查中，CEE 检查利用搅拌的生理盐水产生 60 ～ 90 μm 的微泡作为静脉注射用对比剂，正常时微泡不能通过肺毛细血管到达左心，当肺内血管扩张或存在右向左分流时，微泡到达左心，超声下呈云雾状阴影。CEE 是一种定性的检查，但容易受操作者技术能力的影响。

肺灌注显像用放射性核素 ^{99m}Tc 标记大颗粒聚合白蛋白（macroaggregated albumin，MAA）通过外周静脉注射。MAA 的直径大于 20 μm，在正常人会随血流一过性地嵌顿在肺毛细血管或肺小动脉内，在 IPVD 或其他心脏、肺动静脉分流的患者，会通过肺循环进入体循环。正常情况下，^{99m}Tc-MAA 通过肺到达身体其他脏器的分流率小于 6%，但当大于 6% 时，认为存在肺内毛细血管扩张。可通过下列公式计算分流率[3]：

$$\text{肝肺分流（HPS）}=\frac{\frac{\text{GMBC（脑）}}{0.13}}{\frac{\text{GMBC（脑）}}{0.13}+\text{GMLC（肺）}}\times 100$$

这个公式的前提就是脑的血流量占心脏输出量的 13%，GMBC 和 GMLC 分别是几何平均脑计数和几何平均肺计数。

在 ^{99m}Tc-MAA 显像中，需注意有多种原因可导致肺外脏器显影：①肺内分流：包括肺动静脉畸形和肺毛细血管扩张。②心内分流：主要是先天性心脏病所致的原发或继发性右向左分流。③其他原因：主要为技术原因，如显像剂标记率低、^{99m}Tc 脱标、放射性胶体形成或显影时间晚、MAA 颗粒降解。因此，应结合肺动脉 CTA 除外肺动静脉畸形以及超声心动图除外先天性心脏病。

关于 HPS 的治疗，目前尝试治疗的药物有很多，但持续提高氧合作用的效果都不明显。氧疗可以缓解严重低氧血症的 HPS 患者的症状，由于其价廉且没有显著的副作用，因此被常规应用于临床实践。肝移植是可靠地提高 HPS 患者氧合作用和生存率的唯一方法。但有报道表明严重低氧血症的患者（呼吸室内空气 $PaO_2 < 50$ mmHg）肝移植后死亡率较高。另外，HPS 的严重程度与肝病的严重程度并不相关，因此 HPS 患者或许并不需要肝移植治疗潜在的肝硬化。肝移植后低氧血症的缓解常常较慢，大部分患者的氧合需要 6 ～ 12 个月来恢复正常，有些甚至超过 12 个月，特别是移植前低氧血症较严重的患者。

参考文献

[1] Krowka MJ，Fallon MB，Kawut SM，et al. International Liver Transplant Society practice guidelines：diagnosis and management of hepatopulmonary syndrome and portopulmonary hypertension. Transplantation，2016，100：1440-1452.

[2] Rodriguez-Roisin R，Krowka MJ，Herve P，et al. Pulmonary-hepatic vascular disorders（PHD）. Eur Respir J，2004，24：861-880.

[3] Gandhi SJ，Babu S，Subramanyam P，et al. Tc-99m macroaggregated albumin scintigraphy-indications other than pulmonary embolism：A pictorial essay. Indian J Nucl Med，2013，28（3）：152-162.

（杨旭　孙丽昕）

病例 43 腹腔显像诊断胸腹瘘

病史及检查目的

患者，女，49 岁，主因“腹膜透析 12 个月，咳嗽、胸闷 2 个月”就诊。患者 6 年前体检发现尿蛋白升高，未予特殊治疗；4 年前发现血肌酐升高，100 μmol/L 以上，口服中药治疗，血肌酐维持在 200 μmol/L 左右；1 年前出现头晕、乏力、双下肢水肿，血肌酐 800 μmol/L 以上，诊断为“慢性肾功能不全尿毒症期”，行间歇性腹膜透析治疗。2 个月前患者无明显诱因出现咳嗽、胸闷症状，行胸部 X

线检查提示“右侧中等量胸腔积液，右肺下叶膨胀不全可能大”，临床怀疑腹膜透析合并胸腹瘘可能，为明确胸腔积液是否来源于腹膜透析液渗漏，行放射性核素腹腔显像。

^{99m}Tc-DTPA 腹腔显像

检查方法及影像所见：将 5 mCi ^{99m}Tc-DTPA 与腹膜透析液充分混合后，经腹膜透析管注入腹腔，于注入后 1 h、2 h、3 h 和 4 h 分别采集胸腹部前、后位平面像。结果示，1 h 时图像可见右侧胸部少量显像剂分布；随时间延长，右侧胸部显像剂分布逐渐增多（病例图 43-1）。

检查意见：右侧胸部显像剂分布随时间延长逐渐增多，考虑存在腹膜透析液渗漏至右侧胸腔。

最终临床诊断

患者改行血液透析治疗，咳嗽、胸闷症状明显好转，2 个月后复查胸部 CT，提示右侧胸腔积液消失，4 个月后行肾移植手术。

病例相关知识及解析

腹膜透析（peritoneal dialysis，PD）是慢性终末期肾病患者的有效肾功能替代治疗方法之一，相比血液透析，它存在诸多优点，如对血流动力学影响小、可保存残余肾功能、费用相对低，而且简便易行、疗效确切，又可居家进行治疗，因此是透析早期治疗的最佳选择。但随着 PD 的广泛开展，PD 的一些并发症也不断出现，其中胸腹瘘是其少见但有潜在巨大风险的并发症之一。Edwards 和 Unger 于 1967 年首次报道了 PD 相关性胸腹瘘，成人发生率为 1.6% ～ 6%，好发于女性，88% 出现在右侧胸膜。

一般认为，胸腹瘘产生的原因分为先天性和后天性两种。先天性胸腹瘘与横膈胸膜发育异常、存在缺损或裂孔有关，而这种缺陷在膈肌上有 1 ～ 7 个位点，且多存在于右侧膈肌，造成胸腹腔连通，常在开始 PD 时即发生大量胸腔积液，因左侧膈肌由心包覆盖，故胸腔积液多发生于右侧；后天性胸腹瘘多为横膈胸膜存在薄弱区域，PD 治疗后长期腹腔内压力增高导致薄弱的横膈膜破裂，随后出现胸腔积液，多在腹膜透析数月甚至数年后发生。文献报道，腹膜炎、心力衰竭、低蛋白血症、容量负荷均可加重膈肌结构缺陷，促进胸腹瘘的发生。女性多于男性的原因可能与女性膈肌本身较为薄弱有关，同时肥胖女

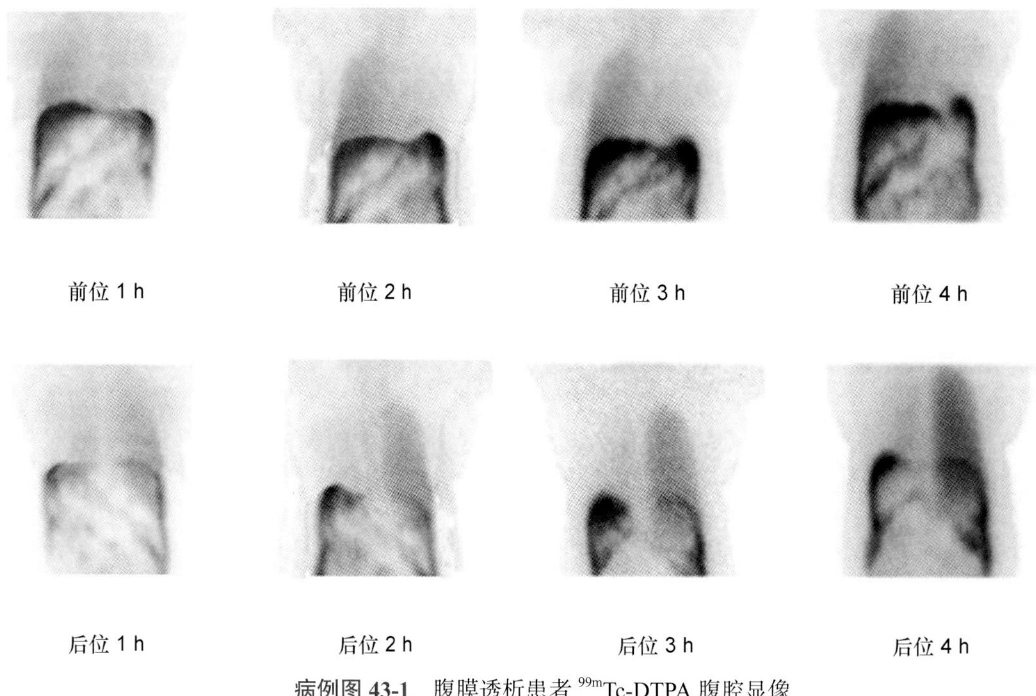

病例图 43-1　腹膜透析患者 ^{99m}Tc-DTPA 腹腔显像

性往往较男性更容易出现膈肌裂孔处的病变，如裂孔疝等，这些病理生理基础导致胸腹瘘的发病率女性高于男性。腹膜透析患者如出现不同程度的呼吸困难，体检闻及呼吸音减低，胸部X线平片或CT扫描出现胸腔积液，同时伴有腹膜透析超滤量减少，应考虑胸腹瘘的发生，同时应注意排除因透析不充分或感染、肿瘤等原因导致的胸腔积液。

目前临床诊断胸腹瘘常采用的方法包括胸腔积液的生化检查、腹腔内注入亚甲蓝、CT腹腔造影及放射性核素显像检查。一般认为，透析液含有较高浓度的葡萄糖，如果渗漏入胸腔，则出现胸腔穿刺液葡萄糖浓度明显高于血糖值，有学者采用胸腔积液生化检查中的葡萄糖值作为诊断依据，但对具体标准未达成共识，因胸腔积液葡萄糖浓度影响因素较多，因此其作为诊断依据的精确性受到质疑。腹腔内亚甲蓝注入法是指在腹膜透析管内注入一定剂量的亚甲蓝，留腹数小时后观察胸腔引流液颜色，如为蓝色或淡蓝色，则可诊断胸腹瘘。但患者常出现明显腹痛不适，部分患者甚至会出现亚甲蓝诱导的化学性腹膜炎，而且如果瘘口较小，亚甲蓝短期内进入胸腔的量少，胸腔积液蓝色并不明显。CT腹腔造影是将混合造影剂的腹膜透析液注入腹腔，在一定时间后采集图像，可观察到胸腔积液增强现象。CT腹腔造影不仅可协助诊断小的渗漏、粘连、分隔、腹腔脓肿和假性囊肿，还可帮助定位渗漏位置，但其敏感度并不高（报道33%），且碘造影剂还可能导致过敏反应及肾功能损害[1-2]，故临床应用受到一定限制。相较于CT造影技术，放射性核素显像具有其独特优势。

放射性核素显像具有灵敏度高、特异性强、安全无创、操作简单且可同时用于诊断腹股沟疝、腹壁疝等其他并发症的特点，近年来逐渐被推广使用，成为怀疑PD患者合并胸腹瘘的首选检查。放射性核素锝（^{99m}Tc）标记的大颗粒聚合白蛋白（MAA）、硫胶体或DTPA是常用的显像剂，将上述显像剂注入腹腔，在体外用γ相机或SPECT进行核素扫描，可观察到放射性核素在胸腔内的积聚，从而诊断胸腹瘘。根据文献报道，核素显像对鉴别腹膜透析液渗漏原因也可提供帮助，在短时间内（几分钟到十几分钟）胸腔即出现异常放射性浓聚，存在异常交通口的可能性较大；短时间内即使通过改变体位亦难见胸腔异常放射性浓聚，而延迟显像后胸腔出现放射性分布，则应高度怀疑淋巴引流出现问题[3]。当前的SPECT/CT技术将SPECT与X线计算机断层显像相结合，可同时获得解剖学信息，更有助于定位瘘口的位置。

除PD患者外，其他疾病合并腹水、胸腔积液时，也要想到胸腹瘘的可能，如肝硬化（病例图43-2）。在一些少见病例中，当腹水通过胸腹连通进入胸腔的速度与腹水产生的速度大致相同时，可以仅表现为胸腔积液，而无或仅有少量腹水[3]。

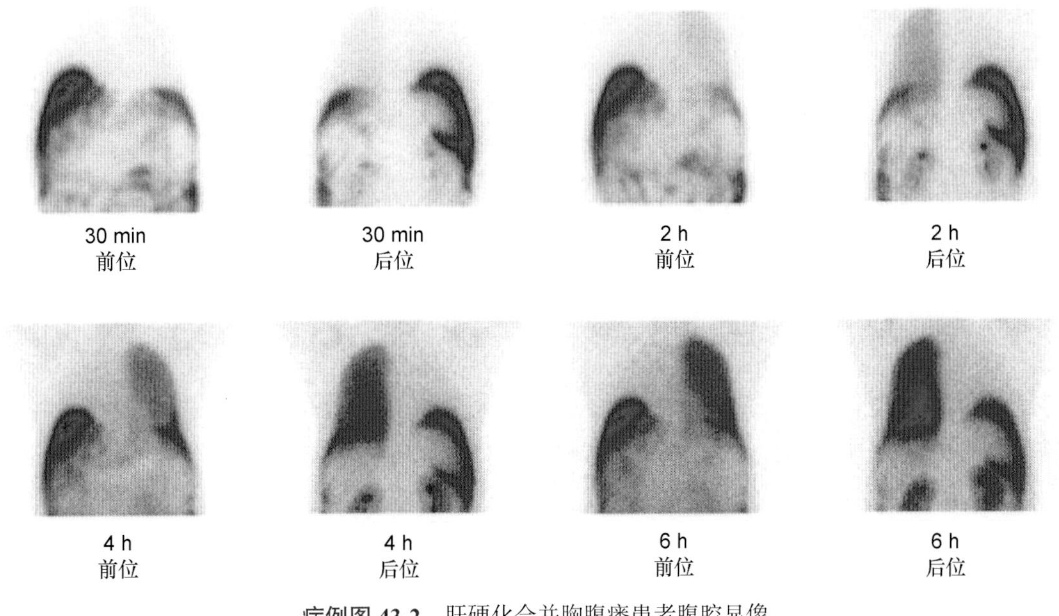

病例图 43-2 肝硬化合并胸腹瘘患者腹腔显像

由于 PD 患者一旦发生胸腹瘘，除可导致透析效果下降外，若病情进展快速，出现大量胸腔积液或液体潴留，有可能影响心肺功能，甚至危及生命，因此胸腹瘘的及时诊断和治疗显得格外重要。放射性核素 ^{99m}Tc 腹腔显像作为一种无创、灵敏度高的检查方法，能早期、准确诊断胸腹瘘，对透析患者进一步治疗提供帮助。

参考文献

[1] 黄伟明，许玉峰，杨志凯，等. 腹膜透析并发胸腹瘘的诊断和胸腔镜治疗. 中华医学杂志，2018，98（3）：213-216.

[2] 田秀娟，赵丽娟，何丽洁. 腹膜透析并发胸腹瘘的诊治进展. 肾脏病与透析肾移植杂志，2017，26（1）：81-84.

[3] Daly JJ，Potts JM，Gordon L，et al. Scintigraphic diagnosis of peritoneo-pleural communication in the absence of ascites. Clin Nucl Med，1994，19（10）：892-894.

（刘洁）

病例 44 腹腔显像诊断腹腔阴囊及会阴部漏

病史及检查目的

患者，男，67 岁，因右侧睾丸肿大 5 天入院。患者慢性肾功能不全，8 天前开始腹膜透析，规律每日 1.5% 腹膜透析液透析 2 次、2.5% 腹膜透析液透析 2 次，每次 1200 ml，夜间湿腹（夜间腹腔内存留透析液），5 天前出现右侧阴囊肿大，平躺后稍减轻，夜间可平卧，无喘憋。查体：腹膨隆，右侧阴囊水肿，颜面、四肢无水肿。为寻找阴囊肿胀原因于我科行腹膜透析液渗漏检查。

腹膜透析液渗漏显像

检查方法：检查前 2 天避免应用造影剂，检查前放空腹腔内残留腹膜透析液。显像剂为 ^{99m}Tc-DTPA、^{99m}Tc-硫胶体或高锝酸盐 2 ～ 3 mCi[1]，将显像剂注入透析液中，充分混合后经腹膜透析管注入腹腔，30 min 后行间断静态扫描，采集前、后位平面图像。采集时间分别为注射后 30 min、1.5 h、3 h，当腹股沟或生殖器出现异常放射性浓聚，提示透析液腹膜外渗漏，此时可行局部 SPECT/CT 断层显像。如遇可疑情况，可使患者改变体位（向可疑积液方向侧卧）、下地行走，并延长显像时间。扫描范围：腹部及会阴部。

检查所见：间断前、后位静态图像采集示 30 min 腹腔内见较多显像剂分布，右侧阴囊区可见显像剂分布增高；1.5 h、3 h 右侧阴囊区显像剂分布影较前显著增多，右侧腹股沟管轻微显像剂分布增高，此后右侧阴囊显像剂逐渐增浓（病例图 44-1）。局部 SPECT/CT 示右侧腹股沟有管道样显像剂摄取增高影，右侧阴囊区见大量显像剂摄取增高影，两者之间可见相连；同机 CT 示右侧腹股沟管及右侧阴囊区见液体密度影（病例图 44-2）。

检查意见：右侧腹股沟区、阴囊区放射性分布增高影，且随着时间延长，放射性分布逐渐增多，考虑腹腔和右鞘膜腔之间通道开放，存在交通性鞘膜积液。

最终临床诊断及处理

患者慢性肾衰竭尿毒症期，交通性鞘膜积液。医生停止夜间腹膜透析，干腹过夜，减少腹腔内压

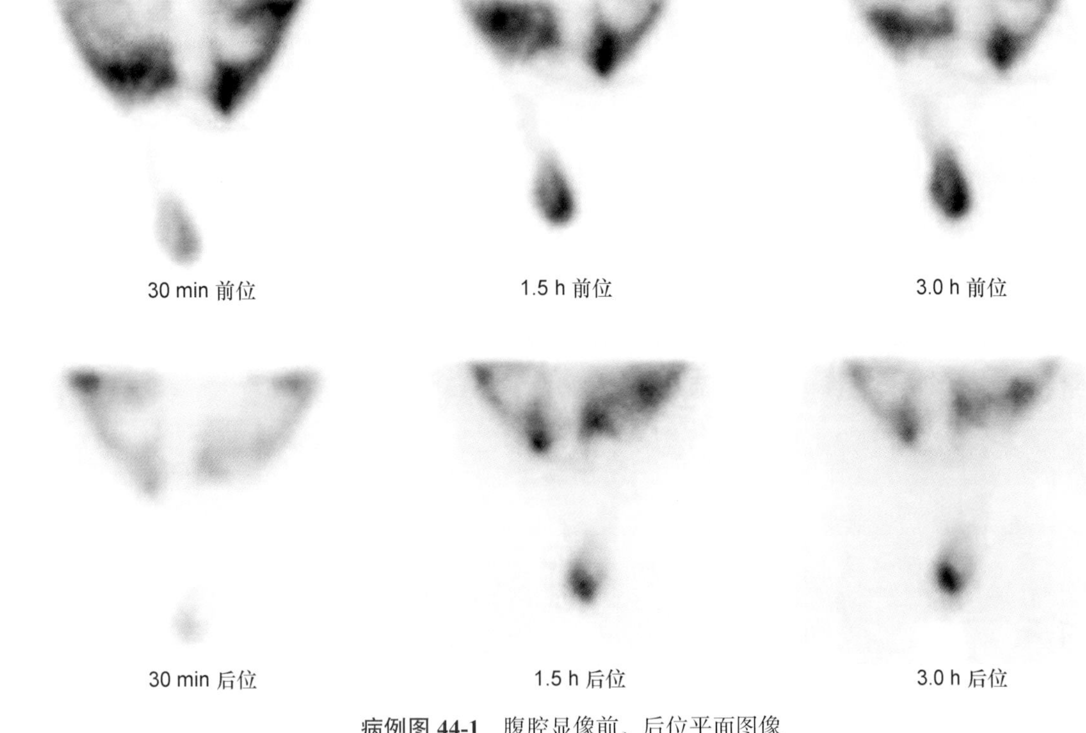

病例图 44-1 腹腔显像前、后位平面图像

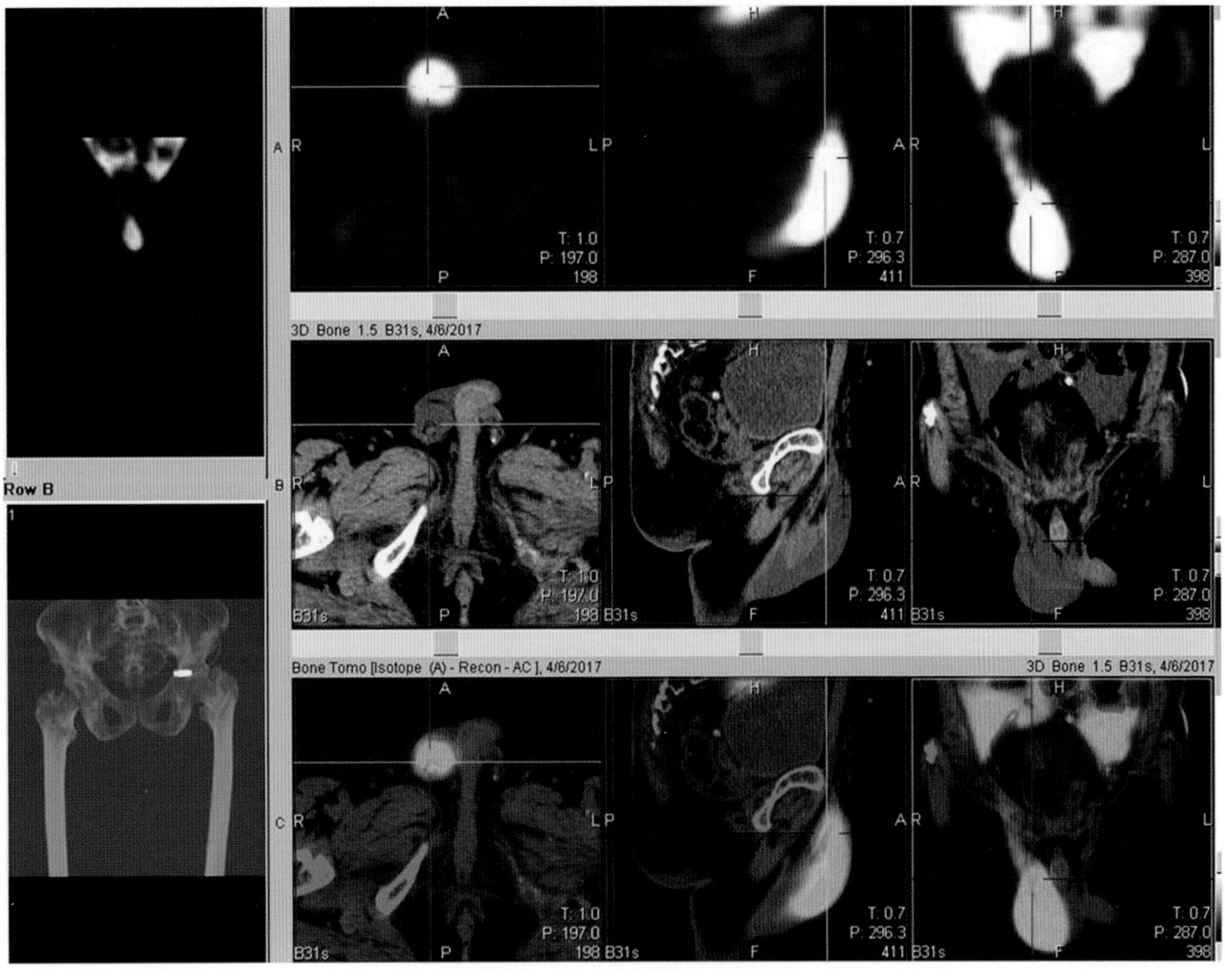

病例图 44-2 腹股沟区局部 SPECT/CT

力，患者未再出现阴囊部肿胀。如果鞘膜积液经过调整透析方案仍无法解决或出现腹股沟疝时，需行手术治疗。

诊断依据：持续腹膜透析的男性患者出现阴囊水肿，可能存在以下可能：①透析不充分：阴囊内液体积聚可出现阴囊水肿，但透析不充分所致水肿多为双侧阴囊水肿，且伴有颜面及四肢水肿等水负荷重的表现，本患者临床表现不支持。②交通性鞘膜积液：先天性鞘状突未闭合，腹腔与睾丸鞘膜腔相通，鞘膜腔内可流入腹腔液体，称为鞘膜积液。当腹膜透析时腹腔压力增大，液体更易进入鞘膜腔，出现大量鞘膜积液、阴囊水肿。本患者可以看到显像剂由腹腔经腹股沟管进入鞘膜腔、阴囊，故交通性鞘膜积液诊断明确。③腹股沟斜疝：当腹腔与鞘膜腔开口较大时，肠道可进入鞘膜腔，称腹股沟斜疝。斜疝是腹膜透析的禁忌，一般放置腹膜透析管前即会筛查，如存在腹股沟疝，则需先行疝气修补术。在透析过程中也会出现新发腹股沟疝，发生率为 2% ～ 37%[2]，也是会阴部水肿的原因，本患者同机 CT 腹股沟管内未见肠管影，故可除外腹股沟斜疝。④腹膜破裂：透析患者局部腹膜破裂，透析液可沿着腹壁前下方，经皮下及腹股沟管进入阴囊，导致会阴部、阴囊及包皮水肿，而鞘膜积液较少，核素显像及同机 CT 见皮下水肿为著。腹膜破裂原因包括：a. 透析管移位，刺破腹膜至腹壁；b. 外伤或咳嗽致腹膜破裂。于明忠等[3]曾报道有患者因咳嗽致使腹膜破裂引起阴囊水肿的病例。本患者腹壁下未见放射性，且显像剂积聚于鞘膜腔，故可除外。

病例相关知识及解析

腹膜透析患者会阴部水肿是少见但影响生活质量的并发症，常见的原因是交通性鞘膜积液和疝，其他原因包括透析不充分、腹膜撕裂、透析导管周围渗漏。男性在胚胎发育期睾丸下降，穿过腹股沟管内环口、外环口到阴囊，在内环口处随睾丸下降腹膜向外突起，形成一憩室样管状突起，称鞘状突。正常情况下鞘状突远端包绕睾丸形成睾丸固有鞘膜，睾丸下降完全后，鞘状突闭锁退化。如果鞘状突未完全闭合则可形成交通性鞘膜积液或斜疝。本例患者在透析前，未闭合的鞘状突开口较小，腹腔内液体向鞘膜内流入量很少，且鞘膜通过回吸收增加，达到平衡，故无相应临床症状。而在腹膜透析过程中腹腔内灌入透析液，腹腔压力明显增高，大量液体经过未闭合的鞘状突流入鞘膜腔内，打破了产生与吸收的动态平衡，即出现交通性鞘膜积液的症状，出现阴囊水肿。

关于腹膜透析后男性生殖器水肿的报道很多，但引起女性会阴部水肿的报道较少。女性腹股沟管中含有圆韧带，自子宫至大阴唇，在相当于男性胎儿睾丸下降时，亦有一腹膜鞘状突，称 Nuck 管，沿圆韧带穿过腹股沟管降入大阴唇，此后闭合。故腹膜透析患者如 Nuck 管闭合不全，当腹腔压力增大时即会产生会阴部水肿，出现交通性积液，而当腹腔脏器被挤入开放的腹膜，亦可发生先天性腹股沟斜疝[2]。我科另一例女性患者透析后出现会阴部水肿，行腹膜透析液渗漏显像提示存在局部渗漏（病例图 44-3）。

腹膜透析中交通性鞘膜积液发生率约 4%，可以发生在腹膜透析开始时或是几个月、几年后。卧位

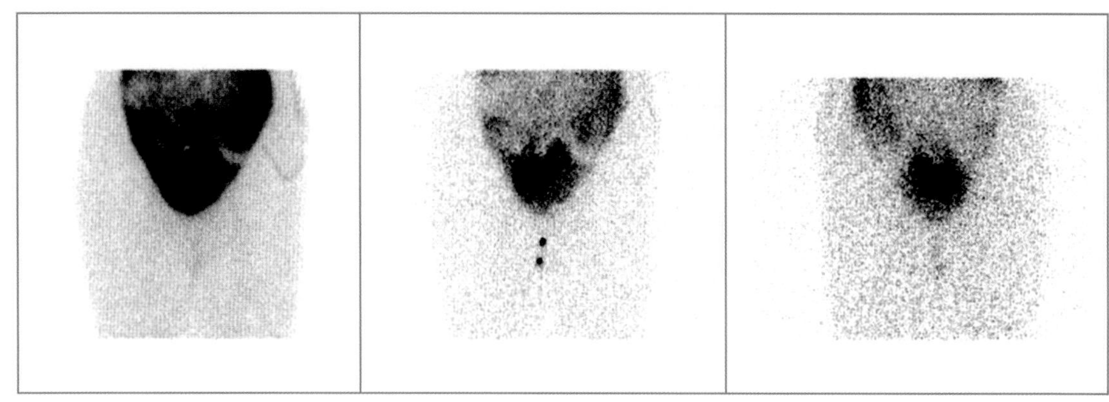

病例图 44-3 腹膜透析液渗漏显像会阴水肿患者图像

积液可减少，站立时加重。各种原因导致腹腔内压力增高都可加重交通性鞘膜积液，其中最多见的是肝硬化腹水患者，腹膜透析患者腹腔压力升高，也可加重鞘膜积液。腹腔交换液不会导致闭合的鞘状突再通，目前尚无后天性鞘膜积液的报道。有学者建议早期显像阴性时加做 24 h 延迟显像，可以增加微小渗漏检出的敏感性。如腹膜透析液渗漏显像阳性的患者，可调整透析方案减少湿腹时间、手术修补；显像阴性的患者大多为透析不充分水负荷重，可通过加强透析强度，改善局部水肿。

放射性核素显像是以示踪技术为基础，安全、简便易行且灵敏性很高的方法。它可通过多次显像，观察混有放射性核素透析液的整个流动过程以及腹部分布情况，可以发现渗透部位、原因及渗透量多少。局部 SPECT/CT 断层显像可以清楚地显示局部组织结构，区分鞘膜积液与斜疝，协助临床诊治。

参考文献

[1] 张卫方，韩庆峰，张燕燕 . 核素显像诊断持续性不卧床腹膜透析所致腹腔渗漏 . 中国医学影像学杂志，2012，20（1）：50-54.

[2] Banshodani M. Umbilical hernia in peritoneal dialysis patients：surgical treatment and risk factors. Ther Apher Dial，2015，19（6）：606-610.

[3] 于明忠，刘建军，赵会文 . 腹膜透析并发阴囊高度水肿一例 . 天津医药，2008，36（2）：111-115.

（王巍）

病例 45 ^{99m}Tc-HSA 显像诊断蛋白丢失性肠病

病史及检查目的

患者，男，26 岁，主因“间断腹泻 2 月余”入院，该患者 2 个月前“胆囊结石合并急性胆囊炎”，行 ERCP 取石及胆囊切除手术治疗。术后出现肾损伤、心肌损伤及肝损伤，应用大量抗生素抗感染治疗。心肌、肝、肾损伤好转，但治疗过程中逐渐出现腹泻，排黄色稀水样便，每日 5 ～ 15 次，每次量 50 ～ 200 ml，进食后可加重腹泻症状。伴脐周阵发性绞痛，便后缓解症状。伴反酸、恶心。无发热、寒战，无便血及里急后重感。实验室检查：肝、肾功能正常，白蛋白 23 g/L。尿蛋白阴性。为进一步明确低蛋白血症原因行 ^{99m}Tc-人血清白蛋白（^{99m}Tc-HSA）蛋白丢失性肠病显像。

蛋白丢失性肠病显像

检查方法：静脉注射 ^{99m}Tc-HSA 20 mCi 后，分别于 10 min、30 min、1 h、2 h、4 h、6 h、24 h 行腹部和盆腔局部前、后位平面显像，并与 6 h 加做局部 SPECT/CT 显像（病例图 45-1 和 45-2）。

检查所见：肝、脾可见显影；注射显像剂后 1 h 中下腹小肠出现显像剂摄取增高影，并随时间延长，显像剂摄取逐渐增多；2 h 胆囊区可见放射性分布，进食后胆囊区放射性分布减少；6 h 升结肠可见显像剂浓聚，此时 SPECT/CT 断层显像示回肠末端肠道管壁增厚，浆膜面毛糙、周围脂肪间隙模糊，显像剂浓聚。

检查意见：^{99m}Tc-HSA 显像阳性，存在肠道蛋白丢失，病变部位位于右下腹回肠末端。

最终临床诊断

本患者经院内会诊，考虑存在回肠末端炎性病变所致蛋白丢失，外科建议保守治疗。保守 2 周后患

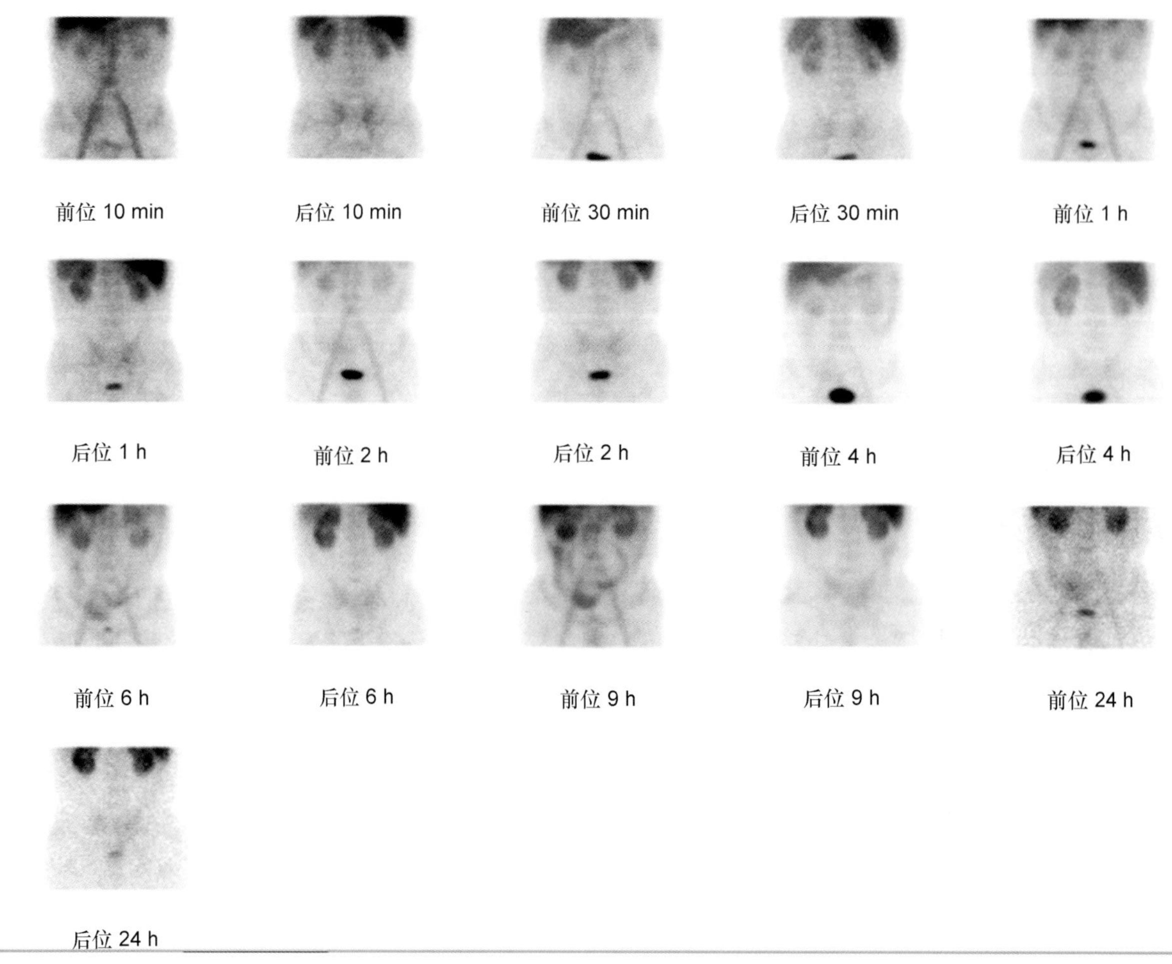

病例图 45-1 ^{99m}Tc-HSA 蛋白丢失性肠病显像腹盆部前、后位显像

者出现肠穿孔，遂行手术治疗，术中病理提示局部炎性病变。术后随访半年，患者未再腹泻，血浆蛋白恢复正常。

病例相关知识及解析

蛋白丢失胃肠综合征（protein losing gastroenteropathy syndrome，PLG）指由于多种原因引起的血浆蛋白从胃肠道黏膜丢失，从而引起的低蛋白血症的临床综合征。它不是一个独立的疾病，而是各种原因所致胃肠道蛋白丢失的结果。正常情况下胃肠道丢失蛋白量很小，仅有血浆蛋白量的 1% ～ 2%，当大量血浆蛋白漏入胃肠道，可引起 PLG。具体病因如下[1]：①胃肠黏膜糜烂、溃疡，如炎症性肠病、消化道肿瘤、淋巴瘤、巨大胃黏膜肥厚症（Menetrier 病）等可致胃肠黏膜受损，蛋白丢失；②胃肠道黏膜完整，但通透性增加，如胃肠炎；③淋巴回流障碍：a. 原发性，先天性小肠淋巴管扩张症为小肠淋巴管发育异常导致淋巴回流障碍，儿童及青少年常见；b. 继发性小肠淋巴管扩张，如淋巴及静脉回流受阻，小肠淋巴管破裂，淋巴液（体液、蛋白、淋巴细胞）丢失，见于肝硬化门静脉高压、外伤、右心回流受阻等（右心功能不全、缩窄性心包炎、限制型心肌病、Fontan 术后）；④综合因素：系统性疾病（如淀粉样变）、风湿免疫性疾病（如系统性红斑狼疮、干燥综合征等）为黏膜糜烂、通透性增高、淋巴管扩张等多种因素综合导致胃肠道蛋白丢失[2]。

PLG 临床表现：①低蛋白血症表现：非选择性蛋白质丢失，白蛋白的丢失可引起胶体渗透压降低、继发性醛固酮增多，造成水、钠潴留，出现全身水肿症状、多浆膜腔积液（胸腔积液、腹水）表现。②原发

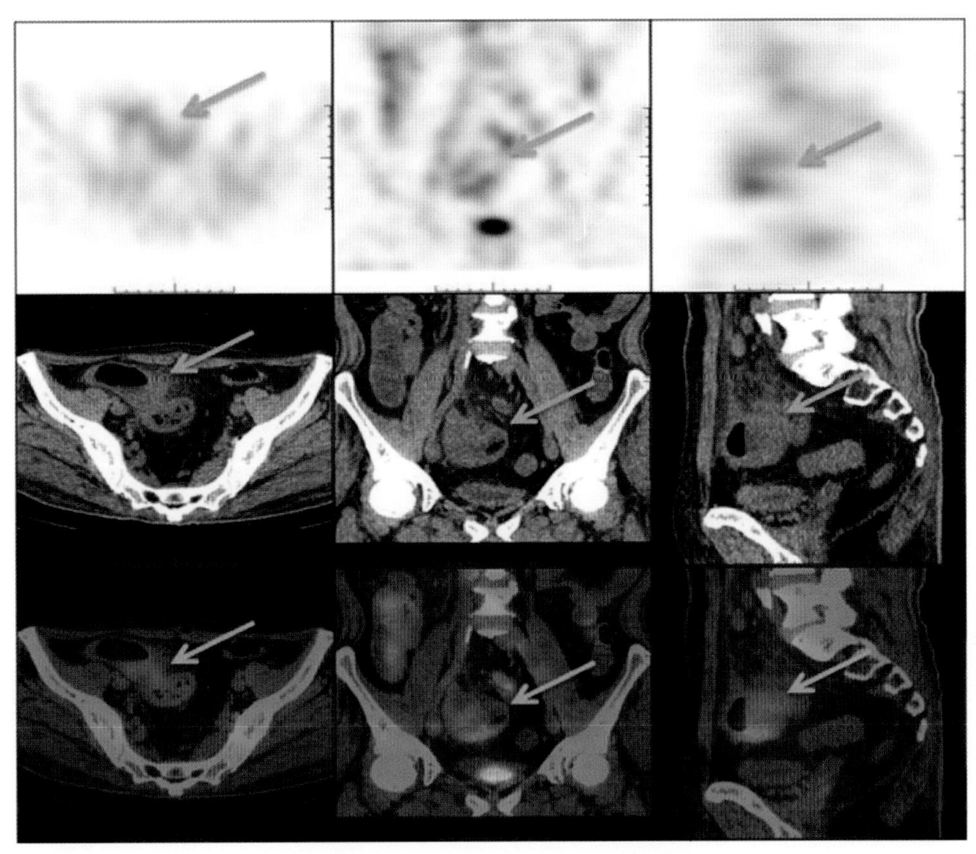

病例图 45-2 局部 SPECT/CT 断层显像

病症状：继发于胃肠道疾病，主要表现为腹泻；继发于心脏病，主要表现为中心静脉压升高，如外周水肿、肝大、脾大等；继发于结缔组织病，主要表现为多系统损害。

PLG 实验室检查：①低蛋白血症；②血浆 α_1-抗胰蛋白酶（α_1-AT）清除率增加，α_1-AT 为肝合成的糖蛋白，不被肠道重吸收，测定其在血清及粪便中含量，可估算肠道蛋白丢失率，但我国临床应用较少。

临床上严重低蛋白血症患者，排除了因蛋白摄取少、肝合成障碍、肾丢失等原因，需警惕蛋白丢失性肠病可能，可行核素影像学检查。^{99m}Tc-HSA 蛋白丢失性肠病显像可以帮助确定是否存在肠道丢失蛋白及受累肠道节段，并可以指导临床活检部位。检查方法：静脉注射 ^{99m}Tc-HSA，每 10 min、30 min、1 h、2 h、4 h、24 h 行下腹部前、后位静态显像，连续观察肠道内有无放射性聚集。如发现可疑部位，可行局部 SPECT/CT 断层显像，增加解剖信息，帮助鉴别浓聚的部位及性质，提高诊断准确性。如小肠或胃显影，则蛋白丢失部位位于小肠，晚期结肠显影则多为显像剂排泄所致。假阳性的原因：① ^{99m}Tc 脱标：胃黏膜可摄取游离的 ^{99m}Tc，并分泌入肠道，从而出现假阳性。故建议于 10 min 下腹部显像后行头颈部及上腹部静态显像，如甲状腺、唾液腺显影，则提示 ^{99m}Tc 脱标，胃部显影为假阳性；如甲状腺、唾液腺未见显影，则胃显影为胃黏膜蛋白丢失所致，如巨大胃黏膜肥厚症等。②消化道出血：消化道出血时，蛋白可随血液一起流入肠道，出现假阳性，此时需详细询问病史，根据有无柏油便、便血、便潜血情况进行排除。另外，肠道蛋白丢失量很小时可出现假阴性。曾有学者进行了 ^{99m}Tc-HSA 与 α_1-AT 清除率比较，共研究 29 例患者发现 ^{99m}Tc-HSA 具有更高的敏感性（100% *vs.*46%），更高的阴性预测值（100% *vs.* 63%）[3]。

^{99m}Tc-HSA 显像可以确定有无胃肠道蛋白丢失及部位，但不能说明丢失原因，具体原因需结合临床、实验室检查及内镜检查等综合分析。内镜检查可以观察肠道情况，并可以进行活检病理分析，对证

实是否存在淋巴管扩张症、炎症性肠病等尤为重要。^{99m}Tc-HSA 显像可以帮助指导内镜活检的部位，提高活检阳性率。

^{99m}Tc-HSA 显像检查前注意事项：该检查应用人血清白蛋白，因用量较小，故发生过敏的概率低，但仍需警惕过敏发生。检查前注意核实患者是否存在蛋白过敏史，蛋白过敏严重者为禁忌。如为过敏体质，必要时可于检查前注射抗过敏药物。检查过程中注意是否发生过敏反应，如出现恶性、呕吐、皮肤红斑、面部发红、血压升高、呼吸困难、心动过速等，及时给予对症处理。

本例患者 ^{99m}Tc-HSA 显像过程中出现回肠条状放射性浓聚，局部断层显像提示回肠末端肠壁增厚，浆膜面毛糙，结合病史，考虑局部肠道炎症所致蛋白质丢失，丢失位置为回肠末端。本检查敏度性较高，可以为临床寻找蛋白丢失原因提供帮助。

参考文献

[1] 朱丽明，孙钢，钱家冥，等.蛋白丢失性肠病 61 例临床分析.中华内科杂志，2011，50（3）：209-211.

[2] Yuya Kobayashi，Yasuhiro Shimojima，Yasufumi Kondo，et al. Protein-losing gastroenteropathy related to mixed connective tissue disease：a case report of a successful outcome and literature review. Intern Med，2017，56（15）：2057-2062.

[3] Chau TN，Mok MY，Chan EYT，et al. Evaluation of performance of measurement of faecal alpha（1）-antitrypsin clearance and technetium-99m human serum albumin scintigraphy in protein-losing enteropathy. Digestion，2011，84：199-206.

（王巍）